W0175748

Verbandstoffe

für die **Kitteltasche**

Verband-
stoffe

Von
Hartmuth Brandt, Starnberg
René Kerkmann, Kassel

Mit 89 vierfarbigen Abbildungen

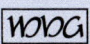 Wissenschaftliche Verlagsgesellschaft
Stuttgart

Anschrift der Autoren

Mobilissimo
Hartmuth Brandt
Diplom-Ökonom/Coach/Krankenpfleger
Hanfelderstraße 32b
82319 Starnberg
E-Mail: H.Brandt@mobilissimo.de

René Kerkmann
Krankenpfleger/Lehrer für Pflegeberufe
Meissnerstr. 102
34134 Kassel
E-Mail: renekerkmann@t-online.de

Bibliografische Information der Deutschen Nationalbibliothek
Die Deutsche Nationalbibliothek verzeichnet diese Publikation in der Deutschen National-bibliografie; detaillierte bibliografische Daten sind im Internet unter http://dnb.d-nb.de abrufbar.

ISBN 978-3-8047-2464-8

© 2011 Wissenschaftliche Verlagsgesellschaft mbH
Birkenwaldstraße 44, 70191 Stuttgart
www.wissenschaftliche-verlagsgesellschaft.de
Printed in Germany

Satz: Dörr + Schiller, Stuttgart
Druck und Bindung: Kösel, Krugzell
Umschlagabbildung: Mauritius Images, Mittenwald
Umschlaggestaltung: Atelier Schäfer, Esslingen

Vorwort

Wunden entstehen immer wieder – folglich existieren auch schon viele Fachbücher über Wundversorgung.
Was unterscheidet dieses Buch von anderen, wo liegt der Schwerpunkt?

Der Inhalt konzentriert sich auf
- eine systematische Darstellung der Verbandstoffe der konventionellen Wundversorgung und
- Anleitungen zur optimalen Versorgung von Wunden im Alltag , wobei insbesondere die kleineren, traumatischen Wunden, wie zum Beispiel Brand- und Schürfwunden, berücsichtigt werden.

Das Buch dient dazu, schnell und sorgfältig geeignete Wundversorgungen zu ermitteln – sowohl im häuslichen als auch im klinischen Bereich. Mit aufgenommen wurden Hydrokolloide, Gel- und andere Verbände für kleinere Alltagswunden.

Das Buch ist keine Stellungnahme gegen die „feuchte Wundversorgung". Richtig angewendet, sind Artikel der modernen, feuchten Wundversorgung, insbesondere bei chronischen Wunden und größeren traumatischen Wunden, meistens das Mittel der ersten Wahl. Studien der Industrie und des BVMed (Bundesverband der Medicalindustrie) belegen eindrucksvoll die Effizienz der feuchten Wundversorgung.

Verbandstoffe und „konventionelle Wundversorgungen" sind jedoch weiterhin nicht aus der Praxis wegzudenken.

Und immer wieder überraschend innovativ: Eine Saugkompresse, die zusätzlich Silber und Kohle enthält, zählt zwar zur konventionellen Wundversorgung, ist aber sicher „moderner" als der zigste Hydrokolloidverband – auch wenn letzterer eine „feuchte Wundversorgung" bietet.

Die Darstellungen in den einzelnen Kapiteln können natürlich nicht vollständig sein und enthalten auch nicht lückenlos alle auf dem Markt befindlichen Produkte. Das ist bei der Fülle der verfügbaren Verbandstoffe nicht möglich.

Aber dieses Buch folgt dem Prinzip, die Wundversorgungen hersteller-unabhängig aufzuführen und zu erläutern.

Das Buch wendet sich an alle Leser, die in ihrer beruflichen Praxis mit Verbandstoffen zu tun haben:

- Apotheker
- Ärzte
- Fachpersonal der Sanitätshäuser
- Einkäufer in Kliniken
- ambulantes und stationäres Pflegepersonal

Daher enthält das Buch sowohl mehrere Anleitungen für das korrekte Anlegen von Verbänden als auch Tabellen mit Artikelnummern, Größen und PZN.

Starnberg, im Herbst 2010   Hartmuth Brandt

Wie Sie dieses Buch optimal benutzen

Das Buch gliedert sich in drei Teile:

Teil I beschreibt Fallbeispiele von Bagatellwunden, wie sie in der Apotheke jeden Tag vorkommen. Ob Schnitt-, Platz- oder Verbrennungswunde – Sie sehen sofort, welche Maßnahmen als erstes erforderlich sind und welche Wundversorgungen bzw. Wundverbände benötigt werden.

Teil I enthält außerdem Querverweise auf den systematischen Überblick in Teil II, sodass Sie sofort die notwendigen Materialien aufgelistet sehen. Zum Schluss des ersten Teils werden Beispiele von schwierigeren traumatischen und chronischen Wunden vorgestellt, die die Sphäre der Bagatellwunden verlassen.
Sie finden hier zum Beispiel einen Kompressionsverband bei Ulcus cruris oder auch Gipsverbände bei Verstauchungen oder Brüchen. Querverweise helfen Ihnen, die benötigten Materialien in Teil II leicht aufzufinden.

Teil II des Buches widmet sich den Verbandstoffen und Wundversorgungen, die optimal in Privathaushalten eingesetzt werden können. Dabei werden auch Wundversorgungen behandelt, die im Handverkauf der Apotheke (OTC = over the counter) angeboten werden und zur modernen Wundversorgung zählen. Es handelt sich hierbei beispielsweise um Blasenpflaster oder Brandwundenpflaster auf Hydrokolloid- oder Gelbasis.

Teil III behandelt die Verbandstoffe, die in Arztpraxen, in Kliniken oder in anderen stationären Einrichtungen eingesetzt werden.

Die Wundversorgungsgruppen werden dabei überwiegend nach folgender Systematik vorgestellt:

- Überblick: Ein Diagramm zeigt, wie die jeweilige Verbandstoffgruppe untergliedert ist.
- Bestandteile und Aufbau: Aus welchen Materialien besteht der Wundverband?
- Anwendungsgebiete: Zu welchen Wunden „passt" die jeweilige Verbandstoffgruppe?
- Eigenschaften/Wirkung: Was bewirkt der Verbandstoff auf der Wunde?

- Stellenwert in der modernen Wundversorgung: Hier erfolgt die Bewertung der Verbandstoffgruppe für die optimale Versorgung von Wunden. Auch, ob es sich evtl. um eine Verbandstoffgruppe handelt, die eher obsolet ist und durch moderne, feuchte Wundversorgung bzw. alternative Verbandstoffgruppen ersetzt werden sollte.
- Kombinationsmöglichkeiten: Mit welchen anderen Wundverbänden (z.B. mit welchem Wundfüller) lässt sich der Verband gut kombinieren?
- Anwendungsfehler und Kontraindikationen: Wann darf der Verbandstoff nicht auf eine Wunde aufgebracht werden und welche typischen Fehler können bei der Anwendung auftreten?
- Zu beachten: Besondere Hinweise für die Praxis.

Im Anschluss an die Teile folgen die Anlagen:

Anlage I des Buches widmet sich zunächst den rechtlichen und administrativen Hintergrundinformationen. Hier wird unter anderem geklärt, wie der Arzt Wundversorgungen abrechnen kann und welche Versorgungen von den Kostenträgern übernommen werden.

Anlage II enthält außerdem grundlegende medizinische Prinzipien der Wundbehandlung. Anatomie und Physiologie der Haut, Wunden und Wundarten, primäre und sekundäre Wundheilung sowie die Einflussfaktoren der Wundheilung sind die wesentlichen Themen.

Anlage III und **IV** enthalten Adessen der Hersteller zur möglichen Kontaktaufnahme sowie hilfreiche Internetseiten zum Thema Wundversorgung.

Inhaltsverzeichnis

Teil 2
Verbandstoffe für den häuslichen Bedarf

Teil 3
Verbandmittel für Praxis und Klinik

10 Verbandmittel für die Kompressionstherapie 310

11 Kompressen 352

12 Tamponaden 391

13 Tupfer 409

Teil 1

Wund-versorgung im Alltag

1

Bagatellwunden und kleinere Wunden

In Deutschland ereignen sich pro Tag ca. 800.000 Unfälle mit Verletzungen.

Die meisten Verletzungen führen lediglich zu Bagatellwunden.

Die Versorgung dieser Bagatellwunden zählt traditionell zu den Alltagsaufgaben jeder Apotheke.

Grundsätzlich sollte der Kunde zum Arzt oder in ein Krankenhaus geschickt werden, wenn

- eine Blutung nicht zum Stillstand kommt,
- eine Wunde infiziert ist und sich bereits ein pochender, klopfender Schmerz zeigt,
- unklar ist, ob innere Organe verletzt sind (auch an Gehirnerschütterungen denken),
- sich rund um die Wunde oder von der Wunde ausgehend Taubheitsgefühle oder Lähmungserscheinungen zeigen,
- die Wundränder stark auseinanderklaffen,
- es sich um eine stark verschmutzte Wunde mit hartnäckig eingedrungenen, nicht mehr beweglichen Fremdkörpern handelt,
- ein Verdacht auf Allergien oder toxische Reaktionen besteht,
- es sich um eine Bisswunde handelt,
- es sich um eine Verbrennung ab Grad 2b handelt,
- eine bereits geschlossene oder genähte Wunde erneut blutet,
- kein ausreichender Tetanusschutz besteht.

Im Folgenden werden alltagstypische Beispiele von Bagatellwunden und deren optimale Versorgung dargestellt.

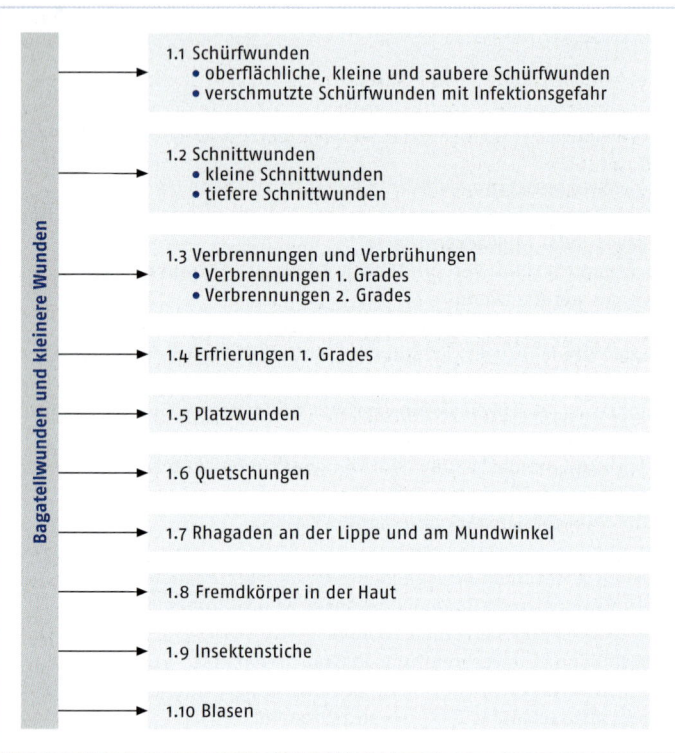

Bagatellwunden und kleinere Wunden

1.1 Schürfwunden
• oberflächliche, kleine und saubere Schürfwunden
• verschmutzte Schürfwunden mit Infektionsgefahr

1.2 Schnittwunden
• kleine Schnittwunden
• tiefere Schnittwunden

1.3 Verbrennungen und Verbrühungen
• Verbrennungen 1. Grades
• Verbrennungen 2. Grades

1.4 Erfrierungen 1. Grades

1.5 Platzwunden

1.6 Quetschungen

1.7 Rhagaden an der Lippe und am Mundwinkel

1.8 Fremdkörper in der Haut

1.9 Insektenstiche

1.10 Blasen

1.1 Schürfwunden

Schürfwunden sind flächige Abschürfungen der Epidermis. Diese Abschürfungen oder Abreibungen entstehen meist durch raue Gegenstände, die die Epidermis von der Lederhaut abheben und wegreißen. Die Lederhaut selbst bleibt intakt.

Schürfwunden werden auch als eine Form der oberflächlichen Ablederung (Décollement) bezeichnet.

Charakteristisch für diese oberflächlichen Wunden sind die punktförmigen Sickerblutungen aus den jetzt offen liegenden Kapillarschlingen des Stratum papillare. Außerdem tritt Gewebewasser aus.

Frische Schürfwunden können außerordentlich stark nässen.

Schürfwunden schmerzen, da die Nerven jetzt offenliegen: Ohne die abschirmende Epidermis haben die in der Lederhaut liegenden Schmerzrezeptoren einen direkten Kontakt zur Luft. Diese freiliegenden Schmerzrezeptoren verursachen den Schmerz.

Der Schweregrad einer Schürfwunde wird beurteilt nach

- der Größe der betroffenen Hautfläche,
- der Infektionsgefahr.

Schürfwunden heilen per Regeneration: Es entstehen keine Narben.

1

1.1.1　Oberflächliche, kleine und saubere Schürfwunden

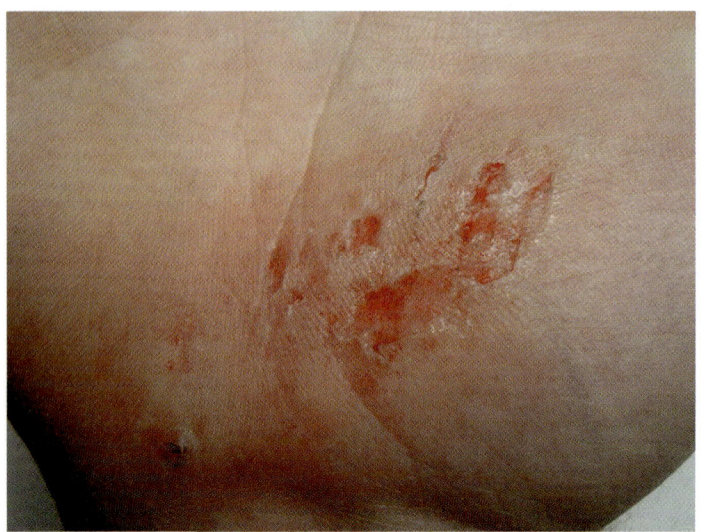

Merkmale
- Leicht nässend.
- Wenig blutend.
- Keine Schmutzpartikel in der Wunde.

Fallbeispiel
- 20-jährige, gesunde Person.
- Wunde entstand durch Reibung und Abschürfung.

Erste Hilfe
Eventuell mit isotonischer Kochsalzlösung, Ringerlösung, Octenisept®
spülen. Sofern die Wunde sauber ist und der Patient nicht unter Immun-
schwäche leidet, ist eine Spülung nicht unbedingt erforderlich.

Behandlungsziele
- Infektion vorbeugen.
- Schmerzen lindern.
- Wundumgebung stabilisieren und vor weiteren Scherkräften schützen.

Maßnahmen

Möglichkeit 1: Sprühpflaster wie z. B. Hansaplast med Wunddesinfektionsspray oder Urgo Sprühpflaster (siehe Kap. 5.16) lassen sich leicht auftragen, sind wasserdicht und schützen die Wunde vor weiterer Verschmutzung. Im Vergleich zu den Gelpflastern und Hydrokolloiden (siehe Möglichkeiten 2 und 3) fördern sie jedoch weniger den Heilungsprozess.

Möglichkeit 2: Gelpflaster wie z. B. DermaPlast Hydro Schürfwundenpflaster oder Ratioline protect Gelpflaster (siehe Kap. 5.10) sind OTC-Artikel, die aus der modernen, feuchten Wundversorgung stammen. Gelpflaster lindern sofort den Schmerz, schützen vor weiterer Verschmutzung und ermöglichen ein Klima, in dem die Wunde gut und schnell heilt.

Möglichkeit 3: Hydrokolloide (siehe Kap. 5.8) stammen ebenfalls aus der modernen Wundversorgung. Compeed X-treme Healing Wundpflaster oder GoTa-Derm Hydrokolloidpflaster sind Beispiele von Hydrokolloiden, die bei Schürfwunden angewendet werden können, sofern die Wunde sauber ist.
Hydrokolloide lindern den Schmerz, schirmen die Wunde nach außen ab und zählen zu den interaktiven Wundauflagen, die die Wundheilung im feucht-warmen Milieu beschleunigen.

Möglichkeit 4: Sensitive Wundpflaster (siehe Kap. 5.2) sind hypoallergen und können ebenfalls bei Schürfwunden verwendet werden. Sie fallen jedoch in ihrer Wirkung und Effizienz gegenüber den Möglichkeiten 2 und 3 zurück.

1.1.2   Verschmutzte Schürfwunden mit Infektionsgefahr

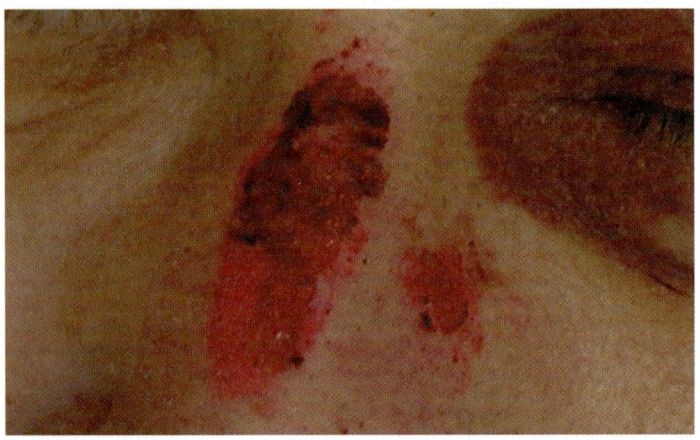

Merkmale
- Leicht nässend.
- Wenig blutend.
- Schmutzpartikel in der Wunde.

Fallbeispiel
- Diabetiker, 70 Jahre.
- Zustand nach Sturz auf der Straße.

Erste Hilfe
- Unbedingt desinfizierend spülen, z.B. mit Octenisept® oder PVP-Iod-Produkten, wie z.B. Betaisodona®.
- Kleinere Fremdkörper wenn möglich vom Patient selbst, einem seiner Angehörigen oder dem Arzt entfernen lassen. Ansonsten selbst entfernen. Einmalpinzetten verwenden.

Behandlungsziele
- Infektion vorbeugen bzw. sofort bekämpfen.
- Schmerzen lindern.
- Wundumgebung stabilisieren und vor weiteren Scherkräften schützen.

Maßnahmen
Möglichkeit 1: Gelpflaster mit Silber (z. B. Hansaplast med Schnelle Hilfe klein oder Schnelle Hilfe groß) kühlen, lindern den Schmerz und beinhalten bakterizid wirkendes Silber. Andere Gelpflaster oder auch Hydrokolloide nur einsetzen, wenn gesichert ist, dass die Wunde nach der Spülung sauber ist.

Möglichkeit 2: Vlieskompressen (siehe Kap. 6 u. 11.2) wie Ratioline Vlieskompresse steril können bei Bedarf mit desinfizierenden Salben mit PVP-Iod wie Betaisodona kombiniert werden; in jedem Fall verkleben sie weniger mit der Wunde als Mullkompressen. Die Fixierung der Vlieskompresse erfolgt am besten mit einem Fixierpflaster oder einer Fixierbinde (siehe Kap. 6 u. 11.2).

Möglichkeit 3: Nicht mit der Wunde verklebende Vliesstoff-Kompresse auflegen und den Patienten zum Arzt schicken. Weiterbehandlung dort mit imprägnierten Gazen (siehe Kap. 15.2), wie z. B. Adaptic, Atrauman oder Fettgazen wie Jelonet oder antiseptischen Wundauflagen.

Zu beachten
- Bei verschmutzten oder tieferen Wunden darf kein Sprühpflaster verwendet werden.
- Keine Pflaster oder Verbandstoffe einsetzen, die mit der Wunde verkleben.
- Iodhaltige Antiseptika wie Betaisodona wirken bakterizid und fungizid, haben den Nachteil, dass sie färben. Iodallergie abklären. Schilddrüsenerkrankungen abklären.
- Tiefsitzende Fremdkörper immer durch den Arzt oder durch ein Krankenhaus entfernen lassen.

1.2   Schnittwunden

Die Schnittwunde ist eine der häufigsten Verletzungsarten im Haushalt und am Arbeitsplatz.

Sie entsteht durch Einwirkung eines scharfen Werkzeugs (Messer, Schere) oder durch scharfe Kanten, Glasbruch etc.

Die Tiefe richtet sich nach der Schärfe und Druckhärte des Gegenstandes und kann auch Sehnen oder Nervenverletzungen hervorrufen.

Sie ist glattrandig und blutet meist stark. Leicht verzögert tritt ein Wundschmerz auf. Bei Begleitverletzungen von Sehnen oder Nerven kann es zu Bewegungseinschränkungen, Lähmungen oder Gefühlsstörungen kommen.

Tiefe Schnittwunden werden nach Möglichkeit genäht (Primärverschluss), geklammert oder mit Gewebekleber verschlossen. Ein primärer Wundverschluss ist jedoch nur bei frischen Wunden (nicht älter als 6 Stunden) möglich.

Voraussetzung für eine primäre Versorgung per Naht oder Klammern ist, dass die Wunde

- sauber ist (Achtung vor verschmutzten Messern wie Fleischmessern),
- keinen großen Wundspalt aufweist und
- gut durchblutete Wundränder bietet.

Bei Schnittwunden im Bereich eines Gelenks muss das Gelenk eventuell mit einer Schiene ruhig gestellt werden, um das Zusammenwachsen der Wundränder zu fördern.

In jedem Fall muss bei allen Schnittwunden einer Tetanusinfektion vorgebeugt werden.

1.2.1 Kleine Schnittwunden

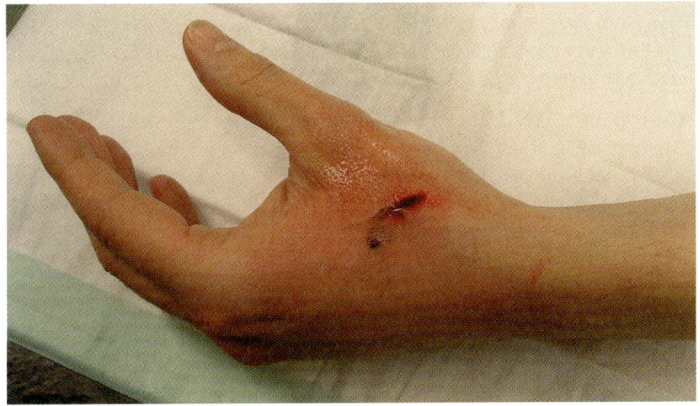

Merkmale
- Deutlich sichtbarer Wundspalt.
- Leichte Blutung.
- Schmerzen.

Fallbeispiel
- 26-jährige Frau mit empfindlicher Haut.
- Schnittwunde durch Papier.

Erste Hilfe
Keimarme Abdeckung.

Behandlungsziele
- Schmerzlinderung.
- Infektionsvermeidung.

Maßnahmen

Möglichkeit 1: Einsprühen mit Desinfektionsspray (siehe Kap. 4.2), abdunsten lassen (ca. 30–60 Sekunden), evtl. Spezialverbände (siehe Kap. 5.6) wie Ratioline elastic Fingerspezialverband aufbringen. Sie sind leicht applizierbar und lösen sich nicht so schnell ab.

Möglichkeit 2: Einsprühen mit Desinfektionsspray abdunsten, lassen. Wasserabweisende Pflaster (siehe Kap. 5.3) sind vor allem dann sinnvoll, wenn die Wunde des Patienten viel mit Wasser in Kontakt kommt; teilweise gibt es wasserabweisende Pflaster speziell für den Finger und für die Hand (z. B. Hansaplast Aqua Protect Handset).

Möglichkeit 3: Einsprühen mit Desinfektionsspray, abdunsten lassen. Nichtklebende Vlieskompresse aufbringen (siehe Kap. 6 u. 11.2). Schlauchverband zur Fixierung und zum Schutz überstreifen (siehe Kap. 9.5).

1.2.2 **Tiefere Schnittwunden**

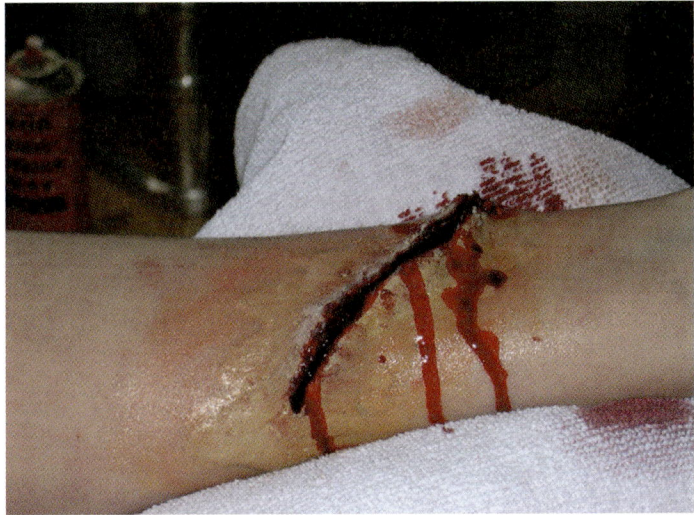

1

Merkmale
- Klaffende Wundränder.
- Starke Blutung.
- Schmerzen.

Fallbeispiel
- 38-jähriger, gesunder Mann.
- Verletzung des Arms beim Sägen mit einer gegenläufig gezackten Chinasäge.

Erste Hilfe
- Verletzten hinsetzen.
- Extremität hochhalten.
- Blutung mithilfe Druckverband stoppen.
- Wunde mit keimarmer oder keimfreier saugender Kompresse abdecken.

Behandlungsziele
- Schmerzlinderung.
- Blutung stoppen.
- Infektion vorbeugen.
- Kosmetisch unauffällige Narbe.

Maßnahmen
(nach Blutstillung durch Druck mit Verbandmaterial, z. B. Mullkompressen)

Möglichkeit 1: Einsprühen mit Desinfektionsspray (siehe Kap. 4.2), abdunsten lassen. Versorgung mit Nahtpflaster, Abdeckung mit Pflaster oder Mullkompresse. Schutz durch elastische Binde. Wenn kein Nahtpflaster zur Hand, Druckverband mit Mullkompresse und Binde bis die Blutung steht und anschließend Arzt aufsuchen!

Möglichkeit 2: Wundnaht durch einen Arzt. Abdeckung mit Pflaster oder Mullkompresse zur Polsterung. Schutz durch elastische Binde. Je nach Tiefe und Lokalisation der Wunde zusätzlich Ruhigstellung durch Gips oder Castschiene (siehe Kap. 14.1 u. 14.2) für einige Tage.

1.3 Verbrennungen und Verbrühungen

Eine Verbrennung ist eine Gewebeschädigung durch Hitzeeinwirkung. Sie wird ausgelöst durch direkten Kontakt zur Hitzequelle, aber auch durch Hitzestrahlung oder Dampf.
Der Grad der Verbrennung richtet sich nach der Tiefenausdehnung im Gewebe.
Je tiefer das Gewebe geschädigt ist, desto schwerwiegender sind die Folgen für den Verletzten.
Optisch stellen sich die Grade 1–3 wie folgt dar:
Grad 1 zeigt eine starke Rötung der Hautoberfläche, bei der die Hautanhangsgebilde (z. B. Haare, Nägel) erhalten sind. Die Wunde ist sehr schmerzhaft.

Bei *Grad 2a* ist die Hautoberfläche geschädigt. Die Wunde ist mit Blasen überzogen und man sieht einen roten Blasengrund. Grad 2a kann noch spontan innerhalb 10–14 Tagen abheilen.

Bei *Grad 2b* ist die komplette Dermis bis zur Subcutis hin zerstört. Die Wunde heilt nur noch mit Narbengewebe ab. Der Wundgrund ist hier weißlich.

Eine Brandwunde vom *Grad 3* zeigt eine Nekrose (braun-schwarzer Schorf), wobei sämtliche Hautschichten und die Hautanhangsgebilde vollständig zerstört sind.

Die Heilung wird neben dem Grad der Verbrennung im Wesentlichen von der Größe der Wunde und dem Alter des Verletzten bestimmt. Um die Größe der verbrühten oder verbrannten Hautfläche zu ermitteln, wird die 9er-Regel nach Wallace angewendet. Sie berechnet die Ausdehnung der Schädigung prozentual zur Körperoberfläche. Als Faustregel zur Berechnung bei Erwachsenen gelten folgende Werte:

- Kopf 9 %,
- Arme je 9 %,
- Rumpf vorne und hinten je 18 %,
- Beine je 18 %,
- Anal-Genital-Region 1 %.

Außerdem nutzt man noch die sogenannte Handflächenregel als Richtlinie für die Ausdehnung der Verbrennung. Hierbei wird die Fläche des Handtellers des Betroffenen zugrunde gelegt und mit 1 % Körperfläche gleichgesetzt.
Diese Regel wird eher in der Kinderheilkunde angewendet.
Für die Abschätzung des Heilungsverlaufs gilt:
Alter + verbrannte Fläche (in %) = Heilungsprognose:

- Wert < 50   = günstige Prognose,
- Wert 50–100   = zweifelhafte Prognose,
- Wert > 100   = schlechte Prognose.

Sind mehr als 10 % der Körperoberfläche von Schädigungen zweiten Grades betroffen, sollte immer ein Arzt aufgesucht werden.

1.3.1 Verbrennungen 1. Grades

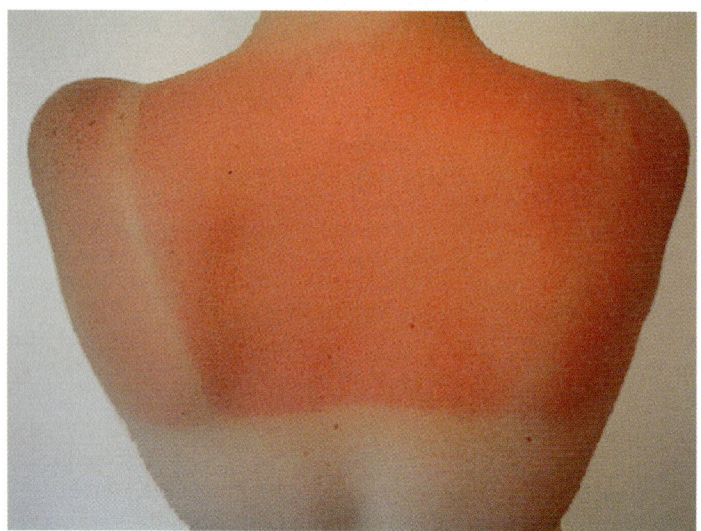

Merkmale
- Rötung.
- Starke Schmerzen.
- Hautanhangsgebilde (Nägel, Haare) sind erhalten.

Fallbeispiel
- 30-jährige gesunde Person.
- Verbrennung der Haut nach zu langem Aufenthalt in der Sonne.

Erste Hilfe
- Kleidung entfernen.
- Mindestens 15 min lang kühles Wasser über die Wunde laufen lassen bzw. betroffene Stelle in eine Wanne o. Ä. halten. Kein Eis verwenden, da Gefahr von Erfrierungen!

- Brandwunde abdecken (wegen möglichen Hitzestaus nicht einwickeln) mit sauberem, wenn vorhanden sterilem und nichtverklebendem Verbandmaterial (siehe Kap. 6, 11.2 u. 15.2).
- Neben der Kühlung an Maßnahmen zur Erhaltung der Körperwärme (z.B. Aluminiumdecke) bzw. der Schockbekämpfung denken!

Behandlungsziele
- Schmerzlinderung.
- Verhinderung von Nachbrand.
- Infektionsvermeidung.

Maßnahmen
Möglichkeit 1: Hydrokolloide (siehe Kap. 5.8) lindern den Schmerz, schützen vor Verunreinigungen und beugen Narbenbildung vor. Teilweise gibt es sie mit bakterizid wirkendem Silber (z.B. Urgo Aktiv-Pflaster mit Silber).

Möglichkeit 2: Gelpflaster (siehe Kap. 5.10) wie Hansaplast med Brandwundenpflaster lindern den Schmerz, schützen vor Verunreinigungen und werden als besonders angenehm empfunden.

Möglichkeit 3: Ein Schutzverband mit Kompressen und Mullbinde bleibt zwar hinter der Wirkung von Hydrokolloiden oder Gelpflastern zurück, wird jedoch auch als angenehm empfunden, da die schmerzempfindliche Hautstelle gepolstert und geschützt wird.

Möglichkeit 4: Dünne Wundfolien (siehe Kap. 15.1) schützen die Haut und lindern leicht den Schmerz.

Zu beachten
Fetthaltige Salben speichern die Wärme in der Haut und sollten nach einer Verbrennung nicht appliziert werden!

1.3.2   Verbrennungen 2. Grades

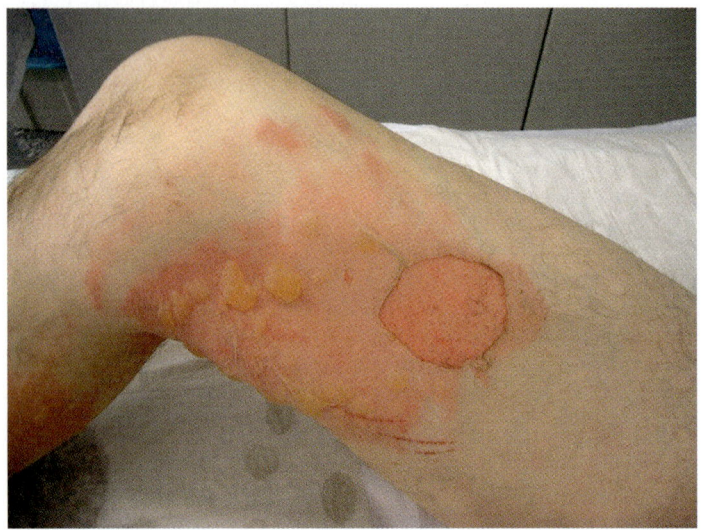

Merkmale
- Blasenbildung.
- Mäßige Schmerzen.
- Teilweiser Verlust von Hautanhangsgebilden.

Fallbeispiel
- 43-jähriger gesunder Motorradfahrer.
- Verbrennung am rechten Bein beim Arbeiten an der heißen Auspuffanlage.

Erste Hilfe (analog Verbrennung Grad 1)
- Kleidung entfernen.
- Mindestens 15 min kühles Wasser über die Wunde laufen lassen bzw. betroffene Stelle in eine Wanne o.Ä. halten. Kein Eis verwenden!

- Brandwunde mit sauberem, wenn vorhanden sterilem, sekretaufneh-
mendem und nicht verklebendem Verbandmaterial abdecken (nicht
einwickeln wegen Gefahr des Hitzestaus).

Behandlungsziele
- Schmerzlinderung.
- Verhinderung von Nachbrand.
- Infektionsvermeidung.
- Vermeidung von unansehnlichen Narben.

Maßnahmen
Möglichkeit 1: Auch hier gilt Kühlen als Maßnahme Nummer 1. Geschlossene sowie aufgeplatzte Blasen sollten keimfrei mit einer nichtverklebenden Kompresse (siehe Kap. 6 u. 11.2) bedeckt und mit einer Mullbinde
(siehe Kap. 6 u. 9.1) fixiert werden; besonders gut geeignet sind metalline-
beschichtete Kompressen (siehe Kap. 11.8). Kleinere Blasen kann man mit
einer zusätzlichen Kompresse leicht abpolstern, um ein Aufplatzen zu
vermeiden. Blasen werden nur unter aseptischen Bedingungen von medi-
zinischem Personal eröffnet; kleinere Blasen werden nicht eröffnet. Das
Auftragen von Salben oder Puder ist obsolet.

Möglichkeit 2: Bei aufgeplatzter Haut kann man als Infektionsschutz
auch eine Kompresse mit Silberbeschichtung (siehe Kap. 11.7) aufbringen
und diese mit einer Mullbinde fixieren.

Möglichkeit 3: Um ein kosmetisch besseres Ergebnis zu erzielen, werden
bei Verbrennungen bis Grad 2a oftmals auch moderne Verbandstoffe wie
Hydrokolloide eingesetzt. Bei kleineren Verbrennungen 2. Grades können
die Hydrokolloidversorgungen aus dem OTC-Sortiment (siehe Kap. 5.8)
oder Gelverbände (siehe Kap. 5.10) verwendet werden.

Zu beachten
Keinen Puder verwenden! Auch Salben sollten nicht verwendet werden!

1.4   Erfrierungen 1. Grades

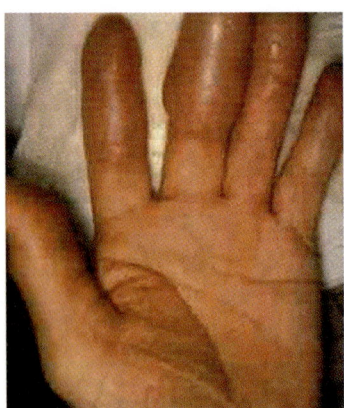

Eine Erfrierung 1. Grades ist eine oberflächliche Schädigung der Haut. Im Allgemeinen heilt sie ohne Folgeschädigung ab.

Merkmale
- Die Haut ist zunächst blass und geschwollen. Im Verlauf färbt sie sich bläulich rot.
- Anfangs Gefühlsminderung.
- Im Verlauf äußerst schmerzhaft.

Fallbeispiel
- 28-jährige, obdachlose Frau.
- Erfrierungen der Fingerkuppen nach einer Nacht im Freien bei Temperaturen unter 0 °C.

Erste Hilfe
- Aufwärmen der Person bei Raumtemperatur, warme Getränke anbieten.
- Langsame Erwärmung erfrorener Körperteile z.B. durch Kontakt mit wärmeren Körperstellen oder durch Einwickeln in wärmende Kleidungsstücke.
- Bewegung der betroffenen Extremitäten durch die Person selbst.
- Bewegungen im Wasserbad sind ebenfalls möglich;
  Achtung: warmes Wasser kann aber zu erhöhten Schmerzen führen!

Behandlungsziele
- Schmerzlinderung.
- Durchblutungsförderung.

Maßnahmen
Da es sich hier um keine offenen Wunden handelt, reichen die angegebenen Erste-Hilfe-Maßnahmen aus, um eine Spontanheilung zu fördern. Als zusätzliche, leicht wärmende und schonende Möglichkeit kann man die Finger einzeln mit schmalen Mullbinden einwickeln; hierbei sollte auf eine ausreichende Bewegungsfreiheit geachtet werden.

1.5 Platzwunden

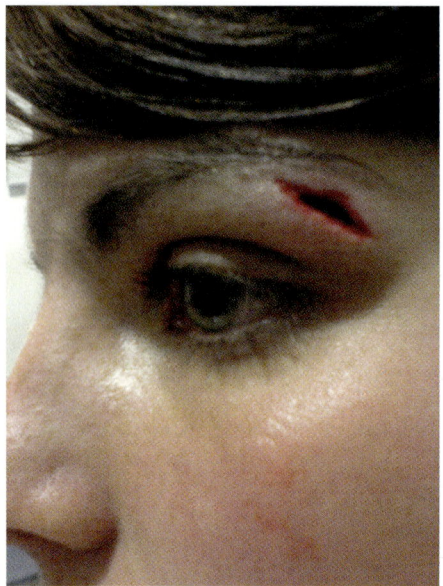

Platzwunden finden sich häufig an Körperregionen, die nicht gut mit Fettgewebe gepolstert sind.

Bei einer Platzwunde reißt die Haut im Zentrum der Gewalteinwirkung auf. Da die Elastizitätsgrenze der Haut überschritten wird, entstehen häufig zerfetzte Wundränder.

Eine Platzwunde ist eine eher oberflächliche Verletzung. Tiefer gelegene Schichten des Gewebes werden dabei gequetscht.

Eine Platzwunde sollte chirurgisch behandelt werden.

Merkmale

- Unregelmäßiger Wundrand.
- Kontusion der Hautränder.
- Starke bis sehr starke Blutung.

Fallbeispiel
- 22-jährige Frau.
- Platzwunde nach Stoß gegen Schranktür.

Erste Hilfe
- Mit sauberer Kompresse bedecken und ggf. mit Fixierpflaster oder –binde komprimieren. Betroffenen hinsetzen oder –legen.
- Ggf. kühlen.
- Allgemein bei Platzwunden an der Stirn an Schädel-Hirn-Trauma denken!

Behandlungsziele
- Infektion vorbeugen.
- Schmerzen lindern.
- Blutung stoppen.
- Verhinderung von unansehnlichen Narben.

Maßnahmen
Möglichkeit 1: Einsprühen mit Desinfektionsspray (siehe Kap. 4.2), abdunsten lassen. Versorgung mit Nahtpflaster und Kompresse, Abdeckung mit Pflasterstrip (siehe Kap. 8.5).

Möglichkeit 2: Einsprühen mit Desinfektionsspray, abdunsten lassen. Versorgung mit Nahtpflaster und Kompresse; Kompresse rundum mit Rollenpflaster fixieren (siehe Kap. 8.1).

Möglichkeit 3: Einsprühen mit Desinfektionsspray. Wundnaht durch einen Arzt. Abdeckung mit nichtverklebender Kompresse (siehe Kap. 6 u. 11.2). Abschluss mit breitflächigem Fixierpflaster (siehe Kap. 8.2).

Möglichkeit 4: Einsprühen mit Desinfektionsspray. Wundnaht oder Klammerpflaster. Aufbringen von imprägnierter Wundgaze (siehe Kap. 15.2). Abdeckung mit Mullkompresse (siehe Kap. 6 u. 11.1). Abschluss mit breitflächigem Fixierpflaster (siehe Kap. 8.2).

1.6   Quetschwunden

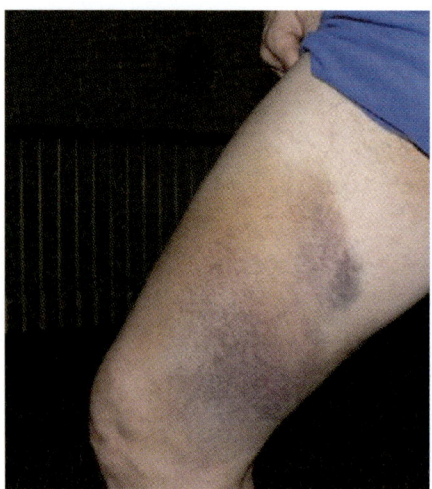

Auslöser dieser Verletzungsart ist meist eine stumpfe Gewalteinwirkung auf das Gewebe. Dabei wird das umgebende Gewebe gequetscht.

Ähnlich wie bei der Platzwunde hält die Haut dem Druck nicht stand. Es bilden sich Wundtaschen und ausgedehnte Weichteildefekte. Bei zusätzlicher Eröffnung der oberen Haut (Platzwunde) besteht eine hohe Infektionsgefahr, da die zerklüfteten Gewebedefekte einen guten Nährboden für Bakterien bilden.

Durch gleichzeitige Verletzung der kleineren Blutgefäße und damit Mangelversorgung des Gewebes neigen Quetschwunden zu Wundheilungsstörungen.

Merkmale
- Oft zerfetzte Wundränder.
- Häufiger befinden sich Taschen unter den Wundrändern, daher ist die Infektionsgefahr einer Quetschwunde im Vergleich zu anderen kleineren, traumatischen Wunden groß.

Fallbeispiel
- 42-jähriger Landwirt.
- Oberschenkelquetschung durch außer Kontrolle geratenes Fahrzeug.

Erste Hilfe
- Kühlen.
- Ggf. abdecken mit einer Kompresse.

Behandlungsziele
- Schmerzlinderung.
- Infektionsvermeidung.

Maßnahmen

Möglichkeit 1: Da hier die Hautoberfläche oft intakt bleibt, ist neben den Erste-Hilfe-Maßnahmen die Beobachtung der Hautfarbe und Sensibilität sehr wichtig. Bei Empfindungsstörungen bzw. Gefühllosigkeit sollte umgehend ein Arzt aufgesucht werden. In den meisten Fällen findet eine Spontanheilung ohne zusätzlich notwendige Wundversorgungsmaßnahmen statt.

Möglichkeit 2: Bei Hauteröffnung sind die gleichen Möglichkeiten wie bei einer Platzwunde (siehe Kap. 1.5) anzuwenden.

1.7   Rhagaden an der Lippe und am Mundwinkel

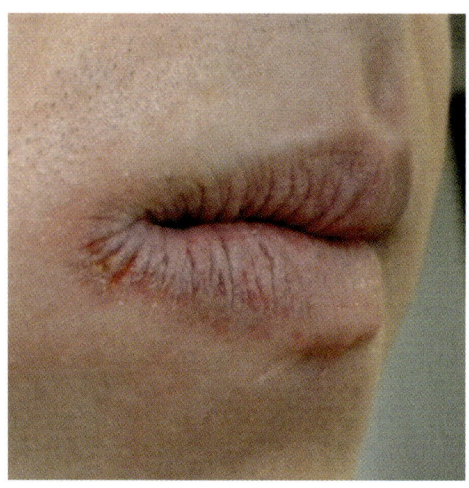

Rhagaden sind kleine Risse in den Schleimhäuten; sehr häufig in den Mundwinkeln vorkommend.

Merkmale
- Schmale, spaltförmige Durchtrennung aller Schichten der Epidermis der Mundwinkel.
- Sehr schmerzhaft.
- Schlecht heilend.

Ursachen
- Eisenmangel.
- Vitamin C-Mangel.
- Vitamin B-Mangel.
- Pilzinfektionen.
- Übertriebene Hautpflege.
- Austrocknung der Haut.

Fallbeispiel
- 18-jähriger Schüler.
- Rhagaden seit einigen Tagen.

Behandlungsziele
- Schmerzlinderung.
- Ursachen ermitteln und behandeln.

Maßnahmen

Möglichkeit 1: Zinkcreme auftragen. Mangelerscheinungen und evtl. Pilzinfektionen abklären lassen. Daraufhin entsprechend der Indikation behandeln lassen.

Möglichkeit 2: Harnstoff- oder Vitamin B-haltige Salben auftragen. Mangelerscheinungen und evtl. Pilzinfektionen abklären lassen. Daraufhin entsprechend der Indikation behandeln lassen.

Möglichkeit 3: Flüssigen, wasserresistenten, atmungsaktiven Hautschutzfilm (z.B. Cavilonstift von 3 M) oder flüssigen, wasserresistenten Filmverband Urgo Direkt (siehe Kap. 5.13) aufbringen. Mangelerscheinungen und evtl. Pilzinfektionen abklären lassen. Daraufhin entsprechend der Indikation behandeln lassen.

1.8   Fremdkörper in der Haut

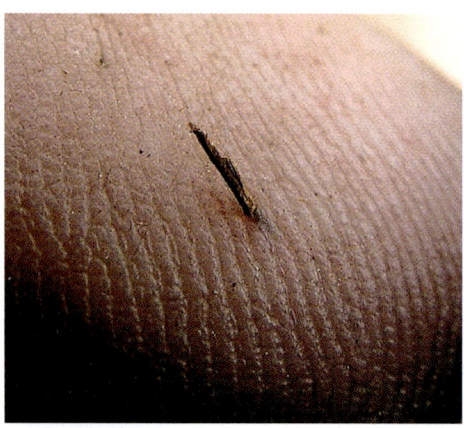

Merkmale (lokal)
- Schmerzen.
- Rötung.
- Schwellung.
- Überwärmung.
- Funktionseinschränkung.

Fallbeispiel
- 18-jähriger Schreinerlehrling.
- Hat am Vortag beim Bearbeiten von Rohholz einen ca. 0,5 cm langen Splitter in den Finger bekommen und dies zunächst kaum bemerkt.

Erste Hilfe
- Sofern der Fremdkörper herausragt und beweglich ist, kann er mit einer Pinzette vorsichtig entfernt werden.
- Bei tieferen Lokalisationsstellen keine Eigenmanipulation durchführen!

Behandlungsziele
- Schmerzlinderung.
- Entfernung des Fremdkörpers.
- Infektionsabheilung bzw. Infektionsverhinderung.

Maßnahmen

Möglichkeit 1: Entfernung des Fremdkörpers. Einsprühen mit Desinfektionsspray (siehe Kap. 4.2), abdunsten lassen. Abdeckung mit Pflasterstrip (siehe Kap. 8.5).

Möglichkeit 2: Entfernung des Fremdkörpers. Einsprühen mit Desinfektionsspray, abdunsten lassen. Abdeckung mit Fingerpflaster (siehe Kap. 5.6).

Zu beachten

Bei tieferen Lokalisationsstellen und festsitzenden, nicht beweglichen Fremdkörpern muss eine zusätzliche Inzision durch den Arzt durchgeführt werden. Je nach Größe muss die Wunde anschließend u.U. mit einer Naht und nicht mit der Wunde verklebenden Kompressen (siehe Kap. 11.2) versorgt werden.

1.9   Insektenstiche

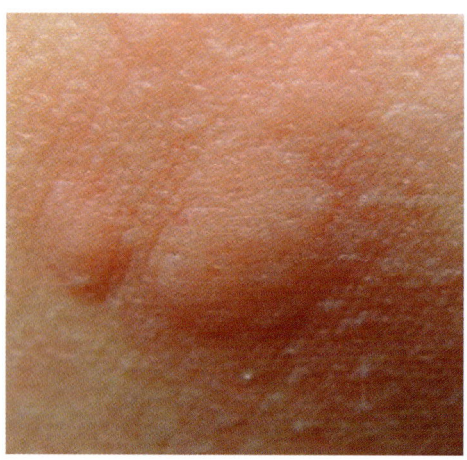

Insektenstiche sind meist oberflächliche Bagatellwunden. Durch Kratzen oder steckengebliebene Stachel weisen sie allerdings eine größere Infektionsneigung auf.

Merkmale
- Schwellung.
- Rötung.
- Juckreiz (intervallartig).
- Schmerzen.
- Evtl. Atemprobleme (allergische Reaktion).

Fallbeispiel
- 64-jähriger Badegast im Schwimmbad.
- Beim Barfußgehen auf der Wiese in eine Biene getreten.

Erste Hilfe
- Ggf. Stachel mit Pinzette entfernen.
- „Wunde" desinfizieren.

Behandlungsziele
- Infektionsvermeidung.
- Juckreiz- und Schmerzstillung.
- Abschwellung.
- Abwägung einer allergischen Reaktion.

Maßnahmen

Bei auftretenden starken Reaktionen (allergische Symptome wie Atemnot etc.), wenn bekannt Notfallmedikamente des Kunden verabreichen und/oder sofort Arzt konsultieren.

Kühlen. Gegen Juckreiz und Schwellung lokal antihistaminikumhaltiges Gel auftragen. Blutig gekratzte Stellen mit Pflasterstrip abdecken, um die Infektionsgefahr zu mindern und vor weiterer Manipulation durch Kratzen vorzubeugen.

Zu beachten

Bei Stichen in den Rachenraum kühlen und sofort den Arzt aufsuchen, da Erstickungsgefahr besteht.

1.10 Blasen

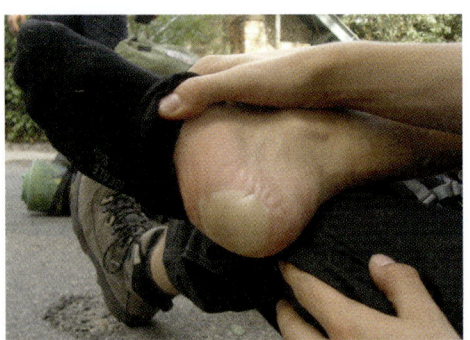

Blasen entstehen durch Reibung und Druck. Die Epidermis wird über der Lederhaut verschoben, wobei die Elastizitätsgrenze überschritten wird und sich die Oberhaut von der Lederhaut abhebt. Es entsteht ein Spalt zwischen Epidermis und Lederhaut, der sich rasch mit Gewebeflüssigkeit füllt. Dieser raumfordernde Prozess hebt die Epidermis weiter von der Lederhaut ab, eine äußerst druck- und schmerzempfindliche Blase entsteht.

Blasen sind somit triviale Druckwunden, deren Entstehung trotzdem der Entstehung von Dekubitalgeschwüren ähnelt.

Wenn die Blasen nicht geöffnet werden, heilen sie von selbst.

Merkmale
- Brennen.
- Schmerzen.
- Rötung.
- Blase mit Flüssigkeit.

Fallbeispiel
- 36-jähriger, gesunder Mann
- Blasenbildung unter der Ferse durch Reibung neuer Schuhe.

Erste Hilfe
Druckursache beseitigen.

Behandlungsziele
- Infektionsvermeidung.
- Schmerzlinderung.

Maßnahmen
Grundsätzlich gilt: Offene Blasen steril abdecken, geschlossene Blasen nicht öffnen! Hansaplast Blasen-Schutz-Gel und Compeed Anti-Blasen-Stick (siehe Kap. 5.9) beugen Blasenbildung vor.

Möglichkeit 1: Blasenpflaster, z. B. Compeed Blasenpflaster (siehe Kap. 5.9) aufbringen. Blasenpflaster können sowohl auf geschlossene als auch auf offene Blasen gebracht werden. Die Wunde sollte jedoch sauber sein.

Möglichkeit 2: Sensitive Pflaster (siehe Kap. 5.2) schützen die Wunde, sind jedoch weniger angenehm als spezielle Blasenpflaster auf Gel- oder Hydrokolloidbasis.

Möglichkeit 3: Transparente Wundfolien (siehe Kap. 15.1) sind dünn und anschmiegsam; sie sind jedoch nicht in kleineren Größen und Verpackungseinheiten im Handel.

Als Trauma bezeichnet man in der Medizin eine Schädigung, Verletzung oder Wunde, die durch Gewalt von außen verursacht wurde.

Größere traumatische Wunden entstehen häufig in Unfallsituationen und bedürfen in der Regel einer ärztlichen Behandlung. Im Rahmen der Erstversorgung sollten immer die Vitalzeichen kontrolliert werden, da größere traumatische Wunden häufig mit inneren Verletzungen, Schock oder Schädel-Hirn-Trauma einhergehen.

In diesem Kapitel wird jeweils die Erstversorgung der Wunden – auch von Laien durchführbar – im Rahmen der Erste-Hilfe-Maßnahmen beschrieben. Die weiteren Maßnahmen sind jedoch vorzugsweise in Krankenhäusern und Arztpraxen anzuwenden.

Die Verbandstoffe und Wundversorgungen, die hierbei eingesetzt werden, sind häufig auf besondere Verletzungen spezialisiert und sollen nur von Fachpersonal angelegt werden.

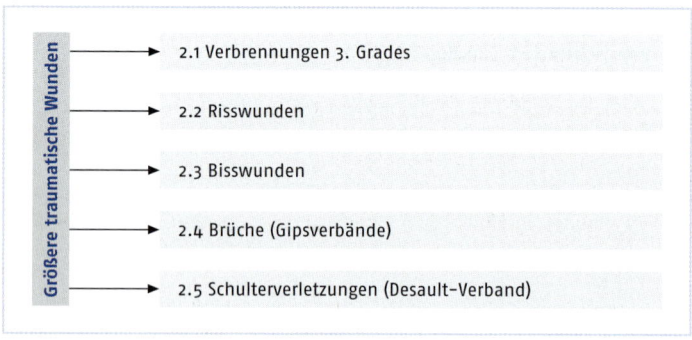

2.1 Verbrennungen 3. Grades

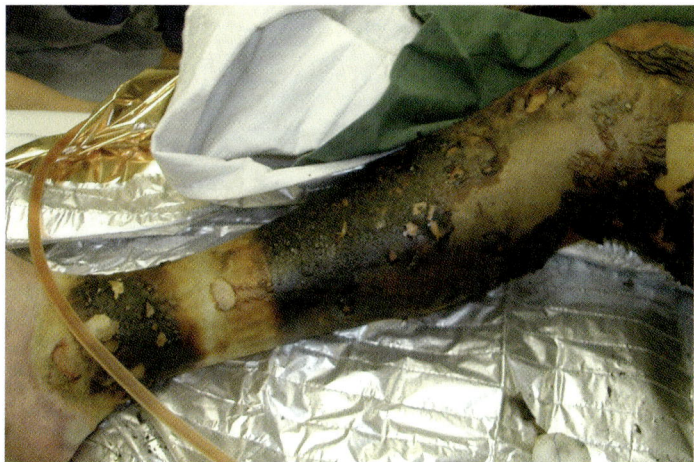

2

Merkmale
- Braunschwarzes Gewebe (Nekrose).
- Hautanhangsgebilde (Haare, Nägel) sind zerstört.
- Kein Schmerz durch Zerstörung der Nervenenden.

Fallbeispiel
- 17-jähriger gesunder Jugendlicher.
- Verbrennungen bis zu Grad 3 am Bein beim Entzünden eines Grills.

Erste Hilfe
- Mindestens 15 min lang kühles Wasser über die Wunde laufen lassen bzw. kühle saubere Tücher auflegen. Kein Eis verwenden, da dies zu Erfrierungen führen kann!
- Brandwunden mit sterilen, sekretaufnehmenden und nichtverklebenden Verbandmaterialien abdecken; gut geeignet sind hierzu Metallinetücher (siehe Kap. 11.8).

- Verunglückten hinsetzen, Körperwärme erhalten (zudecken) und beruhigen.
- Notruf absetzen bzw. Arzt aufsuchen.

Behandlungsziele
- Infektionsvermeidung.
- Schock vorbeugen.
- Gutes kosmetisches Ergebnis in der Wundheilung.

Maßnahmen
Hier ist die Erstmaßnahme sehr wichtig, zusätzlich muss bei größeren Verbrennungen immer mit einer Schockgefahr gerechnet werden.
Je nach Ausmaß und Tiefe der Wunde chirurgisches Débridement, vorher Reinigung der Wunde mit Antiseptika.
Größere Flächen müssen mit Hauttransplantaten abgedeckt werden.
Nach einer Operation kann die Abdeckung von Spalthauttransplantaten mit imprägnierter Wundgaze (siehe Kap. 15.2) und nichtverklebenden Kompressen (siehe Kap. 11.2) erfolgen.

2.2 Risswunden

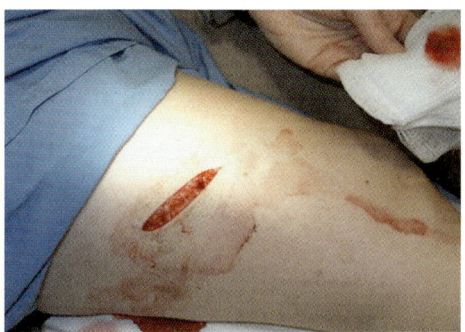

Merkmale
- Zerfetzte Wundränder.
- Starke Blutung.
- Schmerzen.
- Schwellung.

Fallbeispiel
- 19-jährige Schülerin.
- Hautriss beim Übersteigen eines Stacheldrahtzauns.

Erste Hilfe
Abdecken mit keimarmem Material.

Behandlungsziele
- Schmerzstillung.
- Infektionsvermeidung.
- Gutes kosmetisches Ergebnis.

Maßnahmen (je nach Wundgröße)
Möglichkeit 1: Einsprühen mit Desinfektionsspray, abdunsten lassen.
Wasserabweisenden, atmungsaktiven Hautschutzfilm (z. B. Cavilon von
3 M) aufbringen.

Möglichkeit 2: Chirurgische Wundausschneidung durch den Arzt. Primärverschluss durch Naht oder Nahtpflaster. Abdeckung mit transparenter Wundfolie (siehe Kap. 15.2).

2.3 Bisswunden

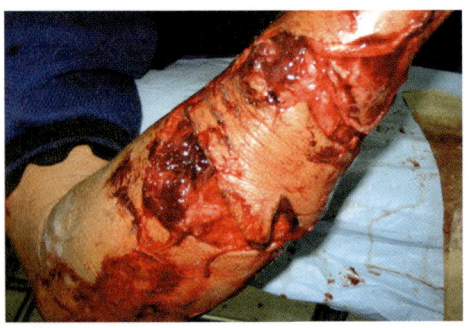

Bisswunden sind meist Verletzungen mit tieferer Weichteilschädigung. Je nach Wucht des Bisses können auch Frakturen entstehen und Sehnen und Nerven verletzt werden.

Es sollte daher auch immer daran gedacht werden, eine Röntgendiagnostik zum Ausschluss von Nerven und Sehnenschäden durchzuführen.

Bei Bisswunden besteht immer eine große Infektionsgefahr durch den Speichel, der meist hochvirulente Keime enthält. Daher ist eine offene Wundbehandlung dem Verschluss vorzuziehen.

Eine eventuelle Tollwutinfektion sollte bei Tieren durch den Tierhalter ausgeschlossen werden.

Bei menschlichen Bisswunden muss an eine mögliche Infektion mit Hepatitis B oder C und HIV gedacht werden. Menschliche Bisswunden entstehen häufig auch passiv bei Schlägereien (z.B. Verletzung der Hand durch die eingeschlagenen Zähne des Kontrahenten) und heilen ausgesprochen schlecht.

Merkmale
- Punktförmige Bissstelle mit Einrissen.
- Schmerzen.
- Blutung.

Fallbeispiel
- 70-jähriger Parkbesucher.
- Bissverletzung am Arm durch einen Hund.

Erste Hilfe
- Wunde mit klarem Wasser ausspülen.
- Steril abdecken.
- Sofort zum Arzt; am besten gleich in das Krankenhaus!

Behandlungsziele
- Infektionsvermeidung.
- Wundverschluss.
- Schmerzlinderung.

Maßnahmen

Grundsätzlich: Wundreinigung mit Antiseptika (siehe Kap. 4.2); ggf. chirurgisches Débridement.

Möglichkeit 1: Abdecken mit nichtklebender Kompresse (siehe Kap. 11.2). Verband mit Idealbinde (siehe Kap. 9.3).

Möglichkeit 2: Abdecken mit nichtklebender Kompresse. Verband mit kohäsiver Fixierbinde (siehe Kap. 9.2).

Möglichkeit 3: Imprägnierte Wundgaze (siehe Kap. 15.2) aufbringen. Abdecken mit Mullkompresse. Verband siehe Möglichkeiten 1 und 2.

Möglichkeit 4: Abdecken mit Silberkompresse (siehe Kap. 11.7). Verband mit Mullbinde oder kohäsiver Fixierbinde.

2.4 Brüche (Gipsverbände)

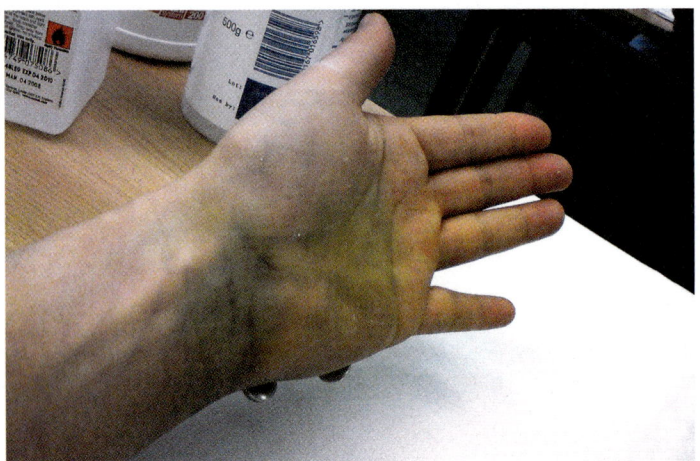

Merkmale
- Unphysiologische Haltung des betroffenen Körperteils.
- Fehlende oder abnorme Beweglichkeit.
- Bei Bewegung bemerkt man ein fühl- und hörbares Knochenreiben.
- Evtl. sichtbare Knochenfragmente.
- Unsichere Merkmale sind Schwellung, Bluterguss, Schmerz und Bewegungseinschränkung.
- Oft unbemerkt kann eine geschlossene Fraktur (z.B. Unterarm- bzw. Oberarmfraktur) zu erheblichem Blutverlust führen.

Patient im Fallbeispiel
- 35-jähriger Mann.
- Sturz mit dem Fahrrad.
- Bruch an der Hand.

Erste Hilfe

- Ruhigstellung des Körperteils.
- Schonhaltung unterstützen.
- Ggf. Armschlinge mittels Dreiecktuch anlegen.
- Körperteil nicht bewegen.
- Offene Brüche mit Mullkompresse (siehe Kap. 11.1) und Mullbinde (siehe Kap. 9.1) versorgen.

Behandlungsziele

- Schmerzstillung.
- Wiederherstellung der Funktionalität und Festigkeit.

Maßnahmen

Grundsätzlich: Zuerst erfolgt immer eine Röntgenkontrolle durch einen Arzt. Der Arzt wählt dann unter den folgenden Behandlungsmöglichkeiten anhand der Schwere der Verletzung aus.

Möglichkeit 1: Anlegen eines Rundgipsverbandes oder einer Gipsschiene (Materialien siehe Kap. 14.1).

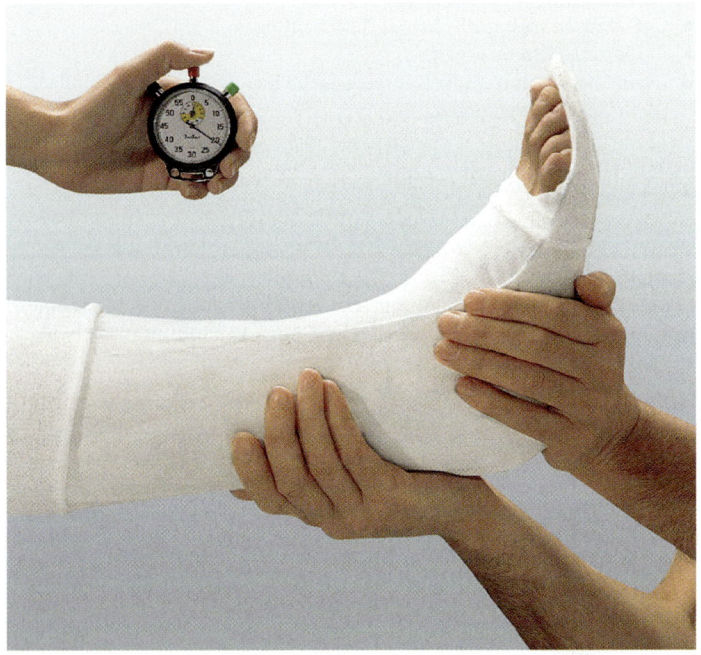

Möglichkeit 2: Anlegen eines Castverbandes (siehe Kap. 14.2).

Möglichkeit 3: Bei kleinsten Brüchen und vorhandener Knochenstabilität reicht in manchen Fällen auch ein Zinkleimverband (siehe Kap. 10.6).

Möglichkeit 4: Operation und Fixierung des Knochens durch Osteosynthese, anschließend zur Ruhigstellung Möglichkeit 1 oder 2.

2.5 Schulterverletzungen

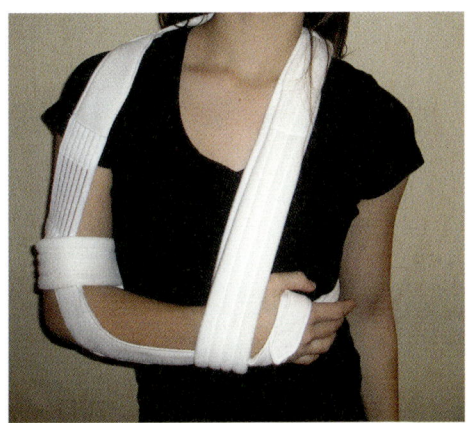

2

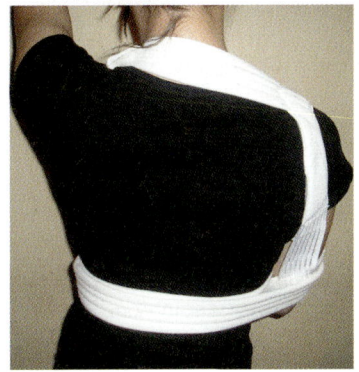

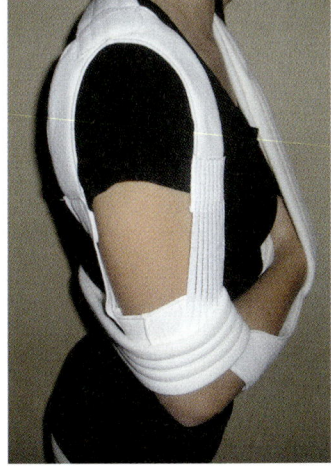

Merkmale
- Unphysiologische Schulterfixierung; Herunterhängen der betroffenen Schulter.
- Fehlende oder abnorme Beweglichkeit.
- Meist Schwellung, Bluterguss, Schmerz und Bewegungseinschränkung.

Fallbeispiel
- 15-jährige Schülerin.
- Schulterverletzung beim Schulsport.

Erste Hilfe
- Schonhaltung der Schulter unterstützen.
- Ggf. Armschlinge mittels Dreiecktuch anlegen.
- Fixierung der Schulter mit Desaultverband.
- Schulter und Arm nicht bewegen!
- Offene Brüche mit Mullkompresse (siehe Kap. 11.1) und Mullbinde (siehe Kap. 9.1) versorgen.

Behandlungsziele
- Schmerzstillung.
- Wiederherstellung der Funktionalität und Festigkeit.

Maßnahmen

Grundsätzlich: Röntgenkontrolle und Funktionskontrolle durch einen Arzt unumgänglich.

Möglichkeit 1: Die gängigste Ruhigstellung der Schulter erfolgt durch den sogenannten Desaultverband.

Möglichkeit 2: Anlegen eines Gilchrist-Verbandes. Der Gilchrist-Verband ist eine aus der Unfallchirurgie bekannte Methode zur Immobilisierung des Oberarms. Der fertige Verband besteht aus einem breiten Brustband und einer Ober- und Unterarmfixierung. Um den Verband anzulegen, benötigt man ein langes Stück Schlauchmull, Polster- und Verbandwatte (siehe Kap. 10.5) und zwei Sicherheitsnadeln.

Möglichkeit 3: In schweren Fällen muss auch die Schulter durch eine Operation fixiert werden und anschließend mittels Möglichkeit 1 oder 2 noch einige Wochen ruhig gestellt werden.

Charakteristisch für eine chronische Wunde ist, dass sie innerhalb von vier bis zwölf Wochen trotz kausaler und fachgerechter Behandlung nicht zu einer Abheilung kommt.

Chronische Wunden treten meist bei gleichzeitig vorhandenen Grunderkrankungen wie Diabetes mellitus, Tumorerkrankungen, venöser oder arterieller Insuffizienz auf. Weitere Auslöser können Mangel- bzw. Unterernährung sein.

Risikofaktoren wie Rauchen oder Adipositas und Bewegungsmangel können die Wundheilung zusätzlich negativ beeinflussen.

(Siehe dazu auch Anlage II Wundarten)

Die am häufigsten vorkommenden, chronischen Wunden sind Ulcus cruris venosum, Dekubitus und der „diabetische Fuß". Anhand dieser Beispiele soll im Folgenden die Versorgung chronischer Wunden exemplarisch dargelegt werden.

Erneut sei an dieser Stelle erwähnt, dass die moderne, feuchte Wundbehandlung gerade bei der Versorgung chronischer Wunden den konventionellen Methoden oftmals überlegen ist.

Die Beurteilung von chronischen Wunden ist immer Aufgabe eines Arztes. Er bestimmt in Zusammenarbeit mit Apotheken und Pflegekräften die geeignete Wundversorgung.

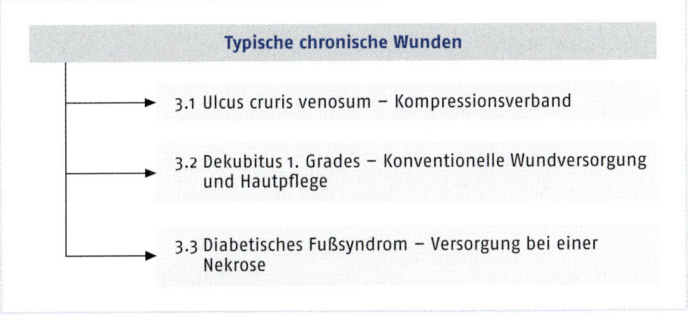

Typische chronische Wunden

3.1 Ulcus cruris venosum – Kompressionsverband

3.2 Dekubitus 1. Grades – Konventionelle Wundversorgung und Hautpflege

3.3 Diabetisches Fußsyndrom – Versorgung bei einer Nekrose

3.1 Ulcus cruris venosum – Kompressionsverband

Unter einem Ulcus Cruris venosum versteht man einen Gewebedefekt mit unterschiedlicher Tiefenausdehnung im Bereich des Unterschenkels – umgangssprachlich „offene Beine" genannt. Die Ursachen hierfür sind meist Folge einer chronisch venösen Insuffizienz (CVI).

In Anlehnung an die Klassifikation von Widmer ist im deutschsprachigen Raum folgende klinische Einteilung der CVI üblich:

Grad 1   Corona phlebectatica paraplantaris, Phleb-Ödem.

Grad 2   Zusätzlich trophische Störungen mit Ausnahme des Ulcus cruris (z. B. Dermatoliposklerose, Pigmentveränderungen, weiße Atrophie).

Grad 3   Ulcus cruris venosum (Grad 3a abgeheiltes, Grad 3b florides bzw. sichtbares Ulcus).

Die typische Lokalisationsstelle eines Ulcus cruris venosum ist oberhalb des Knöchels mit ggf. zirkulärer Beteiligung des Unterschenkels (siehe auch Anlage II Wundarten).

Ursachen und Risikofaktoren für venöse Ulcera sind vor allem:

- Thrombosen.
- Insuffiziente Venenklappen (chronisch venöse Insuffizienz).
- Varikose.
- Familiäre Belastung.
- Berufliche Belastung.
- Alter.
- Übergewicht.
- Immobilität.
- Schwangerschaft.

Mithilfe der Phlebographie, farbkodierten Duplexsonographie und der Doppler-Ultraschalluntersuchung kann ein Ulcus cruris venosum diagnostiziert werden.

Die Therapie erfolgt operativ (in schweren Fällen), durch Kompression (Kompressionsstrümpfe und -binden) und durch Bekämpfung möglicher Begleiterkrankungen.

Männer und Frauen sind gleichermaßen betroffen.

Über zwei Drittel aller venös bedingten Ulcera heilen nach drei Monaten ab. Die Rezidivrate beträgt jedoch zwischen 30 % und 57 %.

Das Ulcus cruris venosum wird in Stadien bzw. Schweregrade eingeteilt (nach Wittwer):

Grad 1
- Besenreiserartige Venen, meist halbmondförmig um Knöchel und oberhalb des Fußgewölbes sichtbar.
- Ödembildung im Knöchelbereich und vor dem Schienbein.

Grad 2
- Hyperpigmentierte Haut.
- Unterschenkelödem.
- Dermatoliposklerose (verhärtete Haut).
- Atrophie blanche (weiße, atrophische, sehr schmerzhafte, münz- bis handtellergroße Flächen auf der Haut).

Grad 3
- „Blühendes" (florides), das heißt sichtbar offenes Ulcus cruris venosum oder abgeheiltes Ulcus cruris venosum.
- Lokalisation vorwiegend in der Knöchelregion.

Merkmale
(je nach Schweregrad):
- Stauungsdermatitis.
- Oftmals livide bis dunkelbraune Hautfarbveränderungen.
- Oberflächiges bis tiefes Geschwür.
- Normale bis warme Hautumgebung.
- Bei Keimbefall zusätzlich klassische Entzündungszeichen.
- Oft sehr große Exsudatmengen.
- Je nach Zerstörung der Hautnerven starke bis gar keine Schmerzen.
- Fußpulse in der Regel normal tastbar.

Fallbeispiel Ulcus cruris venosum 3. Grades
- 80-jähriger Patient.
- Leichte Adipositas, Diabetes mellitus Typ 2, Hypertonie.
- Beinschwellung hat in den letzten Wochen zugenommen, vermehrte Hautschuppen.
- Aufplatzen der Haut am Unterschenkel, Bildung von Belägen, Exsudat läuft aus der Wunde.

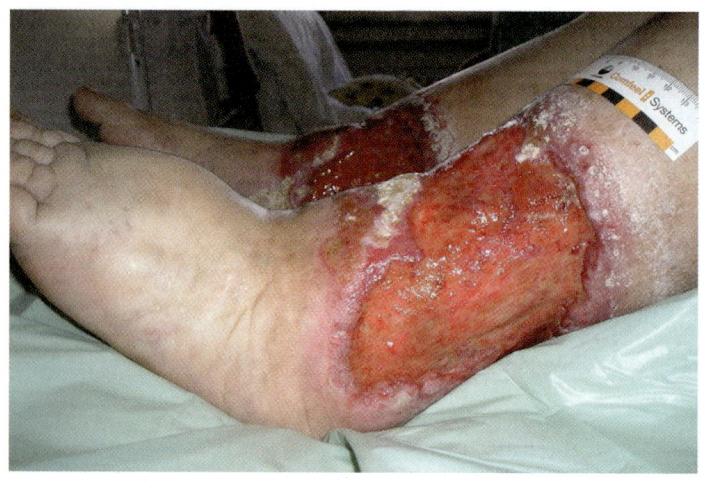

Behandlungsziele

- Exsudatmanagement.
- Infektionszeichen behandeln bzw. einer Infektion vorbeugen.
- Umgebungshaut vor Exsudat schützen.
- Stauung reduzieren, venösen Rückfluss steigern.
- Entstehungsursache behandeln.
- Risikofaktoren reduzieren bzw. darüber aufklären.

Maßnahmen (dem vorliegenden Stadium anzupassen)

Allgemein: Spülen der Wunde mit isotonischer Kochsalzlösung, Ringerlösung oder einem nichtfärbenden Antiseptikum, z. B. Octenisept®, Lavasept® oder Prontosan W®.

Ggf. Entfernen der Beläge mittels steriler Tupfer und Pinzette.

Wunde beurteilen und weiteres Vorgehen besprechen (siehe unter Maßnahmen). Anamnese erheben (Wundentstehung, Risikofaktoren).

Möglichkeit 1: Erste Hautveränderungen mit medizinischer Hautpflege versorgen, kausale Kompressionstherapie (elastische Binden siehe Kap. 10.2, Kompressionsstrümpfe).

Möglichkeit 2: Oberflächliches Ulcus mit Wundgazen (siehe Kap. 15.2) abdecken, darüber eine Mullkompresse (siehe Kap. 11.1), evtl. moderne Wundverbände wie z. B. Hydrokolloide oder Schaumstoffe einsetzen/Kompressionsverband anlegen.

Möglichkeit 3: Bei tiefem Ulcus mit vermehrter Exsudation: Versorgung mit nichthaftenden Kompressen oder mit Saugkompressen (siehe Kap. 11.2 u. 11.3) möglich, schnellere und kostengünstigere Heilung jedoch durch moderne Verbandstoffe der feuchten Wundbehandlung wie z. B. Alginate oder Schaumstoffe. Kompressionsverband anlegen.

Aufbau eines Kompressionsverbandes
Zu beachten

● Vor dem Anlegen eines Kompressionsverbandes immer zuerst Bestimmung des arteriellen Durchblutungsstatus durch den Arzt.
● Mitarbeit des Patienten integrieren, um Komplikationen (z. B. Abschnüren) rechtzeitig zu beheben.
● Bei der Auswahl der Materialien berücksichtigen, wie stark der Verband beansprucht wird und vor allem wie lange er appliziert bleiben soll.
● Für den Fußbereich mit einer schmaleren Binde beginnen z. B. 8 cm breit und aufsteigend mit 10 oder 12 cm weiterwickeln.
● Es finden vermehrt Kurzzugbinden zur Kompressionstherapie Anwendung (siehe dazu Kap. 10.2).
● Es gibt sehr unterschiedliche Kompressionswickeltechniken, die alle das gleiche Ziel haben, den venösen Rückfluss zu verbessern.
● Ein Kompressionsverband kann für ein bis mehrere Tage angelegt werden.

Im Folgenden wird in Wort und Bild eine der möglichen Wickeltechniken beschrieben, der **Kompressionsverband nach Pütter.**
Ablauf

● Hautpflege entsprechend der Hautbeschaffenheit.
● Wundversorgung entsprechend Möglichkeiten 1–3.
● Schlauchverband als Hautschutz (siehe Kap. 9.5).
● Polsterwatte oder Polsterschäume zur besseren Bindendruckverteilung (siehe Kap. 10.5).

3

- 2–4 Kurzzugbinden (siehe Kap. 10.2), je nach verordneter Kompressionstherapie (bis zum Knie oder bis in die Leiste).
- Ggf. eine kohäsive Binde (siehe Kap. 9.2) als Fixationsabschluss oder Klebestreifen.

(Material siehe auch Kapitel 10.7 Kompressionssets!)

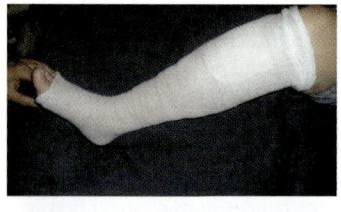
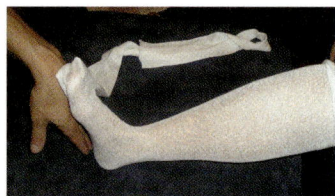

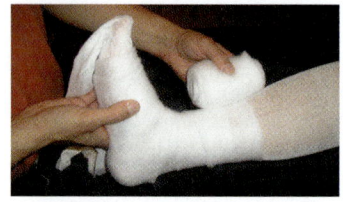
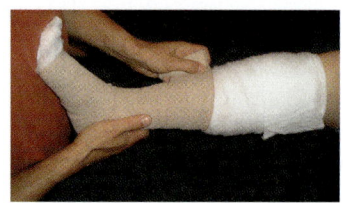

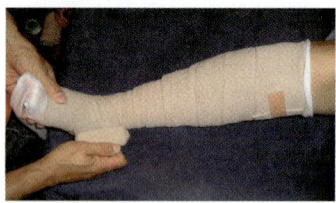

3.2 Dekubitus 1. Grades – Konventionelle Wundversorgung und Hautpflege

Als Dekubitus wird eine Schädigung bezeichnet, bei der durch länger anhaltenden Druck, durch Scherkräfte und Reibung, das Gewebe und/oder die Haut verletzt wird.

Prädestinationsstellen für Dekubitalgeschwüre sind:

- Sacrum.
- Fersen.
- Hüfte mit Trochander major.
- Schultern.
- Hinterkopf.
- Ellenbogen.
- Sonstige Knochenvorsprünge.

Risikogruppen sind:

- Immobile, Bettlägerige, Inkontinente.
- Patienten, die sedierende Medikamente einnehmen.
- Kachektische Patienten.
- Patienten mit Eiweißmangel oder Eiweißmangelödem.
- Patienten mit hervortretenden Wirbeln (Osteoporose, Morbus Bechterew).
- Demente Patienten, die sich nicht umlagern lassen wollen.

Merkmale

Der Dekubitus wird nach EPUAP klassifiziert:

Grad 1	Roter, nicht wegdrückbarer Fleck (persistierende Rötung).
Grad 2	Substanzverlust meistens mit Blasenbildung.
Grad 3	Verlust aller Hautschichten bis zur Muskelfaszie reichend.
Grad 4	Nekrose mit Beteiligung von Muskel oder Knochen.

Fallbeispiel Dekubitus 1. Grades

- 89-jährige Frau mit Schlaganfall mit linksseitiger Lähmung, inkontinent.
- Wundursache: Überwiegendes Liegen im Bett.
- Benötigt Hilfe zum Lagewechsel.

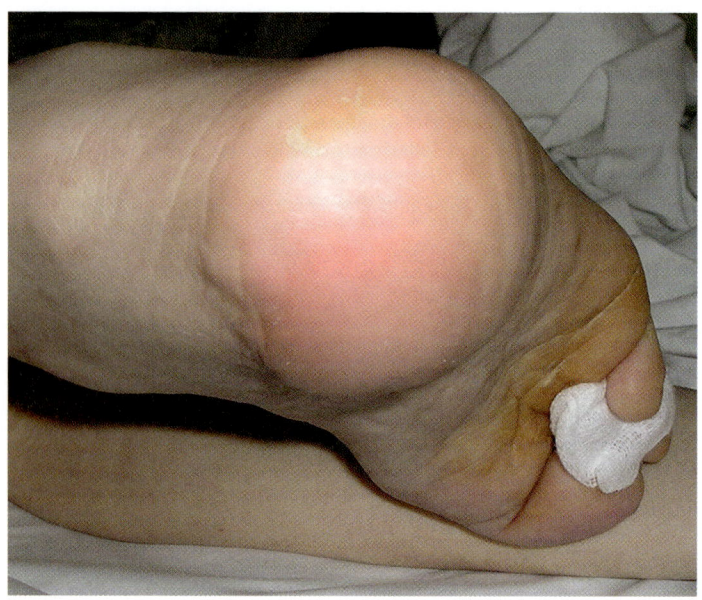

Kompressionstest

Man drückt mit einem Finger in die Hautrötung, um festzustellen, ob es sich um einen Dekubitus Grad 1 handelt: Bleibt die Haut rot, ist ein Dekubitus diagnostiziert, verfärbt sie sich weiß bzw. blass, handelt es sich um eine kurzzeitige, vorübergehende Hautrötung.

Bei bleibender Hautrötung möglichst sofort einen Lagewechsel vornehmen und die Rötung beobachten.

Behandlungsziele

- Erhaltung der intakten Hautoberfläche.
- Reduzierung bzw. Verschwinden der Hautrötung.
- Verhinderung eines Dekubitus Grad 2.

Maßnahmen

Möglichkeit 1: Um die intakte Haut vor weiteren Schädigungen durch Scherkräfte zu schützen, kann man bei einem Dekubitus Grad 1 die Hautrötung mit transparenten Wundfolien (siehe Kap. 15.1) überdecken. Die Reibung an der Epidermis wird durch die Wundfolie verhindert. Allerdings sind weitere druckentlastende Maßnahmen dringend erforderlich.

Möglichkeit 2: Die beste Behandlungsmöglichkeit ist die Prophylaxe durch Druckentlastung, regelmäßiges Umlagern und Mobilisation des Patienten. Hierbei nimmt auch die Hautpflege eine wichtige Rolle ein. Hautpflegeprodukte müssen der Haut des Kunden entsprechend angepasst sein. Bevorzugt werden W/O-Präparate eingesetzt, welche die Haut vor einer Austrocknung schützen. Bei Dekubitus Grad 1 sollte die gerötete Haut auf keinen Fall mit einer sehr fetten Salbe oder einem sehr stark wasserhaltigen Präparat versorgt werden. In beiden Fällen würde man eine Verschlechterung der Hautbeschaffenheit bewirken und somit eher einen Dekubitus Grad 2 provozieren, anstatt ihn zu verhindern.

Zu beachten

Hautpflege schützt die Haut vor Rhagaden und Mazeration.
Im Vordergrund der Dekubitusprophylaxe steht jedoch die Mobilisation und das regelmäßige Umlagern des Patienten, der gezielte Einsatz hochwertiger Antidekubitusmatratzen und –sitzkissen sowie die richtige Ernährung des Patienten.
Die Therapie der höheren Schweregrade ist in jedem Fall der modernen, feuchten Wundbehandlung vorbehalten. Sind Nekrosen vorhanden, steht deren Entfernung im Vordergrund der Therapie. Ohne Lagerungshilfsmittel (Antidekubitussysteme) und ohne zusätzliche enterale Ernährung ist keine Heilung der Dekubitalgeschwüre zu erwarten.

3.3   Diabetisches Fußsyndrom – Versorgung bei einer Nekrose

Unter einem Diabetischen Fuß Syndrom (DFS) versteht man sämtliche pathologischen Fußveränderungen. Diese entstehen bei Diabetikern aufgrund einer Polyneuropathie (PNP) und/oder einer Makroangiopathie (periphere arterielle Verschlusskrankheit = pAVK).

Alle DFS-Formen werden in der **Wagner-Schweregradskala** zusammengefasst:

Grad 0   Keine Läsion, evtl. Fußdeformation und Hyperkeratosen.
Grad 1   Oberflächliche Läsion.
Grad 2   Tiefes Geschwür bis zu Gelenkkapsel, Sehnen oder Knochen.
Grad 3   Tiefes Ulcus mit Abszessbildung, Osteomyelitis, Infektion der Gelenkkapsel.
Grad 4   Begrenzte Nekrose im Vorfuß- oder Fersenbereich.
Grad 5   Großflächige Nekrose eventuell des gesamten Fußes.

Je nach Ursache und Schweregrad des DFS treten die Merkmale in unterschiedlicher Anzahl und Deutlichkeit auf.

Merkmale

Neuropathisch bedingtes DFS

- Generell vorherrschende Polyneuropathie mit Symptomen wie „Ameisenlaufen", heißen Füßen, unruhigen Beinen im Schlaf und stechenden Schmerzen.
- „Staubtrockene" Haut mit weißlich-silbern abschilfernden Epithelzellen.
- Eindrucksvolle, außergewöhnlich dicke Hyperkeratosen.
- Der Fuß reagiert kaum noch auf Kälte- und Wärmereize und spürt auch keine Vibrationen.
- Lokalisation der Wunden, vorwiegend im Bereich des ersten und zweiten Mittelfußköpfchen, der Ferse und an den unteren Seiten der Zehenspitzen.
- Wunden sind meist plantar.

Arteriell bedingtes DFS

- Verminderte Schweißbildung bis hin zur Anhidrosis.
- Ausgetrocknete Haut.
- Schmerzen.
- Verminderter bis kaum noch tastbarer Fußpuls.
- Verminderte Fettpolster an den Füßen („Pinocchio-Füße").
- Kalte Füße (in Folge einer Mangeldurchblutung).
- Schmerzen, die meist in Ruhe und vor allem im Sitzen nachlassen.
- Fußpilz.
- Die entstehenden Wunden sind akral betont bzw. befinden sich meist an den Zehenspitzen.

Fallbeispiel DFS mit Nekrosenbildung

- 55-jähriger Diabetiker.
- Seit einigen Tagen leicht erhöhte Temperatur, Müdigkeit und Schwäche aufgrund eines grippalen Infektes.
- Langjähriger Diabetes, nach eigener Aussage gut eingestellt.
- Zwei Zehen mit nekrotischen Zonen, die der Kunde nicht wahrnimmt und folglich nichts davon erzählt. Dieses Phänomen wird in der Diabetologie oft als ‚Leibesinselschwund' bezeichnet.

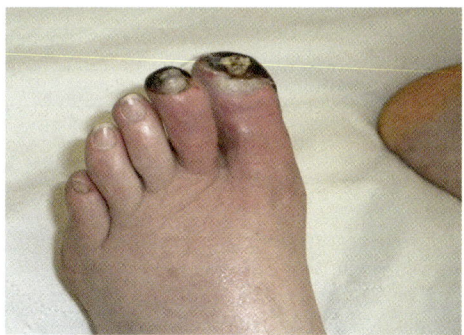

Erstmaßnahmen

- Bei einer trockenen, geschlossenen Nekrose sind keine unmittelbaren Wund-Erstmaßnahmen erforderlich.

- Den Kunden auf seine verletzten Zehen aufmerksam machen und zur Pflege und Beobachtung ermahnen.

Behandlungsziele
- Infektion vorbeugen.
- Entstehungsursache behandeln.
- Risikofaktoren reduzieren bzw. darüber aufklären.

Maßnahmen
Möglichkeit 1: Auf keinen Fall die Nekrose aufweichen (Gefahr des Übergangs zu einem feuchten Gangrän) bzw. ablösen. Hierdurch würde die Gefahr der Keimeinschleppung in den Organismus (Sepsis) sehr stark erhöht. Tatsächlich handelt es sich hier um einen der seltenen Fälle, in denen bei einer chronischen Wunde die konventionelle, trockene Wundversorgung der modernen, feuchten Wundversorgung überlegen ist! Die wichtigste Aufgabe ist in diesem Fall die Diagnostik und Ursachenforschung. Eine trockene Nekrose wird bis zur Diagnoseabklärung nur trocken mit einer Mullkompresse (siehe Kap. 11.1) abgedeckt und mit Fixierpflaster (siehe Kap. 8.2) oder einer Mullbinde (siehe Kap. 9.1) befestigt.

Möglichkeit 2: Ergibt die Diagnose eine noch ausreichende Durchblutung, kann man eine bewegliche, dünne oberflächliche Nekrose mit modernen Hydrogelen schonend ablösen. Über das Gel werden Kompressen oder moderne Verbandstoffe (z. B. Schaumstoffe) appliziert.

Möglichkeit 3: Die schnellste Methode ist das chirurgische Débridement. Dabei wird die Nekrose chirurgisch entfernt.

Zu beachten
Es kommt immer wieder vor, dass Kunden mit einem DFS aufgrund einer gleichzeitig bestehenden Polyneuropathie ihren Körper nicht mehr als Ganzes wahrnehmen. Hier ist in der Beratung wichtig, dem Kunden keine Vorwürfe zu machen, warum er nicht früher gekommen ist, sondern ihn in der weiteren Behandlung aufzuklären und zu unterstützen.
Darüber hinaus sollte der Patient einer diabetologischen Fußambulanz vorgestellt werden.

Professioneller
4 Verbandwechsel

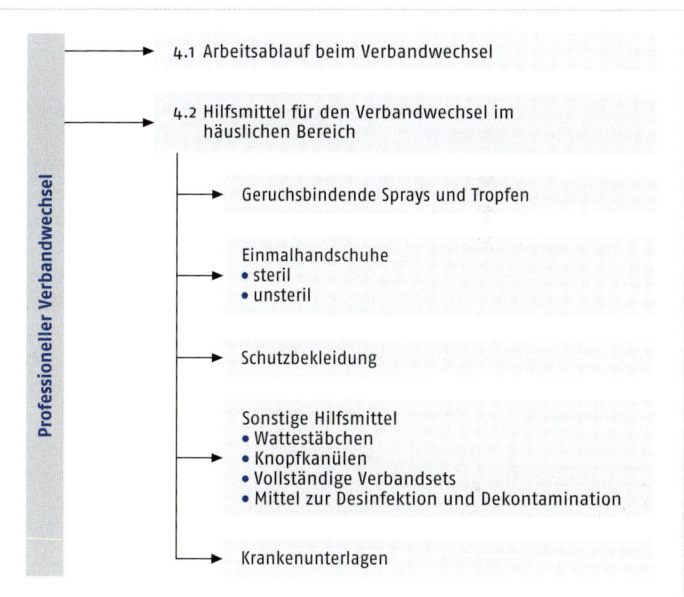

4.1 Arbeitsablauf beim Verbandwechsel

Ein Verbandwechsel wird als „professionell" bezeichnet, wenn die Wundversorgung

- nach neuestem wissenschaftlichen Stand und
- unter Beachtung aller hygienischen Richtlinien durchgeführt wird.

Die aktuellen Grundvoraussetzungen dazu bieten der *Nationale Expertenstandard* „Versorgung von Menschen mit chronischen Wunden" aus dem Jahr 2008 und die Richtlinie „Verbandwechsel" des Deutschen Hygieneinstitutes Berlin (Robert Koch Institut, Stand 2007/- RKI Punkt 4.2.1).

Der Nationale Expertenstandard gilt als Grundlage aller Wundversorgungen in allen Pflegeeinrichtungen und ambulanten Bereichen. Es wird dort immer wieder erwähnt, dass eine Wundbehandlung von einer Pflegefachkraft mit einer Zusatzqualifikation im Wundbereich durchgeführt werden sollte. Diese Pflegefachkraft sollte über Wissen zu den modernen Verbandstoffen bzw. die Grundlagen der Hygienevorschriften verfügen. Im Krankenhaus mag das in absehbarer Zeit umgesetzt werden können, aber fraglich bleibt, wie der Patient bzw. wie seine Angehörigen einen „professionellen" Verbandwechsel zuhause durchführen können.

Hier fehlt es nicht nur an Wissen über Verbandstoffe, sondern häufig auch an einer korrekten Anleitung. Oft gibt es auch hygienische Schwierigkeiten, da kein entsprechendes steriles Material für die Durchführung eines professionellen Verbandwechsels vorhanden ist.

Im Folgenden wird der optimale Ablauf eines Verbandwechsels beschrieben, der für Laien als Anleitung, aber auch für Fachkräfte als Unterstützung dienlich sein kann.

Dabei ist die Unterteilung in saubere, nicht infizierte (aseptischer Verbandwechsel) und mit Keimen besiedelte (septischer Verbandwechsel) Wunden besonders zu beachten (siehe dazu ab Schritt 7).

Schritt 1   Information

Betroffenen über die Vorgehensweise informieren. Eine gründliche Anleitung vermindert Ängste und Unsicherheiten. (Der Betroffene kann seine Anliegen und Beobachtungen äußern).

Schritt 2   Schmerzvermeidung

Kunden ggf. Schmerzmittel vor dem Verbandwechsel einnehmen lassen (evtl. Arzt kontaktieren). Schmerzmittel sind besonders wichtig in der Granulationsphase, da in dieser Heilungsphase eine Regeneration der Nervenzellen stattfindet und daher verstärkt Schmerzen beobachtet werden.

Schritt 3   Störfaktoren ausschalten

- Bequeme Lagerung des Kunden.
- Betroffene bei Bedarf zuvor zur Toilette führen.
- Zugluft vermeiden, alle Fenster und Türen schließen.

Schritt 4 Allgemeine hygienische Maßnahmen

- Arbeitsfläche mit einem Flächendesinfektionsmittel reinigen.
- Eventuell Schutzkleidung anziehen und Bettschutz/Krankenunter-lagen (siehe Kap. 4.2) verwenden (bei sehr stark exsudierenden bzw. infizierten Wunden besteht die Gefahr, dass Wundexsudat und damit Wundkeime an die eigene Kleidung, auf das Bett oder den Boden gelangen und von dort aus weiter verschleppt werden).

Schritt 5 Zurechtlegen aller benötigten Materialien
(siehe auch Kap. 4.2 Verbandsets)

Übersicht der möglichen Materialien für einen Verbandwechsel (je nach Wunde zu variieren):

- Unsterile Handschuhe.
- Einmalhandschuhe steril.
- Kompressen/Tupfer.
- Wundauflage.
- Spüllösung zum Reinigen oder Desinfizieren, (am besten farblose Lösungen wie z.B. Octenisept®).
- Pinzetten/Schere.
- Ggf. Einmalabdecktücher.
- Ggf. Spritze und Knopfkanüle zum Spülen oder Eintamponieren.
- Hände- und Flächendesinfektionsmittel.
- Abwurfbeutel.
- Schutzkleidung.
- Bettschutz.
- Pflaster zur Fixierung.

Schritt 6 Händedesinfektion des Wundversorgers

- Wichtigste Maßnahme *vor* einem Verbandwechsel (jeder Mensch mit einer chronischen Wunde hat eine potentielle Abwehrschwäche – jede kleinste neue Keimeinschleppung kann zur Verschlechterung der Wundsituation führen).
- Wichtigste Maßnahme *nach* dem Verbandwechsel zur Verhinderung der Keimweitergabe.

Ablauf der Händedesinfektion
- Hände waschen und gut abtrocknen.
- 3–5 ml Händedesinfektionsmittel ca. 30 Sekunden lang gut einreiben.

Standardeinreibeverfahren der Händedesinfektion nach Euro-Norm 1500:
- Desinfektionsmittel in eine Handfläche geben und anschließend beide Handflächen fünfmal gegeneinander reiben.
- Eine Handfläche über den anderen Handrücken legen und fünfmal kreisend bewegen. Anschließend Hände wechseln und gleiche Bewegung durchführen.
- Handfläche auf Handfläche legen und Finger beider Hände verschränken und öffnen im Wechsel.
- Die Hände nehmen einen Hakengriff ein, zugreifen und lockern im Wechsel.
- Mit einer Hand den Daumen umfassen und kreisend einreiben, danach Handwechsel und Bewegung ca. fünfmal wiederholen.
- Fingerkuppen einer Hand in der Handfläche der anderen Hand kreisend bewegen und wechseln der Hände.

Schritt 7a   Verbandwechsel bei aseptischer Wunde
- Verband mit unsterilen Handschuhen (zum Eigenschutz) entfernen.
- Inspektion des Verbandmaterials (blutig, trocken); ggf. Wundreinigung mit z.B. Ringerlösung oder NaCl 0,9 % und sterilen Tupfern (nur mit sterilen Materialien, wie steriler Pinzette oder sterilen Handschuhen anfassen!).
- Wenn die Wunde sauber ist, wird sie inspiziert und beurteilt. Danach neue Wundauflage aufbringen. Wundinnenseite nicht mit bloßen Händen berühren!, ggf. für tiefere Wunden sterilen Einmalhandschuh anziehen oder Wundverband am Kleberand anfassen.
- Sterile Kompressen (nur einzeln und nacheinander) steril applizieren.
- Verbandstoff fixieren.

Merke:
Eine nicht belegte bzw. saubere Wunde muss nicht immer gereinigt werden! Die Wundreinigung ist mit möglichst angewärmten (35 °C) Lösungen und nur bei verunreinigten bzw. belegten Wunden durchzuführen.

Schritt 7b   Verbandwechsel bei septischer Wunde

- Verband mit unsterilen Handschuhen entfernen. Bei tiefen Wunden unterhalb des Hautniveaus letzte Wundauflage zur Verhinderung von Keimübertragung mit steriler Pinzette oder sterilem Einmalhandschuh entfernen.
- Inspektion des Verbandmaterials (blutig, eitrig, trocken); ggf. Wundreinigung/Wunddesinfektion mit neuen sterilen Materialien.
- Wundinspektion/Wundbeurteilung.
- Wundbehandlung nach ärztlicher Anordnung mit wiederum neuen sterilen Materialien (Pinzette oder Handschuhe!) – neue Wundauflage aufbringen.
- Verband ggf. zusätzlich fixieren.

Merke:

- In der modernen Wundversorgung sollten nur noch Desinfektionsmittel ohne Alkohol verwendet werden, da der Alkohol Schmerzen verursacht und nachweislich zu Störungen der Wundheilung führen kann.
- Nur eine kritisch kolonisierte bzw. infizierte Wunde sollte mit Antiseptika behandelt werden. Antiseptikagabe ggf. mit systemischen Mitteln (nach Arztangabe) unterstützen und nur nach Herstellerangaben verwenden.
- Jeder sterile Verbandstoff muss auch steril angefasst werden – sog. „Non-Touch-Prinzip"!
- Bei stark verunreinigten Handschuhen zwischen den Arbeitsschritten Handschuhe wechseln und Hände erneut desinfizieren.
- Es ist zu beachten, in welchem Arbeitsschritt man sich gerade befindet (Entfernung des Verbands, Wundreinigung, Verbandanlegung). Um eine Kontamination vom alten auf den neuen Verbandstoffen zu verhindern, immer wieder hygienisch auf den neuen Arbeitsschritt einlassen und Verbandmaterialzubehör (sterile Handschuhe oder sterile Pinzette) wechseln.
- Auch im häuslichen Bereich unbedingt sterile Handschuhe, sterile Pinzetten etc. verwenden! Zu empfehlen sind Einmalverbandsets und/oder sterile Einmalhandschuhe (siehe Kap. 4.2).

4

Schritt 8   Nachsorge des Verbandwechsels

- Material fachgerecht entsorgen. Aufgerissene sterile Packungen dürfen nicht aufgehoben werden! Bei angebrochenen Spüllösungen siehe Haltbarkeitsangaben des Herstellers.
- Bei Verbandwechsel durch einen externen Wundversorger die Dokumentation nicht vergessen (Verbandstoffart, Uhrzeit, Wundbeobachtungen, Kundenbefinden, Besonderheiten...)!
- Fotodokumentation, sofern der Patient einverstanden ist.

4.2 Hilfsmittel für den Verbandwechsel im häuslichen Bereich

4.2.1 Geruchsbindende Sprays und Tropfen

Produktbeispiel

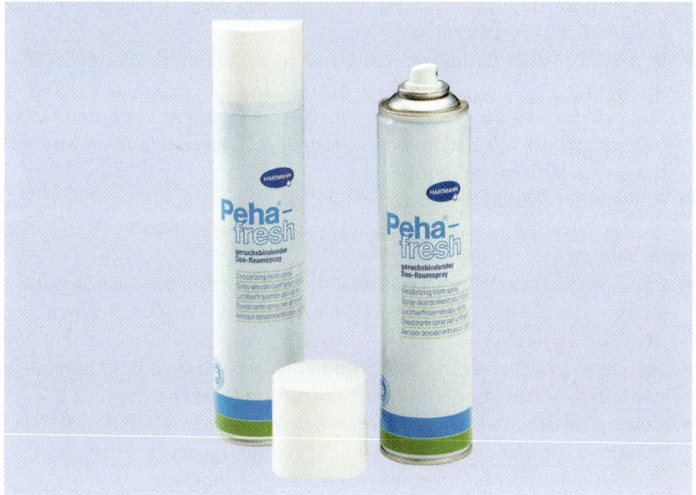

Aufbau/Eigenschaften

- Luftverbesserung in Räumen durch chemische Bindung der Geruchsstoffe.
- Nodor S®/Dansac: Lt. Herstellerangabe Wasser mit einer Lösung aus Aluminium- und Zinksalzen. Die Salzmoleküle absorbieren die Gerüche.
- Nilodor®/Mikrotek Medical B.V.: Kräuterkonzentrat mit Eukalyptusgeruch.
- Zur Raumluftneutralisation auch in Form ätherischer Öle: Ätherische Öle überdecken Geruch und wirken je nach Wirkstoff über die Schleimhaut zusätzlich auf das körperliche Wohlbefinden. Diese Öle werden aus Blüten, Harzen, Früchten, Hölzern, Kraut, Blättern, Wur-

zeln, und Samen hergestellt. Die Herstellung der ätherischen Öle erfolgt durch Wasserdampfdestillation. Schalenfrüchte werden kalt gepresst. Es sollten „100 % reine ätherische Öle" aus der Apotheke verwendet werden. Häufig werden auch synthetisch hergestellte Öle angeboten. Dies sind sogenannte Parfümöle oder naturidentische Öle.

Anwendungsgebiete

- Zur Verminderung unangenehmer, besonders beim Verbandwechsel auftretender Wundgerüche.
- Verbesserung der Raumluft, Reduktion unangenehmer Wundgerüche im Raum.
- Stark riechende Wunden, wie beispielsweise Tumorwunden und Dekubitalgeschwüre mit feuchten Nekrosen oder bakteriellen Infekten sind besonders häufige Indikationen.
- Auch in der Stomapflege angewendet.

Handhabung

- Entsprechend der Wundgröße eine Anzahl Tropfen, bzw. einige Sprühstöße von außen auf die Kompresse (nicht auf die Wundseite!) bzw. in den Stomabeutel geben.
- Zur Geruchsverbesserung im Raum in die Luft sprühen oder gegebenenfalls in einen offenen Wasserbehälter applizieren.
- Ätherische Öle mit etwas Wasser in eine Verdunstungsschale oder Aromalampe gegeben. Mit einem Teelicht erwärmt man die Flüssigkeit. Auch eine Kaltanwendung auf einem Tuch ist möglich.

Vorsichtsmaßnahmen/Kontraindikationen

- Substanzen nie direkt mit der Wunde in Kontakt bringen.
- Bei Allergien auf Inhaltsstoffe nicht anwenden.
- Ätherische Öle nicht zu lange (nicht länger als 4 Stunden) in erwärmtem Zustand anwenden, da sie sonst zu Kopfschmerzen und Übelkeit führen können. Außerdem sparsam und niedrig dosiert anwenden. Allergische Reaktionen, Asthma und epileptische Anfälle sind mögliche Nebenwirkungen.

Bedeutung in der modernen Wundversorgung

- Unangenehme Wundgerüche stellen eine starke Belastung für Betroffene und Pflegende dar. Der Einsatz von geruchsmindernden Präparaten kann hier Erleichterung bringen.
- Aktivkohlekompressen binden dauerhaft Wundgeruch und werden daher ergänzend oder alternativ zu den geruchsbindenden Tropfen eingesetzt (siehe Kap. 11.4).
- Alternativ eignen sich auch ätherische Öle, insbesondere Zitronenöl, um eine angenehme Raumluft zu erreichen.

Produktauswahl

Größen	Stück/Packung	Artikelnummer	PZN
Nodor® S/Dansac			
50 ml	1 Flasche	080–00	0553207
250 ml	1 Flasche	080–01	0553199
Nilodor von Mikrotek Medical B.V			
Pumpspray	30 ml	keine Angabe	3739415
Tropfen	250 ml	keine Angabe	1853354
Peha® fresh/Hartmann			
Spraydose	400 ml	9957059	2101515

4.2.2 Einmalhandschuhe

Einmalhandschuhe steril

Produktbeispiel

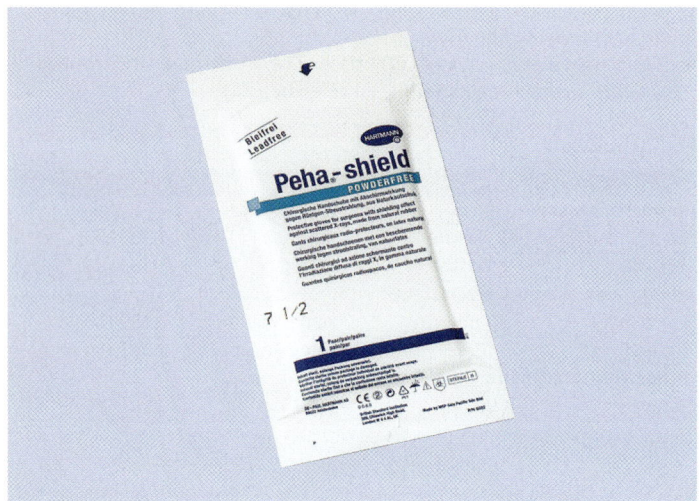

Aufbau/Eigenschaften
- Material: Latex (Achtung allergische Reaktionen möglich!) bzw. Copolymerfolie.
- Innen: Gepudert mit Talkum (Achtung allergische Reaktionen möglich!) oder ungepudert.
- Anatomisch geformt, passgenau.

Anwendungsgebiete
- Zum Schutz des Patienten und der handelnden Person vor Infektionen.
- Bei kleineren chirurgischen Eingriffen, Punktionen, Katheterisierungen und im Rahmen von Verbandwechseln jeglicher Art.
- Immer bei Anwendung steriler Verbandstoffe.

- Auch bei der Versorgung von Drainagen, Kanülen und Extensionen zur Infektionsvermeidung.

Merke

Die Benutzung von Einmalhandschuhen entbindet nicht von der Notwendigkeit, sich nach der Tätigkeit die Hände gründlich zu waschen bzw. zu desinfizieren (siehe Kap. 4.1).

Gebräuchliche Handelsgrößen

- Einzeln oder paarweise eingesiegelt in 50er oder 100er Gebinden.
- Größen: XS bis XL.

Produktauswahl

Größen	Stück/Packung	Artikelnummer	PZN
Glads® NRL/Mölnlycke			
5–6 S	1 St.	612610	8819254
5–6 S	2 St.	612620	8819283
6–7 M	1 St.	612710	8819260
6–7 M	2 St.	612720	8819308
8–9 L	1 St.	612810	8819277
8–9 L	2 St.	612820	8819314
Manex®/BSN medical			
Gr. 6	40 Paar	47600–00	3737310
Gr. 6,5	40 Paar	47601–00	3737327
Gr. 7	40 Paar	47602–00	3737333
Gr. 7,5	40 Paar	47603–00	3737356
Gr. 8	40 Paar	47604–00	3737362
Gr. 8,5	40 Paar	47605–00	3737379
Gr. 9	40 Paar	47606–00	3737385
Ultra			
Gr. 6	40 Paar	73004–00	0285652
Gr. 6,5	40 Paar	73005–00	0285669
Gr. 7	40 Paar	73006–00	0285675
Gr. 7,5	40 Paar	73007–00	0285729
Gr. 8	40 Paar	73008–00	0285741
Gr. 8,5	40 Paar	73009–00	0285770
Gr. 9	40 Paar	73010–00	0667052

4

Produktauswahl (Fortsetzung)

Größen	Stück/Packung	Artikelnummer	PZN
Ultra Extra			
Gr. 6	40 Paar	09256–00	keine Angabe
Gr. 6,5	40 Paar	09257–00	keine Angabe
Gr. 7	40 Paar	09258–00	keine Angabe
Gr. 7,5	40 Paar	09259–00	keine Angabe
Gr. 8	40 Paar	09260–00	keine Angabe
Gr. 8,5	40 Paar	09261–00	keine Angabe
Gr. 9	40 Paar	09262–00	keine Angabe
Ultra micro			
Gr. 6	40 Paar	45681–00	1228018
Gr. 6,5	40 Paar	45682–00	1228030
Gr. 7	40 Paar	45683–00	1228047
Gr. 7,5	40 Paar	45684–00	1228053
Gr. 8	40 Paar	45685–00	1228076
Gr. 8,5	40 Paar	45686–00	1228082
Gr. 9	40 Paar	45687–00	1228099
Ultra neoderm			
Gr. 6	40 Paar	02716–00	1226574
Gr. 6,5	40 Paar	02717–00	1226597
Gr. 7	40 Paar	02718–00	1226605
Gr. 7,5	40 Paar	02719–00	1226611
Gr. 8	40 Paar	02720–00	1226634
Gr. 8,5	40 Paar	02721–00	1226657
Gr. 9	40 Paar	02722–00	1226663
Nobaglove® Latex/Noba			
S	50 Paar	keine Angabe	0036512
M	50 Paar	keine Angabe	0036529
L	50 Paar	keine Angabe	0036535
XL	51 Paar	keine Angabe	0036541
Peha-micron® plus powderfree/Paul Hartmann AG			
puderfrei			
Gr. 6	50 Paar	9425712	2003847
Gr. 6,5	50 Paar	9425722	2003853
Gr. 7	50 Paar	9425732	2003936

Produktauswahl (Fortsetzung)

Größen	Stück/Packung	Artikelnummer	PZN
Gr. 7,5	50 Paar	9425742	2003965
Gr. 8	50 Paar	9425752	2004083
Gr. 8,5	50 Paar	9425762	2004108
Peha® neon plus powderfree/Paul Hartmann AG			
puderfrei			
Gr. 6	25 Paar	9425451	5142087
Gr. 6,5	25 Paar	9425461	5142093
Gr. 7	25 Paar	9425471	5142101
Gr. 7,5	25 Paar	9425481	5142147
Gr. 8	25 Paar	9425491	5142182
Gr. 8,5	25 Paar	9425501	5142199
Peha® profile plus powderfree/Paul Hartmann AG			
puderfrei			
Gr. 5,5	50 Paar	9426901	5142271
Gr. 6	50 Paar	9426911	5142302
Gr. 6,5	50 Paar	9426921	5142319
Gr. 7	50 Paar	9426931	5142331
Gr. 7,5	50 Paar	9426941	5142348
Gr. 8	50 Paar	9426951	5142420
Gr. 8,5	50 Paar	9426961	5142437
Gr. 9	50 Paar	9426971	5142466
Peha-soft® pf/Paul Hartmann AG			
puderfrei			
small	50 Paar	9427704	7591607
medium	50 Paar	9427714	7591613
large	50 Paar	9427724	7591636
Peha-taft®/Paul Hartmann AG			
gepudert			
Gr. 6	50 Paar	9427110	7315356
Gr. 6,5	50 Paar	9427120	7315362
Gr. 7	50 Paar	9427130	7315379
Gr. 7,5	50 Paar	9427140	7315385
Gr. 8	50 Paar	9427150	7315391
Gr. 8,5	50 Paar	9427160	7315416

4

Produktauswahl (Fortsetzung)

Größen	Stück/Packung	Artikelnummer	PZN
Peha-taft® plus powderfree/Paul Hartmann AG			
puderfrei			
Gr. 5,5	50 Paar	9425891	1407502
Gr. 6	50 Paar	9425901	1559152
Gr. 6,5	50 Paar	9425911	6333085
Gr. 7	50 Paar	9425921	6333091
Gr. 7,5	50 Paar	9425931	6333116
Gr. 8	50 Paar	9425941	6333122
Gr. 8,5	50 Paar	9425951	6333139
Gr. 9	50 Paar	9425961	6333151
Sempermed aus Latex/Lohmann & Rauscher			
gepudert, einzeln eingesiegelt			
6–7 S	50 St./300 St.	51 099	6866350
7–8 M	50 St./300 St.	51 092	6866367
8–9 L	50 St./300 St	51 090	6866373
gepudert, paarweise eingesiegelt			
6–7 S	50/300 Paar	51 088	3113265
7–8 M	50/300 Paar	51 086	3113271
8–9 L	50/300 Paar	51 084	3113288
puderfrei mit synthetischer Innenbeschichtung			
paarweise eingesiegelt			
6–7 S	40/240 Paar	51 089	0679256
7–8 M	40/240 Paar	51 087	0679233
8–9 L	40/240 Paar	51 085	0679227
Sempermed Derma Plus/Lohmann & Rauscher			
Gr. 6	50/300 Paar	50 999	8449981
Gr. 6½	50/300 Paar	50 991	8449998
Gr. 7	50/300 Paar	51 015	8450004
Gr. 7½	50/300 Paar	51 007	8450010
Gr. 8	50/300 Paar	51 031	8450027
Gr. 8½	50/300 Paar	51 023	8450033
Sempermed Supreme/Lohmann & Rauscher			
Gr. 5½	50/300 Paar	16 650	4200724
Gr. 6	50/300 Paar	16 651	4200747

Produktauswahl (Fortsetzung)

Größen	Stück/Packung	Artikelnummer	PZN
Gr. 6½	50/300 Paar	16 652	4200776
Gr. 7	50/300 Paar	16 653	4200782
Gr. 7½	50/300 Paar	16 654	4200871
Gr. 8	50/300 Paar	16 655	4200894
Gr. 8½	50/300 Paar	16 656	4200902
Gr. 9	50/300 Paar	16 657	4200919
Sempermed Syntegra/Lohmann & Rauscher			
Gr. 6	25/100 Paar	55 020	1580583
Gr. 6½	25/100 Paar	55 021	1580608
Gr. 7	25/100 Paar	55 022	1580614
Gr. 7½	25/100 Paar	55 023	1580620
Gr. 8	25/100 Paar	55 024	1580637
Gr. 8½	25/100 Paar	55 025	1580643
Gr. 9	25/100 Paar	55 026	1580666
Sentina CP Untersuchungshandschuhe/Lohmann & Rauscher			
einzeln eingesiegelt			
S	100 St./1000 St.	51 049	8900849
M	100 St./1000 St.	51 046	8900855
L	100 St./1000 St.	51 043	8900861
paarweise eingesiegelt			
S	50/500 Paar	51 048	keine Angabe
M	50/500 Paar	51 045	keine Angabe
L	50/500 Paar	51 042	keine Angabe
Vasco® OP/B. Braun			
Sensitive, puderfrei			
Gr. 6	2 St.	6081002	4423826
Gr. 6,5	2 St.	6081010	4423832
Gr. 7	2 St.	6081029	4423849
Gr. 7,5	2 St.	6081037	4423855
Gr. 8	2 St.	6081045	4423861
Gr. 8,5	2 St.	6081053	4423878
Gr. 9	2 St.	6081060	0539555
Protect, gepudert und innenbeschichtet			
Gr. 6	50 Paar	6035000	1867959

4

Produktauswahl (Fortsetzung)

Größen	Stück/Packung	Artikelnummer	PZN
Gr. 6,5	2 St.	6035019	1867965
Gr. 7	2 St.	6035027	1867971
Gr. 7,5	2 St.	6035035	1867988
Gr. 8	2 St.	6035043	1867994
Gr. 8,5	2 St.	6035051	1868002
free, latex- und puderfrei			
Gr. 6	2 St.	9208305	3736150
Gr. 6,5	2 St.	9208313	3736167
Gr. 7	2 St.	9208321	3736173
Gr. 7,5	2 St.	9208330	3736196
Gr. 8	2 St.	9208348	3736204
Gr. 8,5	2 St.	9208356	3736210
Gr. 9	2 St.	9208364	6417391

Unsterile Einmalhandschuhe

Produktbeispiel

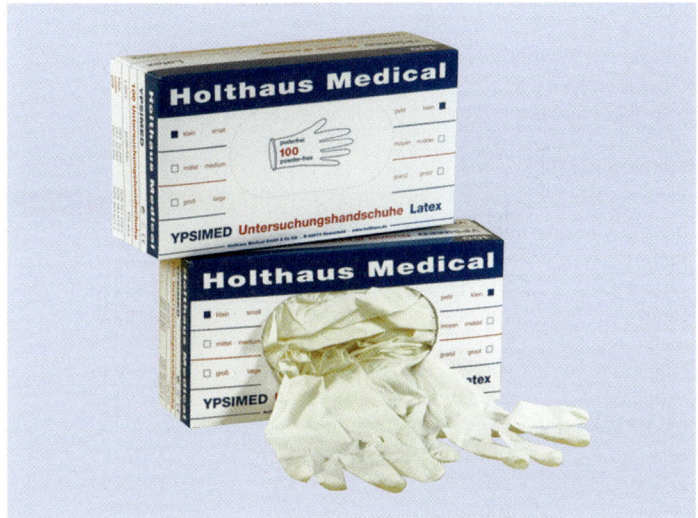

Aufbau/Eigenschaften
- Material: Latex (Achtung, allergische Reaktionen möglich!), Vinyl und Nitril.
- Innen: Gepudert mit Talkum (Achtung, allergische Reaktionen möglich!) oder ungepudert.

Anwendungsgebiete
- Vor allem zum Selbstschutz des Ausführenden.
- Schutz gegen Kontamination und Infektionen beim Umgang mit Exkrementen und Blut.
- Zum Abnehmen eines Verbandstoffes sollten immer unsterile Handschuhe als Eigenschutz getragen werden.

Merke

Die Benutzung von Einmalhandschuhen entbindet nicht von der Notwendigkeit, sich nach der Tätigkeit die Hände gründlich zu waschen bzw. zu desinfizieren (siehe Kap. 4.1).

Gebräuchliche Handelsgrößen
- Größen: XS bis XL.
- In 100er Spenderkartons.

Produktauswahl

Größe	Stück/Packung	Artikelnummer	PZN
Digitil® N powderfree/Paul Hartmann AG			
puderfrei			
extra small	100 St.	9421851	2762228
small	100 St.	9421771	1804290
medium	100 St.	9421781	1804309
large	100 St.	9421791	1804315
extra large	100 St.	9421861	2762240
Glads® Vinyl/Mölnlyke			
6–7 S	100 St.	617650	3307443
7–8 M	100 St.	617750	3307466
8–9 L	100 St.	617850	3307472
Glads® NRL/Mölnlyke			
5–6 XS	100 St.	612500	3080850
6–7 S	100 St.	612600	7600370
7–8 M	100 St.	612700	7600387
8–9 L	100 St.	612800	7600393
9–10 XL	100 St.	612900	1551989
Glads® Nitrile/Mölnlyke			
5–6 XS	100 St.	618100	1576363
6–7 S	100 St.	618200	1576386
7–8 M	100 St.	618300	1576392
8–9 L	100 St.	618400	1576192
9–10 XL	100 St.	618500	1576970

Produktauswahl (Fortsetzung)

Größe	Stück/Packung	Artikelnummer	PZN
Glovex® ultra tex/BSN medical			
klein Gr. 6–7	100 St.	46480–00	0808535
mittel Gr. 7–8	100 St.	46481–00	0808529
groß Gr. 8–9	100 St.	46482–00	0808512
extra groß Gr. 9–10	100 St.	46483–00	1247116
Glovex® ultra vinyl/BSN medical			
klein Gr. 6–7	100 St.	45587–00	1553356
mittel Gr. 7–8	100 St.	45588–00	1553379
groß Gr. 8–9	100 St.	45589–00	1553385
Manufix® aus Latex/B. Braun			
Sensitive, puderfrei			
6–7, klein	100 St.	9209441	3444513
7–8, mittel	100 St.	9209468	3444536
extra groß	100 St.	9209490	4385310
gepudert			
klein	100 St.	6090010	1868172
mittel	100 St.	6090036	1868189
groß	100 St.	6090052	1868195
Manuplast® Einmalhandschuhe/B. Braun			
klein	100 St.	6075010	1868114
groß	100 St.	6075053	1868120
Manyl® aus Vinyl/B. Braun			
ungepudert			
6–7, klein	100 St.	6090210	0128355
7–8, mittel	100 St.	6090230	0128361
8–9, groß	100 St.	6090250	0128378
gepudert			
6–7, klein	100 St.	6090117	0128384
7–8, mittel	100 St.	6090133	0128390
8–9, groß	100 St.	6090150	0128473
Peha-fol®/Paul Hartmann AG			
Nr. 1 Damen	10 St.	9995320	3513993
	100 St.	9995222	3514372

Produktauswahl (Fortsetzung)

Größe	Stück/Packung	Artikelnummer	PZN
Nr. 2 Herren	10 St.	9995311	3514389
	100 St.	9995213	3514395
Peha-soft®/Paul Hartmann AG			
gepudert			
small	100 St.	9421506	3429376
medium	100 St.	9421516	3429382
large	100 St.	9421526	3429399
Peha-soft® pf/Paul Hartmann AG			
puderfrei			
extra small	100 St.	9421595	3676057
small	100 St.	9421605	7126879
medium	100 St.	9421615	7126885
large	100 St.	9421625	7126891
extra large	100 St.	9121635	3676063
Peha-soft® satin/Paul Hartmann AG			
puderfrei			
extra small	100 St.	9427251	2744408
small	100 St.	9427261	2744414
medium	100 St.	9427271	2744420
large	100 St.	9427281	2744437
extra large	100 St.	9427291	2744443
Nobaglove® Latex/Noba			
puderfrei, angerauhte Finger			
sehr klein	100 St.	905450	2804085
klein	100 St.	905451	0598339
mittel	100 St.	905452	0598345
groß	100 St.	905453	0598351
extra groß	100 St.	905454	0598368
puderfrei, glatte Finger			
klein	100 St.	905441	2433602
mittel	100 St.	905442	2433619
groß	100 St.	905443	2433625
extra groß	100 St.	905444	2433594

Produktauswahl (Fortsetzung)

Größe	Stück/Packung	Artikelnummer	PZN
gepudert			
klein	100 St.	905401	0598285
mittel	100 St.	905402	0598291
groß	100 St.	905403	0598316
extra groß	100 St.	905404	0598322
Nobaglove® Nitril/Noba			
puderfrei			
klein	100 St.	905551	1413253
mittel	100 St.	905552	1413276
groß	100 St.	905553	1413282
extra groß	100 St.	905554	1413289
Nobaglove® PU-rity/Noba			
puder-, latex- und akzeleratorenfrei			
klein	100 St.	905651	4126198
mittel	100 St.	905652	4126206
groß	100 St.	905653	4126212
extra groß	100 St.	905654	4126229
Nobaglove® Supervinyl/Noba			
puderfrei, gelb eingefärbt			
klein	100 St.	905251	1413193
mittel	100 St.	905252	1413201
groß	100 St.	905253	1413230
extra groß	100 St.	905254	1413247
Nobaglove® Vinyl/Noba			
puderfrei			
klein	100 St.	905351	0598440
mittel	100 St.	905352	0598463
groß	100 St.	905353	0598486
extra groß	100 St.	905354	0598492
gepudert			
klein	100 St.	905301	0598380
mittel	100 St.	905302	0598405
groß	100 St.	905303	0598411
extra groß	100 St.	905304	0598428

Produktauswahl (Fortsetzung)

Größe	Stück/Packung	Artikelnummer	PZN
Nobafol®/Noba			
S	100 St.	904961	0880171
M	100 St.	904962	0880188
L	100 St.	904963	0880194
Sempercare aus Latex/Lohmann & Rauscher			
gepudert, im Spenderkarton			
6–7 S	100 St./1000 St.	45 030	3778556
7–8 M	100 St./1000 St.	45 031	3779389
8–9 L	100 St./1000 St.	45 032	3779395
puderfrei mit synthetischer Innenbeschichtung, im Spenderkarton			
5–6 XS	100 St./1000 St.	16 745	keine Angabe
6–7 S	100 St./1000 St.	45 040	3779403
7–8 M	100 St./1000 St.	45 041	3780872
8–9 L	100 St./1000 St.	45 042	3780889
9–10 XL	100 St./1000 St.	45 043	keine Angabe
Sempercare aus Vinyl/Lohmann & Rauscher			
gepudert, im Spenderkarton			
6–7 S	100 St./1000 St.	45 000	3776511
7–8 M	100 St./1000 St.	45 001	3776528
8–9 L	100 St./1000 St.	45 002	3777404
puderfrei, im Spenderkarton			
6–7 S	100 St./1000 St.	45 010	3777893
7–8 M	100 St./1000 St.	45 011	3777930
8–9 L	100 St./1000 St.	45 012	3778214
Sempercare aus Nitril/Lohmann & Rauscher			
puderfrei, im Spenderkarton			
6–7 S	100 St./1000 St.	45 020	3778237
7–8 M	100 St./1000 St.	45 021	3778303
8–9 L	100 St./1000 St.	45 022	3778533
9–10 XL	100 St./1000 St.	45 023	4107226
Sentina Ambidextrous aus Latex/Lohmann & Rauscher			
gepudert, mit Rollrand hell			
6–7 S	100 St./1000 St.	51 120	0816888
7–8 M	100 St./1000 St.	51 121	0816894
8–9 L	100 St./1000 St.	51 122	0816902

Produktauswahl (Fortsetzung)

Größe	Stück/Packung	Artikelnummer	PZN
puderfrei, mit Rollrand hell			
6–7 S	100 St./1000 St.	51 125	0816919
7–8 M	100 St./1000 St.	51 126	0816925
8–9 L	100 St./1000 St.	51 127	0816931
Vasco® aus Latex/B. Braun			
Sensitive, puderfrei			
extra klein	100 St.	6067500	0801042
6–7, klein	100 St.	6067526	0801065
7–8, mittel	100 St.	6067549	0801088
8–9, groß	100 St.	6067565	0801102
extra groß	100 St.	6067580	0801119
gepudert			
6–7, klein	100 St.	6066526	3429146
7–8, mittel	100 St.	6066542	3429152
8–9, groß	100 St.	6066569	3429169
Ypsimed Latexhandschuhe/Holthaus medical			
gepudert			
klein	100 St.	50850	4636120
mittel	100 St.	50860	4636143
groß	100 St.	50870	4636172
puderfrei			
klein	100 St.	50880	4636189
mittel	100 St.	50885	4636195
groß	100 St.	50890	4636232
Ypsimed Nitrilhandschuhe/Holthaus medical			
puderfrei			
mittel	100 St.	50920	3168786
groß	100 St.	50930	3172434
extra groß	100 St.	50940	3172658
Ypsimed Vinylhandschuhe/Holthaus medical			
gepudert			
klein	100 St.	50830	3402578
mittel	100 St.	50820	3402584
groß	100 St.	50810	3402590

4

4.2.3 Schutzbekleidung

Aufbau/Eigenschaften
Seltener benötigt werden:
Einmalschürzen aus Polyethylenfolien und Einmalschutzkittel aus Vliesstoff als Kleidungsschutz vor Flüssigkeiten und Exkrementen und zur Vermeidung der weiteren Verbreitung von Keimen.
Schutzhauben aus Vliesstoff.
Masken zum Schutz vor Infektionsübertragung über die Atemwege.

Produktauswahl

Größen	Stück/Packung	Artikelnummer	PZN
Einwegschürzen/Noba			
weiß			
80 × 125 cm	100 St.	904125	3235991
80 × 140 cm	100 St.	904140	3236105
80 × 160 cm	100 St.	904160	3236097
Foliodress® S/Paul Hartmann AG			
undurchlässig			
blau, 112 cm	5 × 10 St.	6047052	keine Angabe
weiß, 122 cm	5 × 10 St.	6047072	keine Angabe
Sentina Folienschürzen/Lohmann & Rauscher			
70 × 135 cm	400 St.	11 889	6865994
70 × 170 cm	300 St.	11 891	6866002
95 × 135 cm	400 St.	11 893	6866019
95 × 170 cm	300 St	11 894	6866025
Sentina Schutzmäntel/Lohmann & Rauscher			
unsteril	60 St.	11 908	8910635
steril	30 St.	11 909	6866048

4.2.4 Sonstige Hilfsmittel

Wattestäbchen

Aufbau/Eigenschaften
- Steril (Stieltupfer) zum Reinigen kleinerer Wunden.
- Unsteril zum Aufbringen von Gelen, Salben und Tinkturen auf die Haut.
- Mit Holz- oder Kunststoffstiel versehen.
- Kopf aus Watte (Baumwolle oder Viskose) in verschiedenen Größen.
- Steril oder unsteril in Packungen mit 50–100 Stück.

Produktauswahl

Größen	Stück/Packung	Artikelnummer	PZN
Steril-Set Wattestäbchen/Noba			
15 cm, Holzträger			
4–5 mm	2 St.	974205	7101477
4–5 mm	100 St.	974500	7101514
10–11 mm	2 St.	974211	7101483
15 cm, Kunststoffträger			
10–11 mm	2 St.	974411	4018132
Wattestäbchen unsteril/Noba			
15 cm, Holzträger			
4–5 mm	100 St.	974116	7101419
7–8 mm	100 St.	974116	7101425
10–11 mm	50 St.	974116	7101431
23 cm, Holzträger			
4–5 mm	100 St.	974123	7101419
15 cm, Kunststoffträger			
10–11 mm	50 St.	974018	2482807
40 cm, Kunststoffträger			
14–15 mm	50 St.	974140	7101454
Wattestäbchen/Lohmann & Rauscher			
aus Holz, Ø 3 mm			
mit Wattekopf, 15 cm	100 St.	58 416	1604355

Knopfkanülen

Aufbau/Eigenschaften

- Zum Einführen von Verbandmaterialien wie z.B. Tamponaden in Wundkanäle und Fisteln oder zum Spülen eines schlecht einsehbaren Wundbereiches.
- Flexible, dünne Einwegkanülen, am distalen Ende in eine kleine Olive mündend.
- Auch als starre Kanülen aus Edelstahl, zur wiederholten Nutzung, sterilisierbar.
- In gerader und gebogener Form.
- Innen hohl, mit Luer-Lock-System (sichere Adaption auf alle handelsüblichen Spritzen).
- Einzeln steril verpackt, in unterschiedlichen Längen und Durchmessern erhältlich, z.B. 1×60 mm; $1,5 \times 80$ mm.
- In Kartons zu 150 Stück; Edelstahlkanülen auch einzeln.

Vollständige Verbandsets

Produktbeispiel

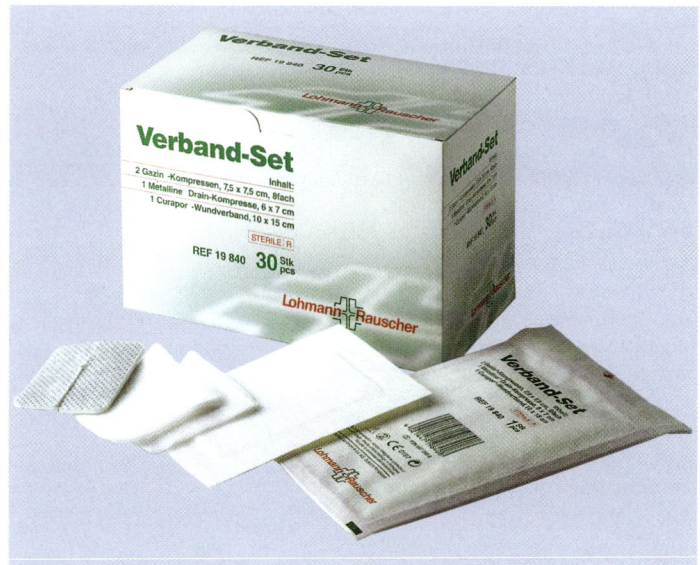

4

Aufbau/Eigenschaften

Verbandsets zum septischen bzw. aseptischen Verbandwechsel beinhalten in der Regel

- Schlitzkompressen,
- Mull- oder Vlieskompressen,
- Evtl. aluminiumbedampfte Kompressen
- Fixiermaterial in unterschiedlicher Größe und Anzahl.

Sets für den ambulanten Bereich beinhalten zusätzlich noch eine Einmalschere, eine Einmalpinzette sowie ein Paar sterile und/oder unsterile Handschuhe.

Eine beiliegende Gebrauchsanweisung ermöglicht ein immer gleiches, systematisches Arbeiten.

Merke

Verbandsets sind entsprechend der jeweiligen Indikation auszuwählen.

Produktauswahl

Größen	Stück/Packung	Artikelnummer	PZN
Askina® Verbandset PEG/B.Braun			
steriles Einzelset	1 St.	9246894	0055314
Drainageset/Noba			
	1 Set	689221	4018037
MediSet® PEG/SBK Standard/Paul Hartmann AG			
steril	OP à 10 Sets	4555020	1585818
PEG − Set/Noba			
mit Drainkompressen	1 Set	690221	7742868
mit Schlitzkompressen	1 Set	691221	7742874
mit Mullkompressen	1 Set	692221	0985705
Urgo® PEG-Verbandsets/Urgo			
klein − steril	OP à 30 St.	520695	0357067
klein − steril	OP à 15 St.	520694	2164125
groß − steril	OP à 30 St.	520693	0357096
Wundhygiene-Set/Vivomed			
Zusammenstellung auf Anfrage		22199022	keine Angabe

Mittel zur Wunddesinfektion und Dekontamination

Produktbeispiel

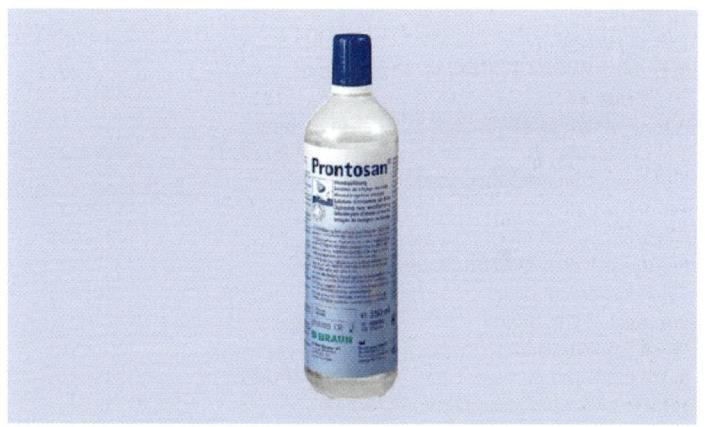

Aufbau/Eigenschaften

Mittel zur Wunddesinfektion haben die Aufgabe durch Abtötung, Inaktivierung bzw. Entfernung von Mikroorganismen (Bakterien, Viren, Pilze) eine Reduktion der Keimzahl von mindestens 10^{-5} zu erreichen, damit keine Infektion mehr möglich ist.

Desinfektionsmittel sind in der Regel steril und gebrauchsfertig. Es gibt sie in Form von Lösungen und Gelen.

Produktauswahl

Größen	Stück/Packung	Artikelnummer	PZN
Octenisept®/Schülke & Mayr GmbH			
50 ml Flasche	1 St.	121418	7463832
250 ml Flasche	1 St.	121411	4830483
Octenilin® Wound Gel/Schülke & Mayr GmbH			
20 ml Patrone	1 St.	121602	3962828
Octenilin® Wundspüllösung/Schülke & Mayr GmbH			
350 ml Flasche	1 St.	121701	5747123
Prontosan® Wundspüllösung/B. Braun			
Patrone 40 ml	6 St.	400412	3291417
Spritzflasche 350 ml	1 St.	400403	2850062
Prontosan® Wound Gel/B. Braun			
30 ml Patronenflasche	1x30ml	400505	2855349
Prontosan® C/B. Braun			
75 ml Sprühflasche	1 St.	400420	1038542
Ovalflasche 500 ml	1 St.	400425	3556614
Softa-Man® Händedesinfektion/B. Braun			
Vierkantflasche 500 ml	1 St.	3865088	8504964
Vierkantflasche 1000 ml	1 St.	3865096	8504970
Kanister 5 l	1 St.	3865290	2744302
Flasche 100 ml	1 St.	3865150	8504958

4.2.5 Krankenunterlagen

Neben Instrumenten für den Verbandwechsel wie Pinzetten und Scheren (zum Teil steril) sind unter bestimmten Bedingungen für einen Verbandwechsel noch Krankenunterlagen als Wäscheschutz zu empfehlen.

Produktbeispiel Hartmann – Molinea Plus

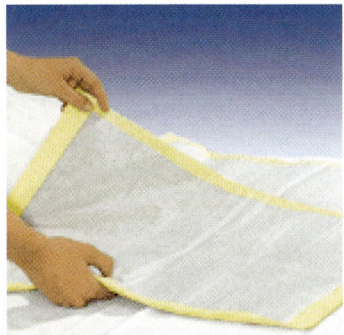

Aufbau/Eigenschaften

Krankenunterlagen bestehen in der Regel aus einer Vliesabdeckung und einer undurchlässigen, rutschfesten Außenfolie. Sie enthalten einen Saugkörper meistens bestehend aus ungebleichten Zellstoff-Lagen.

Anwendungsgebiete

Anwendung finden Krankenunterlagen als direkte Inkontinenz-Unterlagen oder als zusätzlicher Bettschutz beim Verbandswechsel und Verwendung körpernaher Produkte.

Produktauswahl

Größen	Stück/Packung	Artikelnummer	PZN
Disposima® Krankenunterlagen/Lohmann & Rauscher			
6 Lagen			
40 × 60 cm	300 St.	16 016	2558829
12 Lagen			
40 × 60 cm	100 St.	16 017	2558835
60 × 90 cm	50 St.	16 018	7140916
20 Lagen			
40 × 60 cm	1 Btl./10 Btl.	16 021	1450863
60 × 90 cm	1 Btl./10 Btl.	16 022	1450886
40 × 60 cm	100 St.	16 019	1450892
60 × 90 cm	50 St.	16 020	1450900
MoliNea®/Paul Hartmann AG			
N, 20 Lagen, blau			
40 × 60 cm	10 St.	1558714	0366876
40 × 60 cm	100 St.	1559014	0366899
60 × 90 cm	5 St.	1559734	0366882
60 × 90 cm	50 St.	1559034	0366907
S, 12 Lagen, grün			
40 × 60 cm	100 St.	1559714	0366847
60 × 60 cm	100 St.	1559164	0366830
60 × 90 cm	50 St.	1559734	0366853
L, 8 Lagen, gelb			
40 × 60 cm	250 St.	1599404	0366824
60 × 60 cm	100 St.	1599264	0366801
60 × 90 cm	100 St.	1599334	0366818
E, 6 Lagen, gelb			
40 × 60 cm	300 St.	1599304	0366787
60 × 60 cm	100 St.	1599364	0366793
K, 4 Lagen, gelb			
40 × 60 cm	300 St.	1599204	keine Angabe
60 × 90 cm	200 St.	1599044	keine Angabe

Produktauswahl (Fortsetzung)

Größen	Stück/Packung	Artikelnummer	PZN
MoliNea® plus/Paul Hartmann AG			
D, blau, extra schwer			
40 × 60 cm	10 St.	1632106	1710956
40 × 60 cm	100 St.	1631006	1710933
60 × 60 cm	100 St.	163006	1710962
60 × 90 cm	5 St.	1637056	1710985
60 × 90 cm	50 St.	1636006	1710979
F, blau, schwere Qualität			
60 × 90 cm	Beutel, 25 St.	1611946	1710850
plus, grün, mittlere Qualität			
40 × 60 cm	150 St.	1611006	1710904
60 × 60 cm	100 St.	1613006	3959163
60 × 90 cm	100 St.	1616006	1710927
L, grün, leichte Qualität			
40 × 60 cm	Beutel, 30 St.	1612206	1710867
60 × 60 cm	Beutel, 30 St.	1613206	2269143
60 × 90 cm	Beutel, 30 St.	1615206	1710873
60 × 90 cm	Beutel, 25 St.	1615226	1710896
Ribocare®/Noba			
40 × 60 cm			
6-lagig	25 St.	008006	2428587
8-lagig	25 St.	008008	2428593
12-lagig	25 St.	008012	2428618
20-lagig	25 St.	008020	2428624
60 × 60 cm			
6-lagig	25 St.	008106	2428630
10-lagig	25 St.	008110	2428676
60 × 90 cm			
6-lagig	25 St.	008206	2428682
10-lagig	25 St.	008210	2428713
12-lagig	25 St.	008212	2428742
20-lagig	25 St.	008220	2428759

4

Produktauswahl (Fortsetzung)

Größen	Stück/Packung	Artikelnummer	PZN
Ribocare®-Dialyseunterlagen/Noba			
6-lagig			
20 × 40 cm	200 St.	008524	2454716
Ribosoft®/Noba			
40 × 60 cm			
leicht	25 St.	007006	3023415
mittel	25 St.	007012	3023421
schwer	25 St.	007020	3023579
60 × 60 cm			
leicht	25 St.	007106	3023585
mittel	25 St.	007112	3023639
schwer	25 St.	007120	3023674
60 × 90 cm			
leicht	25 St.	007206	3023680
mittel	25 St.	007212	3023697
schwer	25 St.	007220	3023705
Schutzunterlage/Noba			
38 × 38 cm	100 St.	670038	2021348
58 × 58 cm	100 St.	670058	3035217
45 × 78 cm	100 St.	670078	3035200
75 × 90 cm	100 St.	670079	1500555
Sentina Hygieneunterlagen/Lohmann & Rauscher			
40 × 40 cm	500 St.	11 895	6866054
75 × 90 cm	250 St.	11 901	7473813

Teil 2

Verbandstoffe für den häuslichen Bedarf

2

In diesem Teil werden Verbandstoffe behandelt, die nicht primär für Krankenhäuser, Altenheime oder andere Institutionen, sondern für den schnellen und problemlosen Hausgebrauch bestimmt sind.

Diese Pflaster, Fixiermaterialien und Verbandkästen werden im Handverkauf der Apotheke angeboten. Manche Pflaster sind sehr ähnlich aufgebaut oder sogar identisch mit den in Krankenhäusern verwendeten Pflastern, die Packungsgrößen sind jedoch meist kleiner.

Mit aufgenommen wurden in Kapitel 5 die für den Handverkauf bestimmten Pflaster der modernen Wundversorgung, die aufgrund ihrer hohen Qualität eine immer wichtigere Rolle auch bei der Versorgung von Bagatellwunden spielen.

Pflaster oder Wundschnellverbände sind Wundauflagen, die mit einem Textilklebeband verbunden sind. Sie dienen zur Abdeckung kleinerer Wunden.

Ende des 19. Jhd. entwickelte der Apotheker Paul Beiersdorf aus den damals häufig verwendeten Salbenmullen die „Guttaplaste", bei der arzneimittelhaltige Pflastermassen auf Guttaperchafolie gestrichen waren. 1901 erschien dann das erste Zinkoxid-Kautschuk-Pflaster – bis heute bekannt unter dem Namen Leukoplast.

Pflaster stellen den größten Teil der in Apotheken zum Freiverkauf angebotenen Wundversorgungen dar.

Im Laufe der letzten zehn Jahre ist eine zunehmende Differenzierung des Pflastersortiments zu beobachten; die Pflaster werden sowohl für spezielle Anwendungen als auch für spezielle Zielgruppen (Kinder, Sportler, Heimwerker) konzipiert. Darüber hinaus gibt es viele Pflaster, deren Bestandteile sich in der modernen, feuchten Wundversorgung bewährt haben, auch für den „einfachen" häuslichen Bedarf, so z. B. Pflaster auf der Basis von Hydrokolloiden, Gelen oder Schäumen. Daneben sind außerdem Pflaster mit speziellen Einsatzgebieten und daher besonderen Aufbau bzw. Inhaltsstoffen (zum Beispiel Nikotinpflaster) im Handel.

In diesem Kapitel werden die handelsüblichen Wundschnellverbände für den Einzelbedarf in Haushalt, Hausapotheke, häuslicher Pflege etc. aufgeführt.

Diese Pflaster sind grundsätzlich für

- kleinere Wunden bzw.
- Bagatellverletzungen

geeignet.

An Pflaster werden heute je nach Anwendungsgebiet umfangreiche Qualitätsanforderungen gestellt wie

- hohe Klebekraft,
- hypoallergene Eigenschaften,
- schmerzlos zu entfernen,
- wasserabweisend oder sogar wasserdicht,
- leicht reißbar,
- transparent,
- luft- und wasserdampfdurchlässig,
- anschmiegsam; leicht an Problemzonen adaptierbar,
- dünn, nicht auftragend,
- antiseptisch,
- preiswert.

Diese Qualitätsanforderungen kann kein Pflaster vollständig erfüllen. So schützen wasserdichte Pflaster wie Leukoplast wasserdicht® zwar zuverlässig vor Wasser, lassen aber aufgrund ihrer okkludierenden Wirkung keinen Wasserdampf und keine Luft von innen nach außen. Daher muss immer nach Bedarf das geeignete Pflaster angewendet werden.

Im Handverkauf in der Apotheke kann aus einem großen Angebot ein Pflaster ausgewählt werden, das auf den

- Hauttyp des Kunden (inklusive Allergien etc.),
- seine Verletzung (Stichwunde, Blase am Fuß etc.) sowie
- spezielle Anforderungen (Fingerpflaster, wasserdichtes Pflaster, antiseptisch wirkendes Pflaster etc.)

speziell zugeschnitten ist.

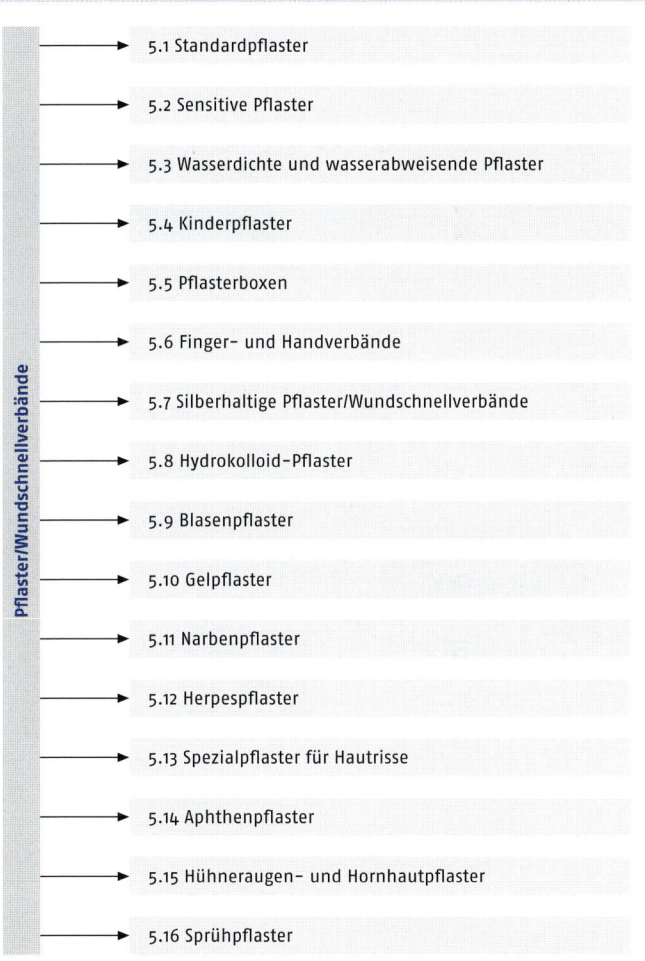

5

5.1 Standardpflaster

Produktbeispiele

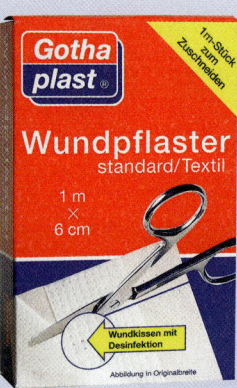

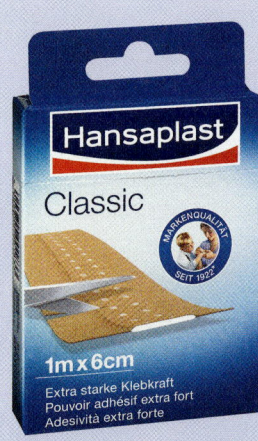

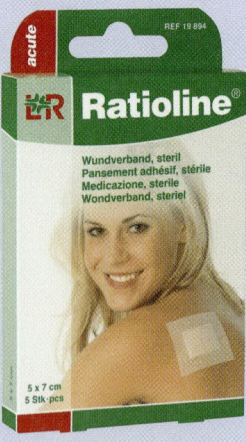

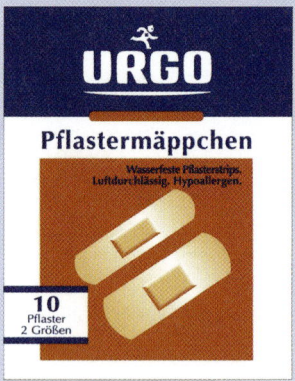

Als „Standardpflaster" werden im Nachfolgenden klassische Pflaster ohne Silber bezeichnet, die keine Sonderformen (zum Beispiel speziell für Finger, Hände etc.) besitzen und sich nicht an bestimmte Zielgruppen (wie zum Beispiel Kinder oder spezielle Berufsgruppen) wenden.
Sie werden von vielen Herstellern angeboten und in großer Zahl als Meterware oder in Form geschnittener, einzeln abgepackter Strips gehandelt.

Allgemeiner Aufbau
- Trägermaterial: Viskose/Polyamid.
- Wundauflage: Polypropylen.
- Klebemasse: Synthetischer Kautschuk.
- Teilweise mit desinfizierenden Stoffen wie Chlorhexidin-Digluconat.

Anwendung
- Zur Versorgung von kleineren, oberflächlichen Wunden bei normaler Haut.
- Elastische Produkte besonders für Sportler und Situationen, in denen das Pflaster erheblichen Bewegungseinflüssen ausgeliefert ist.

5

Produktauswahl

Größen	Stück/Packung	Artikel-nummer	PZN	Besonderheiten
Derma Plast® classic				
6 cm	1 Faltschachtel à 1 m	5350011	0714998	wasserabweisend imprägniert
	10 Abschnitte à 10 cm			
Derma Plast® textile elastic				
6 cm	1 Faltschachtel à 1 m	5352011	2934008	wasserabweisend imprägniert
	10 Abschnitte à 10 cm			flexibel, anschmiegsam
8 cm	1 Faltschachtel à 1 m	5352111	2934066	
	10 Abschnitte à 10 cm			
sortiert, 2 Größen	1 Faltschachtel à 20 Strips	5352211	2934178	
sortiert, 4 Größen	1 Faltschachtel à 16 Strips	5352311	2934155	
Hansaplast classic				
1 m × 6 cm	1 St.	01145	7347221	zuschneidbar
2 m × 6 cm	1 St.	01265	7347244	
1 m × 8 cm	1 St.	01273	7347238	
Hansaplast elastic				
elastic 20 Strips				
19 mm × 65 mm	14 St.	47066	7347190	speziell für viel bewegte Körper-stellen
30 mm × 65 mm	6 St.			
family pack elastic				
5 m × 6 cm	1 St.	45674	0211843	Meterware
elastic (zuschneidbar)				
1 m × 6 cm	10 Abschnitte à 10 cm × 6 cm	02607	7347178	Meterware

Produktauswahl (Fortsetzung)

Größen	Stück/Packung	Artikel-nummer	PZN	Besonderheiten
Hansaplast extreme				
22 mm × 76 mm (Strips) mit einer Wundauflage 12 mm × 30 mm	16 Strips	48475	3350255	besonders stark und rundum klebend extra große, polsternde Wund-auflage
Hansaplast desinfektion				
2 m × 6 cm	20 Strips	45009	8780405	senkt das Infektionsrisiko durch Chlorhexidin-Digluconat
Gothaplast® Wundpflaster				
geschnitten in Abschnitten zu 10 cm und ohne Chlorhexidingluconat				
50 cm × 6 cm	1 St. in der Faltschachtel	4951287	4951287	
1 m × 6 cm	1 St. in der Faltschachtel	4951293	4951293	
1 m × 8 cm	1 St. in der Faltschachtel	4951318	4951318	
zum Zerschneiden und mit Chlorhexidingluconat				
1 m × 6 cm	1 St. in der Faltschachtel	7393089	7393089	nur in dieser Form mit desinfizie-rendem Chlorhexidingluconat
1 m × 8 cm	1 St. in der Faltschachtel	0582255	0582255	
Rolle in Spenderschachtel und ohne Chlorhexidingluconat				
5 m × 4 cm	1 St. in der Faltschachtel	4951324	4951324	
5 m × 6 cm	1 St. in der Faltschachtel	4951330	4951330	
5 m × 8 cm	1 St. in der Faltschachtel	4951347	4951347	

Produktauswahl (Fortsetzung)

Größen	Stück/Packung	Artikel-nummer	PZN	Besonderheiten
Gothaplast® Wundpflaster elastisch geschnitten in Abschnitten zu 10 cm				
1 m × 4 cm	1 St. in der Faltschachtel	4951376	4951376	elastisches Pflaster; gut bei viel
50 cm × 6 cm	1 St. in der Faltschachtel	4951382	4951382	bewegten Körperstellen
1 m × 6 cm	1 St. in der Faltschachtel	4951399	4951399	
1 m × 8 cm	1 St. in der Faltschachtel	4951413	4951413	
Rolle in Spenderschachtel				
5 m × 4 cm	1 St. in der Faltschachtel	4951436	4951436	
5 m × 6 cm	1 St. in der Faltschachtel	4951442	4951442	
5 m × 8 cm	1 St. in der Faltschachtel	4951449	4951449	
Ratioline acute steriler Wundschnellverband				
5 cm × 7 cm (Verband) 4 cm × 2,5 cm (Wundkissen)	1 Packung mit 5 St.	19892	1805059	
8 cm × 10 cm (Verband) 4 cm × 6 cm (Wundkissen)	1 Packung mit 5 St.	19893	1805102	

Produktauswahl (Fortsetzung)

Größen	Stück/Packung	Artikel-nummer	PZN	Besonderheiten
Ratioline elastic Pflasterstrips				
1,9 cm × 7,2 cm (10 Strips) 2,5 cm × 7,2 cm (4 Strips) 3,8 cm × 3,8 cm (2 Strips) ⌀ 2,2 cm (4 Pflaster)	1 Packung mit 20 St. à 4 Größen	19909	1805332	gut geeignet bei Sport, da das Pflaster elastisch ist
Ratioline elastic Wundschnellverband				
4 cm × 1 m	1 Packung	19906	1805295	sehr elastisch, gut geeignet bei
6 cm × 1 m	1 Packung	19907	1805303	Sport
8 cm × 1 m	1 Packung	19908	1805326	Meterware: individuell zuschneid-bar
Urgo Pflastermäppchen				
20 mm × 72 mm (6 Pflaster) 25 mm × 72 mm (4 Pflaster)	1 Packung	513410	0270840	hypoallergen luftdurchlässig/mikroperforiert wasserfest

5.2 Sensitive Pflaster

Produktbeispiele

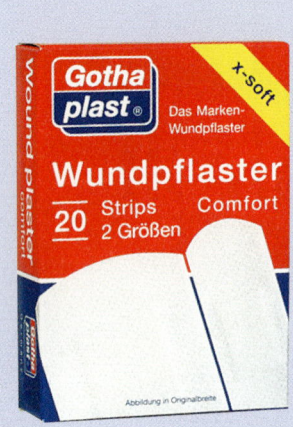

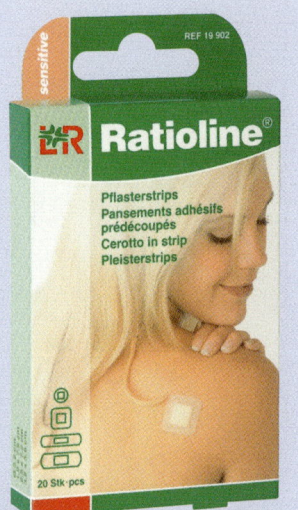

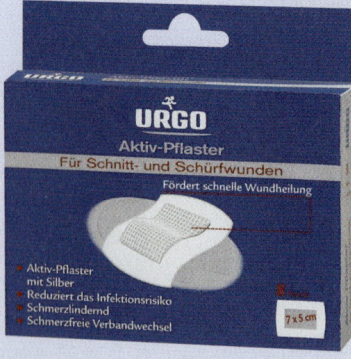

Allgemeiner Aufbau

Der Aufbau der Pflaster variiert je nach Hersteller und wird nicht immer veröffentlicht (Hinweise zu einzelnen Produkten siehe folgende Tabelle). Grundsätzlich werden nur Kleber verwendet, die keine Hautreizungen hervorrufen.

Anwendung

Sensitive Pflaster sind vor allem für Personen geeignet, die schnell zu Hautirritationen oder Allergien neigen.

Eigenschaften

- Leicht von der Haut ablösbar.
- Gute Hautverträglichkeit der Klebemasse.
- Leicht applizierbar.
- Wasserabweisend.

5

Produktauswahl

Größen	Stück/Packung	Artikel-nummer	PZN	Besonderheiten
GoTa-Por® Wundpflaster steril				
auch in 50'er Stückzahl als Klinikverpackung erhältlich!				
50 mm × 72 mm	1 St.	4473250	4473250	gut geeignet als steriler Folgeverband
100 mm × 60 mm	1 St.	4473296	4473296	nach chirurgischen Eingriffen,
100 mm × 80 mm	1 St.	4473600	4473600	querelastisches Polyestervlies,
150 mm × 100 mm	1 St.	4473646	4473646	hohe Luftdurchlässigkeit
200 mm × 100 mm	1 St.	4473669	4473669	
250 mm × 100 mm	1 St.	4473681	4473681	
300 mm × 100 mm	1 St.	4473706	4473706	
Gothaplast® Wundpflaster comfort				
20 Strips mit 2 Größen in einer Faltschachtel				
70 mm × 24 mm	12 Strips	1589762	1589762	luftdurchlässig, verklebt nicht mit der Wunde,
70 mm × 48 mm	8 Strips			sanft und anschmiegsam durch quer-elastisches Polyester-Vliesmaterial, besonders hautfreundlich durch hypo-allergene Polyacrylat-Klebemasse
Gothaplast® Wundpflaster sensitive				
geschnitten in Abschnitten zu 10 cm				
1 m × 4 cm	1 St. in der Faltschachtel	4951175	4951175	
50 cm × 6 cm	1 St. in der Faltschachtel	4951181	4951181	
1 m × 6 cm	1 St. in der Faltschachtel	4951198	4951198	

Produktauswahl (Fortsetzung)

Größen	Stück/Packung	Artikel-nummer	PZN	Besonderheiten
1 m × 8 cm	1 St. in der Faltschachtel	4951206	4951206	
Rolle in Spenderschachtel				
5 m × 4 cm	1 St. in der Faltschachtel	4951212	4951212	
5 m × 6 cm	1 St. in der Faltschachtel	4951229	4951229	
5 m × 8 cm	1 St. in der Faltschachtel	4951235	4951235	
Gothaplast® soft vlies Wundpflaster				
⌀ 2,5 cm	20 St. in der Faltschachtel	1456280	1456280	geeignet zur Abdeckung nach Injektionen
Hansaplast med Soft ohne Silber				
	40 Strips	02422	2467937	hypoallergenes Pflaster, empfohlen bei Silberallergie
50 mm × 72 mm	2 St.			
30 mm × 72 mm	10 St.			
19 mm × 72 mm	20 St.			
⌀ 23 mm	8 St.			
	10 St. zuschneidbar	02424	2467920	
1 m × 8 cm	10 St. à 10 cm × 8 cm			
Hansaplast Sensitive Strips				
	insgesamt 20 Strips	46041	4827529	schmerzlos entfernbar, nicht verklebende Wundauflage
30 mm × 72 mm	6 St.			
19 mm × 72 mm	14 St.			

Produktauswahl (Fortsetzung)

Größen	Stück/Packung	Artikel-nummer	PZN	Besonderheiten
Hansaplast Sensitive MW				
1 m × 6 cm	1 St.	46040	4827512	Meterware zuschneidbar Trägermaterial: Polyester Wundauflage: Polypropylen Klebemasse: Acrylat
Ratioline sensitive Pflasterstrips				
1,9 cm × 7,2 cm (6 Pflaster) 2,5 cm × 7,2 cm (4 Pflaster)	1 Packung mit 10 St. à 2 Größen	19901	1805183	hautfreundlicher Kleber ohne Reizstoffe wie Kolophonium, Kolophoniumderivat oder Latex. Pflasterstrip und Wundverband beste-
1,9 cm × 7,2 cm (10 Pflaster) 2,5 cm × 7,2 cm (4 Pflaster) Ø 2,2 cm (4 Pflaster) 3,8 cm × 3,8 cm (2 Pflaster)	1 Packung mit 20 St. à 4 Größen	19902	1805208	hen aus hautfarbenen Vliesstoff, der einseitig mit Polyacrylatklebstoff be- schichtet ist und einem nicht mit der Wunde verklebenden Wundkissen aus Viskose
Ratioline sensitive Pflasterstrips rund				
Ø 2,3 cm	20 Strips	19905	1805289	geeignet zur Abdeckung nach Injek- tionen

Produktauswahl (Fortsetzung)

Größen	Stück/Packung	Artikel-nummer	PZN	Besonderheiten
Ratioline sensitive Wundschnellverband				
4 cm × 1 m	1 Packung	19898	1805154	zuschneidbar
6 cm × 1 m	1 Packung	19899	1805160	
8 cm × 1 m	1 Packung	19900	1805177	
Urgo Aktiv-Pflaster				
70 mm × 50 mm (Verband) 40 mm × 25 mm (Wundkissen)	8 Pflaster	518368	0262881	sensitives, hautfreundliches Pflaster Trägermaterial: Schutz- und Fixierfolie aus weißem Polyurethan Klebemasse: hypoallergener Polyacrylatkleber Wundkissen: TLC (Lipokolloid-Technologie) Matrix kombiniert mit einer silberhaltigen Kompresses aus Polyester und Viskose

5.3 Wasserdichte und wasserabweisende Pflaster

Produktbeispiele

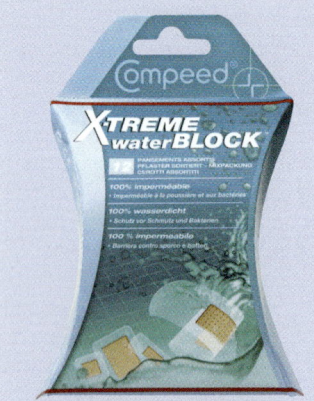

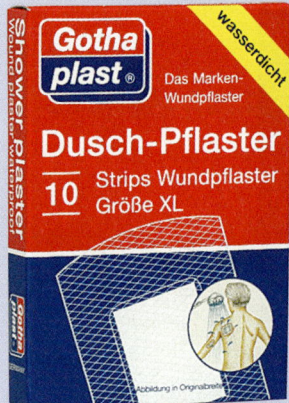

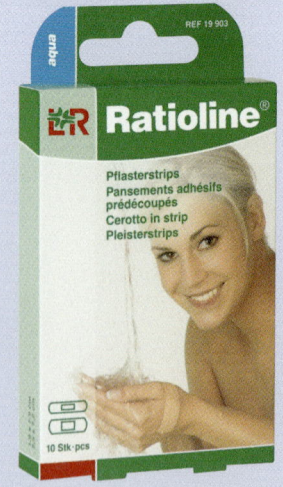

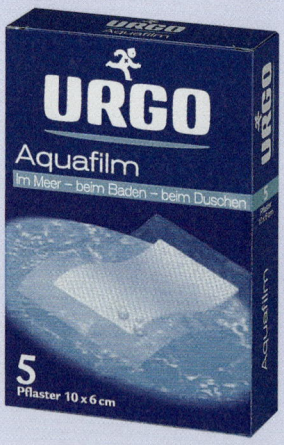

Allgemeiner Aufbau

Die verwendeten Materialien variieren nach Produkt und Hersteller (siehe folgende Tabelle).

Anwendung

Wasserdichte und wasserabweisende Pflaster sind immer dann wichtig, wenn die Stelle oder die Region, auf der der Wundverband appliziert werden soll, häufig mit Wasser in Kontakt kommt – zum Beispiel bei vielen Hausarbeiten, beim Sport und im Beruf.

5

Produktauswahl

Größen	Stück/Packung	Artikel-nummer	PZN	Besonderheiten
Compeed® X-treme Waterblock				
	Mix mit 12 St.	0097844	0097844	100 % wasserdicht; Pflaster kann nicht durchnässt werden, mit antiseptischen Wundpolster (enthält Benzalkoniumchlorid 450 g/m²), ultradünn für perfekten Halt, haftet tagelang sanft, ohne mit der Haut zu verkleben. Nicht zerschneiden! Nicht auf infizierte Wunden aufbringen!
7 cm × 5,7 cm	2 St. (large)			
7 cm × 2,5 cm	5 St. (medium)			
3,8 cm × 3,8 cm	5 St. (small)			
Derma Plast® aqua				
sortiert, 2 Größen	Faltschachtel à 20 Strips	5355211	2933799	Atmungsaktiv, wasserdicht
Derma Plast® universal				
6 cm × 1 m	1 Faltschachtel 10 Abschnitte à 10 cm	5351011	2933612	Wasserdicht, schmutzabweisend
sortiert, 2 Größen	1 Faltschachtel à 20 Strips	5351211	2933664	
sortiert, 5 Größen	1 Faltschachtel à 40 Strips	5351311	2933670	

Produktauswahl (Fortsetzung)

Größen	Stück/Packung	Artikel-nummer	PZN	Besonderheiten
GoTa-POR® PU-Wundfilm steril				
auch als Klinikpackungen mit je 50 St. lieferbar!				
50 mm × 72 mm	1 St.	3942122	3942122	Steriler, wasserdichter Verband für exsudierende Wunden,
100 mm × 60 mm	1 St.	3942151	3942151	Keimbarriere,
150 mm × 100 mm	1 St.	3942168	3942168	transparent, atmungsaktiv, anschmiegsam
Gothaplast® Duschpflaster				
70 mm × 48 mm	10 St. in der Faltschachtel	1605403	1605403	Transparent, flexibel, anschmiegsam und atmungsaktiv, Wundauflage besteht aus einem saugfähigen Vlies, nicht mit der Wunde verklebend besonders hautfreundlich durch Polyacrylat-Klebemasse auf PU-Folie

Produktauswahl (Fortsetzung)

Größen	Stück/Packung	Artikel-nummer	PZN	Besonderheiten
Gothaplast® Wundpflaster wasserabweisend, robust				
geschnitten in Abschnitten zu 10 cm				
1 m × 4 cm	10 Abschnitte in der Falt-schachtel	7464754	7464754	Vielseitig verwendbares Polyurethan-Folienpflaster,
50 cm × 6 cm	5 Abschnitte in der Falt-schachtel	7464760	7464760	schmutz- und wasserabweisendes Trägermaterial,
1 m × 6 cm	10 Abschnitte in der Falt-schachtel	7464777	7464777	Wundauflage verklebt nicht mit der Wunde,
1 m × 8 cm	10 Abschnitte in der Falt-schachtel	7464808	7464808	hautfreundlich und zuverlässig klebend,
				hohe Luftdurchlässigkeit
Strips/Abschnitte				
2 cm × 6 cm	10 Strips	4051738	4051738	
4 Größen	insgesamt 18 St.	4580017	4580017	
2,5 cm × 7,2 cm	2 St.			
1,9 cm × 7,2 cm	6 St.			
1,6 cm × 5,5 cm	6 St.			
9,0 cm × 3,8 cm	4 St.			

Produktauswahl (Fortsetzung)

Größen	Stück/Packung	Artikel-nummer	PZN	Besonderheiten
Gothaplast® transparentes Wundpflaster				
⌀ 2,5 cm	20 St. in der Faltschachtel	0412487	0412487	Transparent, flexibel, anschmiegsam und atmungsaktiv. Wundauflage besteht aus einem saugfähigen Vlies, nicht mit der Wunde verklebend, hautfreundliche Polyacrylat-Klebemasse
Hansaplast Aqua Protect				
39 mm × 39 mm 25 mm × 72 mm	20 Strips	76533	7339351	Für alle Hauttypen, nicht verklebende Wundauflage, die die Wunde schützt und polstert
Hansaplast Aqua Protect Handset				
39 mm × 39 mm 25 mm × 72 mm	16 Strips	48513	4285164	Wasserfest, Wundauflage besteht aus Poly-urethan (geschäumt) und Polyacrylat

Produktauswahl (Fortsetzung)

Größen	Stück/Packung	Artikel-nummer	PZN	Besonderheiten
Hansaplast Universal				
19 mm × 72 mm	10 St.	45905	1215174	Wasser- und schmutzabweisend, atmungsaktiv, nicht mit der Wund verklebend, polsternd
	20 St.	45906	1215211	
30 mm × 72 mm	6 St.			Trägermaterial: Polyethylen/Polypropylen
19 mm × 72 mm	14 St.			
	40 St.	45907	1215240	Wundauflage: Viskose/Polypropylen Acrylatkleber
30 mm × 72 mm	10 St.			
19 mm × 72 mm	20 St.			
50 mm × 72 mm	2 St.			
⌀ 23 mm (rund)	8 St.			
Universal med (zuschneidbar)				
1 m × 6 cm	10 Abschnitte à 10 cm	45901	121597	
Ratioline aqua Duschpflaster				
5 cm × 7 cm (5 Strips)	1 Packung	19916	1805409	Pflaster besteht aus polyacrylat-beschichteter Polyurethanfolie und einer Stutzfolie aus Polyester, die beidseitig mit Polyester beschichtet und einseitig silikonisiert ist. Wasserfest und schmutzabweisend optisch unauffällig, anschmiegsam, keimdicht, für schwach exsudierende Wunden
8 cm × 10 cm (5 Strips)	1 Packung	19917	1805415	

Produktauswahl (Fortsetzung)

Größen	Stück/Packung	Artikel-nummer	PZN	Besonderheiten
Ratioline aqua Pflasterstrips				
2,5 cm × 7,2 cm (8 Strips) 1,9 × 7,2 cm (2 Strips)	1 Packung mit 10 Strips, 2 Größen	19903	1805214	Pflaster besteht aus polyacrylat-beschichteter Polyurethanfolie und einem Wundkissen aus Viskose mit Polyestersaugschicht. Wasserfest und schmutzabweisend, optisch unauffällig, anschmiegsam, für kleinere Wunden; gut geeignet zum Duschen und Schwimmen
Ratioline aqua transparente Pflasterstrips				
2,5 cm × 7,2 cm (6 Strips) 3,8 cm × 3,8 cm (4 Strips)	1 Packung mit 10 Strips, 2 Größen	22895	3308313	Pflaster besteht aus polyacrylat-beschichteter Polyurethanfolie und einem Wundkissen aus Viskose mit Polyestersaugschicht. Wasserfest und schmutzabweisend, optisch unauffällig, anschmiegsam

Produktauswahl (Fortsetzung)

Größen	Stück/Packung	Artikel-nummer	PZN	Besonderheiten
Ratioline aqua transparenter Wundverband, steril				
5 cm × 7 cm (Verband) 4 cm × 2,5 cm (Wundkissen)	1 Packung mit 5 St.	19916	1805409	Pflaster besteht aus polyacrylat-beschichteter Polyurethanfolie und einem Wundkissen aus Viskose mit Polyestersaugschicht.
8 cm × 10 cm (Verband) 4 cm × 6 cm (Wundkissen)	1 Packung mit 5 St.	19917	1805415	Wasserfest und schmutzabweisend, optisch unauffällig, anschmiegsam keimdicht, steril, transparent, die Wunde kann von außen inspiziert werden, leicht zu applizieren, besonders gut für kleinere Riß- und Schnittwunden

Produktauswahl (Fortsetzung)

Größen	Stück/Packung	Artikel-nummer	PZN	Besonderheiten
Urgo Aquafilm				
100 mm × 60 mm (Verband) 35 mm × 70 mm (Wundkissen)	5 Pflaster	519012	0878062	Trägermaterial: Polyurethanfolie Klebmasse: Polyacrylat Wundkissen: Viskose und Schutzvlies aus Polyethylen – 100 % wasserdicht; gut beim Schwimmen/Duschen – mit antiseptischem Wundpolster – atmungsaktiv – Keimbarriere – transparent, Wunde kann von außen inspiziert werden – hypoallergen – haftet tagelang sanft ohne mit der Wund zu verkleben Sobald länger kein Kontakt mehr mit Wasser besteht, sollte der Verband durch ein herkömmliches Pflaster ersetzt werden. Nicht einsetzen bei eitrigen oder infizierten Wunden! Nicht zerschneiden!

Produktauswahl (Fortsetzung)

Größen	Stück/Packung	Artikel-nummer	PZN	Besonderheiten
Ypsiderm® plus Wundverband				
7,2 cm × 5 cm	1 Packung mit 5 St.	19250	2403334	Bei stärker exsudierenden Wunden in der Epithelisierungsphase, transparent,
7,2 cm × 5 cm	1 Packung mit 50 St.	19260	2403417	Einzeln eingesiegelt, wasserdicht
Ypsiderm® Wundverband				
5 cm × 7,6 cm	1 Packung mit 10 St.	19212	8853475	Bei schwach exsudierenden Wunden in der Epithelisierungsphase, transparent einzeln eingesiegelt, wasserdicht
ZIP-Strip® wasserabweisendes Wundpflaster				
7,2 cm × 2,5 cm	8 Strips in der Faltschachtel	1021381	1021381	Schmutz- und wasserabweisendes Folienpflaster, hautfreundlich, Wundauflage verklebt nicht mit der Wunde, hygienisch und praktisch applizierbar

5.4 Kinderpflaster

Produktbeispiele

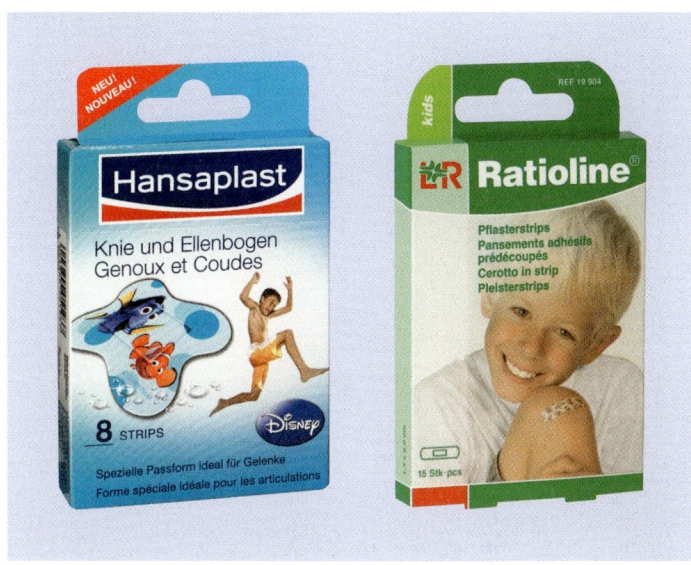

5

Kinderpflaster sind Pflaster, die durch ihre aufgedruckten Motive speziell für Kinder geeignet sind (allgemeiner Aufbau/Anwendung siehe Kap. 5.1).

Produktauswahl

Größen	Stück/Packung	Artikel-nummer	PZN	Besonderheiten
Derma Plast® kids				
1 m × 6 cm	1 Faltschachtel	5356011	0715153	Fröhliche Tiermotive, atmungsaktiv, wasserdicht, Material aus strapazierfähiger Polyurethan-Folie
sortiert, 2 Größen	1 Faltschachtel à 20 Strips	5356211	0715182	
Gothaplast® Colour-Pflaster				
3 Farben,jeweils	20 Strips in einer Faltschachtel	1405199	1405199	
2 cm × 7 cm	10 Strips			
rot	5 Strips			
blau	5 Strips			
grün	5 Strips			
Gothaplast® Kinderpflaster				
als Strips				
3 Größen	12 Strips in einer Faltschachtel	0541167	0541167	Wasser- und schmutzabweisend besonders hautfreundlich durch Polyacrylat (Kinderpflaster) bzw. Synthese-Kautschuk-Klebemasse (Colour-Pflaster), Wundauflagen aus saugfähigen Vlies, das nicht mit der Wunde verklebt
2 cm × 7 cm	6 Strips			
3,8 cm × 7 cm	4 Strips			
6 cm × 10 cm	2 Strips			
zum Zerschneiden				
1 m × 6 cm	1 St. in der Faltschachtel	1264698	1264698	

Produktauswahl (Fortsetzung)

Größen	Stück/Packung	Artikel-nummer	PZN	Besonderheiten
Hansaplast Junior Knie & Ellenbogenpflaster				
60 mm × 76 mm (Strip)	8 St.	48509	3435276	Knie- und Ellenbogenpflaster mit Motiven aus Film 'Findet Nemo', sehr flexibel
22 mm × 40 mm (Wundauflage)				
Hansaplast Junior Micky/Disney				
19 mm × 55 mm	16 Strips in einer Packung	10670	3438725	
30 mm × 55 mm				
Ratioline kids Pflasterstrips				
1,7 cm × 6 cm	1 Packung mit 15 St.	19904	1805220	Aufgedruckte, farbige Tiermotive, schmutz- und wasserabweisend, verklebt nicht mit der Wunde, besteht aus einer weißen, perforierten Polyurethanfolie, die einseitig mit Synthesekautschukkleber beschichtet ist und einem Saugkissen aus Viskose

Produktauswahl (Fortsetzung)

Größen	Stück/Packung	Artikel-nummer	PZN	Besonderheiten
Urgo Kinderpflaster				
20 mm × 72 mm	10 Strips Clown	510301	0556849	Hypoallergen, mikroperforiert/luftdurchlässig wasserfest
20 mm × 72 mm	10 Strips Indianer	510303	0556832	
20 mm × 72 mm	10 Strips Teddy	510302	0102901	Schutzvlies verhindert Verkleben mit der Wunde Schutzvlies aus Polyethylen, Klebemasse aus Polyacrylat
Ypsiplast® Sortiment Kinder				
	1 Packung mit 50 St.	19904	1805220	
3,8 cm × 7,2 cm	4 Strips			
2,5 cm × 7,2 cm	8 Strips			
1,9 cm × 5,2 cm	10 Strips			
1,9 cm × 6 cm	14 Strips			
1,9 cm × 7,2 cm	14 Strips			

5.5 Pflasterboxen

Produktbeispiele

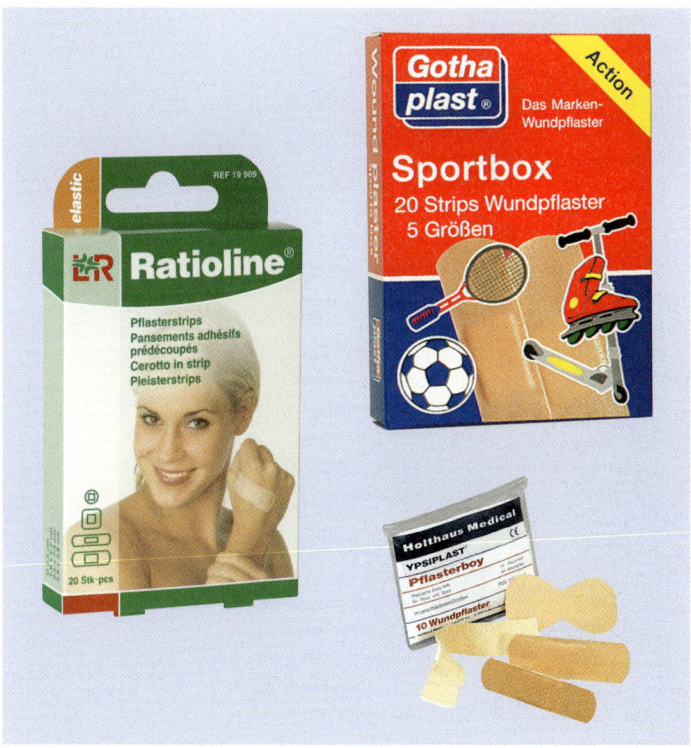

Pflasterboxen haben den Vorteil, dass sie ein breites Sortiment an unterschiedlichen Pflasterarten und -größen bieten, mit denen die verschiedensten Verletzungen versorgt werden können.

Pflasterboxen eignen sich gut als Vorsorge auf Reisen, beim Sport, im Beruf oder im Hobbykeller.

(Allgemeiner Aufbau/Anwendung siehe Kap. 5.1)

Produktauswahl

Größen	Artikel und Anzahl	Artikel-nummer	PZN
Gothaplast® Gärtnerbox			
3 Größen	7 Strips in einer Box	0093131	0093131
7,2 cm × 2,5 cm	2 Blasenpflaster		
7,5 cm × 4,5 cm	4 Fingerkuppenpflaster		
50 cm × 6 cm	1 Abschnitt, standard		
Gothaplast® Handwerkerbox			
4 Größen	7 Strips in einer Box	7508262	7508262
50 cm × 6 cm	standard, 1 Abschnitt		
12 cm × 2 cm	2 Fingerverbände		
7,5 cm × 4,5 cm	2 Fingerkuppenpflaster		
7,3 cm × 4,3 cm	2 Gelenkverbände		
Gothaplast® Haushaltsbox			
5 Größen	16 Strips in einer Box	7508256	7508256
10 cm × 6 cm	1 Abschnitt, standard		
10 cm × 6 cm	1 Abschnitt, wasserabweisend		
7,2 cm × 1,9 cm	6 transparente Strips		
7,2 cm × 1,9 cm	6 wasserabweisende Strips		
6 cm × 6 cm	2 sensitive Strips		
Gothaplast® Reisebox			
5 Größen	30 Strips in einer Box	7229705	7229705
7,2 cm × 2,3 cm	8 Strips, standard		
7,2 cm × 2,3 cm	8 Strips, wasserabweisend		
7,2 cm × 2,5 cm	4 Strips, wasserabweisend		
3,8 cm × 1,9 cm	4 Strips, wasserabweisend		
6 cm × 4 cm	1 Strip, wasserabweisend		
7,2 cm × 2,3 cm	4 Strips, transparent		
6 cm × 6 cm	1 Strip, sensitiv		
Gothaplast® Sportbox			
5 Größen	20 Strips in einer Box	1994327	1994327
72 mm × 25 mm	4 Blasenpflaster		
75 mm × 45 mm	2 Fingerkuppenpflaster		
70 mm × 48 mm	2 Duschpflaster		
60 mm × 60 mm	2 sensitive Pflaster		
72 mm × 20 mm	10 wasserabweisende Pflaster		

Produktauswahl (Fortsetzung)

Größen	Artikel und Anzahl	Artikel-nummer	PZN
Ratioline elastic Pflasterstrips			
4 Größen	1 Packung mit 20 St.	19909	1805332
1,9 cm × 7,2 cm	10 Strips		
2,5 cm × 7,2 cm	4 Strips		
3,8 cm × 3,8 cm	2 Strips		
⌀ 2,2 cm	4 Pflaster		
Salvequick® Pflasterspender			
19 cm × 4 cm × 11 cm	1 Spender, gefüllt und ab-schließbar	42010	3071360
Praktischer Spender gefüllt mit 43 Pflasterstrips aus Vlies und 40 elastische Pflasterstrips. Beim Herausziehen aus dem Spender ist eine Pflasterhälfte klebenfertig. Spender ist abschließbar und gewährleistet eine hygienische Aufbewahrung.			
Urgo Pflastermäppchen			
20 mm × 72 mm	6 Pflaster	513410	0270840
25 mm × 72 mm	4 Pflaster		
Ypsilast® Pflasterboy			
10-teiliges Wundpflastersortiment in einer Taschenpackung aus Kunststoff		40610	3271314
4 cm × 7 cm	2 Fingerkuppenpflaster		
2 cm × 12 cm	2 Fingerverbände		
1,9 cm × 7,2 cm	4 Pflasterstrips		
2,5 cm × 7,2 cm	2 Pflasterstrips		

5

5.6 Finger- und Handverbände

Produktbeispiele

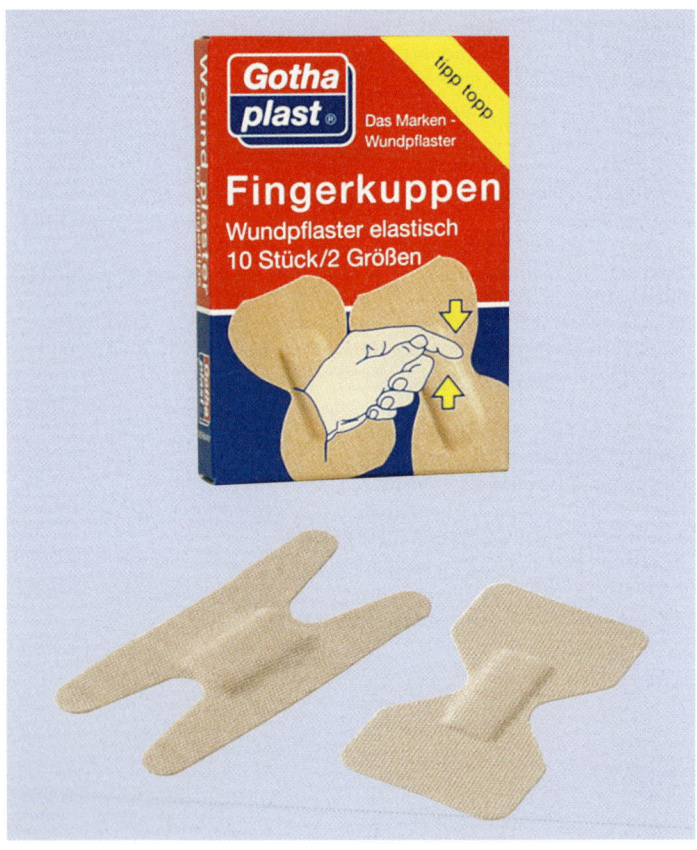

Fingerverbände sind aufgrund ihrer Form speziell für die Finger gedachte Pflaster, die sich jedoch in vielen Fällen auch für die Zehen eignen (allgemeiner Aufbau siehe Kap. 5.1).

Produktauswahl

Größen	Stück/Packung	Artikel-nummer	PZN	Besonderheiten
Gotha-Plast® Fingerkuppenpflaster				
2 Größen	10 St. in der Faltschachtel	7669918	7669918	Flügelform, daher gut applizierbar
3,7 cm × 6,7 cm	6 St.			
4,3 cm × 7,3 cm	4 St.			
Gotha-Plast® Fingerkuppenpflaster mit Fingerling				
2 Größen	10 St. in der Faltschachtel	1128452	1128452	Fingerling schützt den Finger vor vie-
3,7 cm × 5,7 cm	6 St.			len aggressiven Agenzien und haut-
4,3 cm × 7,3 cm	4 St.			schädigenden Einwirkungen
Fingerling	2 St.			
Gotha-Plast® Fingerpflaster				
2 cm × 12 cm	6 St. in der Faltschachtel	4409944	4409944	Extra lange Form zur Versorgung bei Verletzungen an Fingern, Fingerkup-pen und Zehenkuppen
Hansaplast Aqua protect Handset				
	16 St.	keine vorhan-den	4285146	Zwei Größen und zusätzlich Schmetterlingsform zur Abdeckung der Fingerkuppen
25 mm × 95 mm	6 St.			
25 mm × 72 mm	6 St.			wasserdicht und schmutzabweisend
44 mm × 50 mm	4 St.			
Hansaplast Finger Strips				
50 mm × 44 mm	16 St.	76861	8818214	Atmungsaktiv

Produktauswahl (Fortsetzung)

Größen	Stück/Packung	Artikel-nummer	PZN	Besonderheiten
Ratioline elastic Fingerspezialverband				
2 Größen	1 Packung mit 20 St.	19910	1805349	Dient vor allem zur Versorgung der Fingerkuppen
7,5 cm × 4,0 cm	10 St.			
6,5 cm × 3,5 cm	10 St.			
Ratioline elastic Fingerverband				
2 cm × 12 cm	1 Packung mit 10 St.	19910	1805349	Robust, elastisch: Bewegungen des Fingers werden durch das Pflaster nicht eingeschränkt

5.7 Silberhaltige Pflaster/Wundschnellverbände

Produktbeispiele

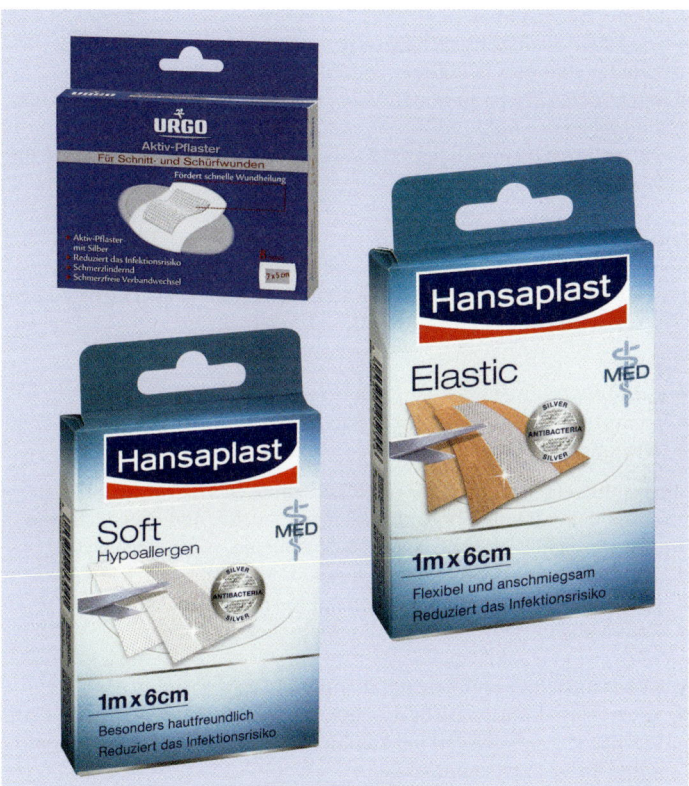

Silber wird nicht nur in der Wundversorgung, sondern auch in vielen anderen Bereichen des täglichen Lebens als antiseptische Substanz eingesetzt. Von vielen Firmen werden analog zu den Artikeln der modernen, feuchten Wundversorgung Produkte jeweils mit und ohne Silberbeimischung angeboten.

Allgemeiner Aufbau/Eigenschaften

- Die Wundauflage entspricht im Aufbau zumeist den Standard- bzw. sensitiven Pflastern und ist zusätzlich mit antiseptisch wirkenden Silberionen behaftet.
- Die Silberionen werden freigesetzt, wenn das Pflaster mit Wundexsudat oder Blut in Kontakt kommt.
- Weitere spezifische Merkmale wie wasserabweisend, hypoallergen usw. sind möglich.
- Zusätzliches Polyethylennetz (z. B. bei Hansaplast med) verhindert ein Verkleben mit der Wunde.

Anwendungsgebiete

In der Wundversorgung erschien bereits in den 1980er Jahren mit Actisorb ein erster silberhaltiger Wundverband, der sich jedoch nicht für den OTC-Bereich eignet.

Silber
- greift die Zellmembran der Bakterien an,
- hemmt die Funktion der Bakterienenzyme,
- verhindert die Reproduktion der DNS in den Bakterien.

Silberhaltige Pflaster bieten somit einen guten Schutz vor Infektionen und sind daher besonders gut für kleinere, feuchte und oberflächliche Wunden geeignet, die Infektionspotential bieten, so zum Beispiel:
- Schnittwunden, die mit einem verschmutzten Messer erfolgten,
- Stichwunden, unter anderem von Splittern oder Insekten,
- Kratzwunden, die von Tieren oder Menschen stammen.

Anwendungsfehler und Kontraindikationen

- Silberpflaster dürfen nicht mit anderen lokalen Antibiotika oder Antiseptika wie zum Beispiel Iod kombiniert werden, da es sonst zu toxischen Reaktionen kommen kann.
- Cremes oder Salben sollten ebenfalls nicht in Kombination mit Silberpflaster verwendet werden, da sie eine Barriere für die Freispülung der Silberionen durch Blut oder Wundexsudat bilden.
- Silberpflaster bieten keinen hundertprozentigen Infektionsschutz. Insbesondere bei Bisswunden sollte, selbst wenn die Wunde nur klein ist, immer ein Arzt hinzugezogen werden.

- Dies gilt auch für bereits stark entzündete oder bereits infizierte Wunden. Ein Arztbesuch ist hier dringend erforderlich. Außerdem erfolgt die Wundbehandlung in diesen Fällen durch moderne, antiseptische Wundversorgung, die durchaus auch silberhaltige Verbände beinhalten kann – aber in höheren Konzentrationen und in nanokristalliner Form.
- Silberallergien sind im Gegensatz zu Allergien auf andere Metalle verschwindend gering; bestehende Silberallergien stellen jedoch eine Kontraindikation für die Anwendung dar.
- Auf trockenen Wunden können Silberpflaster nicht wirken, da die Silberionen nicht aus dem Pflaster herausgespült werden können.

Stellenwert in der modernen Wundversorgung

Silberpflaster haben sich aufgrund ihrer bakteriziden Wirkung einen festen Platz im OTC-Bereich erworben. Die Intensität der beabsichtigten bakteriziden Wirkung hängt aber von den folgenden, zu beachtenden Faktoren ab:

- Silberkonzentration (Wie viel Silber enthält das Pflaster?),
- Silberfreisetzungsrate (Wie viel Silber wird in welcher Zeit freigesetzt?),
- Darreichungsform (ionisiertes, nanokristallines Silber ist zu bevorzugen).

5

Produktauswahl

Größen	Stück/Packung	Artikel-nummer	PZN	Besonderheiten
Go-Ta® Silber steriles Wundpflaster				
auch als Klinikverpackungen mit je 50 St. lieferbar!				
50 mm × 72 mm	5 St. in der Falt-schachtel	7022967	7022967	querelastisches Polyester-Vlies hohe Luftdurchlässigkeit
100 mm × 60 mm	5 St. in der Falt-schachtel	7023033	7023033	
150 mm 100 mm	5 St. in der Falt-schachtel	7023116	7023116	
Hansaplast Aqua Protect Med (mit Silber)				
	20 Strips	47628	1202697	für alle Hauttypen, wasserfest, nicht verklebende Wundauflage, die die Wunde schützt und polstert, für kleinere Verletzungen
25 mm × 72 mm	12 Strips			
39 mm × 39 mm	8 Strips			

Die Wundauflage besteht aus Polyurethan (geschäumt) und Polyacrylat und in dieser Version ‚med' zusätzlich aus Silberglas

Größen	Stück/Packung	Artikel-nummer	PZN	Besonderheiten
Hansaplast Aqua Protect Med extra groß (mit Silber)				
60 mm × 70 mm (Strips) mit 32 mm × 40 mm (Wundauflage)	5 Strips	02457	1202705	

Produktauswahl (Fortsetzung)

Größen	Stück/Packung	Artikel-nummer	PZN	Besonderheiten
Hansaplast elastic med				
	20 Strips	47754	1202639	mit antiseptisch wirkendem Silber, speziell für viel bewegte Körperstellen; gut für Sportler, für kleinere Verletzungen
19 mm × 65 mm	14 Strips			Trägermaterial: Viskose/Polyamid
30 mm × 65 mm	6 Strips			Wundauflage: silberbedampftes Polypropylen-netz
				Klebmase: Kautschuk
elastic med (zuschneidbar)				
1 m × 6 cm	10 Abschnitte à 10 cm	47751	1202591	
1 m × 8 cm	10 Abschnitte à 10 cm	47752	1202616	
Hansaplast Finger Strips med				
19 mm × 120 mm	16 Strips	47757	1200669	atmungsaktiv und gut klebend

Produktauswahl (Fortsetzung)

Größen	Stück/Packung	Artikel-nummer	PZN	Besonderheiten
Hansaplast med Soft mit Silber Med				
	10 Strips	–	1202711	sensitives, hypoallergenes Pflaster
30 mm × 72 mm	5 St.			
19 mm × 72 mm	5 St.			
	20 Strips	47831	1201054	
30 mm × 72 mm	6 St.			
19 mm × 72 mm	14 St.			
zuschneidbar				
1 m × 6 cm	10 St. à 10 cm	47827	1201019	
1 m × 8 cm	10 St. à 10 cm	47828	1201048	
Hansaplast med Soft mit Silber Med extra groß				
50 mm × 75 mm Strip + Wund-auflage	5 Strips	02491	1200652	
25 mm × 50 mm				

Produktauswahl (Fortsetzung)

Größen	Stück/Packung	Artikel-nummer	PZN	Besonderheiten
Hansaplast med Universal (mit Silber)				
Strips				
19 mm × 72 mm	10 St.	47787	1201893	Wasser- und schmutzabweisendes Pflaster
	20 St.	47789	1202013	geeignet für die normale Haut
30 mm × 72 mm	6 St.			atmungsaktiv
19 mm × 72 mm	14 St.			Trägermaterial: Polyethylen/Polypropylen
		47791	1202119	silberbedampfte Wundauflage aus Viskose/
30 mm × 72 mm	40 St.			Polypropylen
19 mm × 72 mm	10 St.			Acrylatkleber
50 mm × 72 mm	20 St.			
Ø 23 mm (rund)	2 St.			
	8 St.			
zuschneidbar				
1 m × 6 cm	10 Abschnitte à 10 cm × 6 cm	47785	1201611	
1 m × 8 cm	10 Abschnitte à 10 cm × 8 cm	47786	1201887	

Produktauswahl (Fortsetzung)

Größen	Stück/Packung	Artikel-nummer	PZN	Besonderheiten
Urgo Aktiv-Pflaster				
70 mm × 50 mm (Verband) 40 mm × 25 mm (Wundkissen)	8 Pflaster	518368	0262881	Sensitives, hautfreundliches Pflaster Trägermaterial: Schutz- und Fixierfolie aus weißem Polyurethan Klebemasse: hypoallergener Polyacrylatkleber Wundkissen: TLC (Lipokolloid-Technologie) Matrix kombiniert mit einer silberhaltigen Kompresses aus Polyester und Viskose

5.8 Hydrokolloid–Pflaster

Produktbeispiele

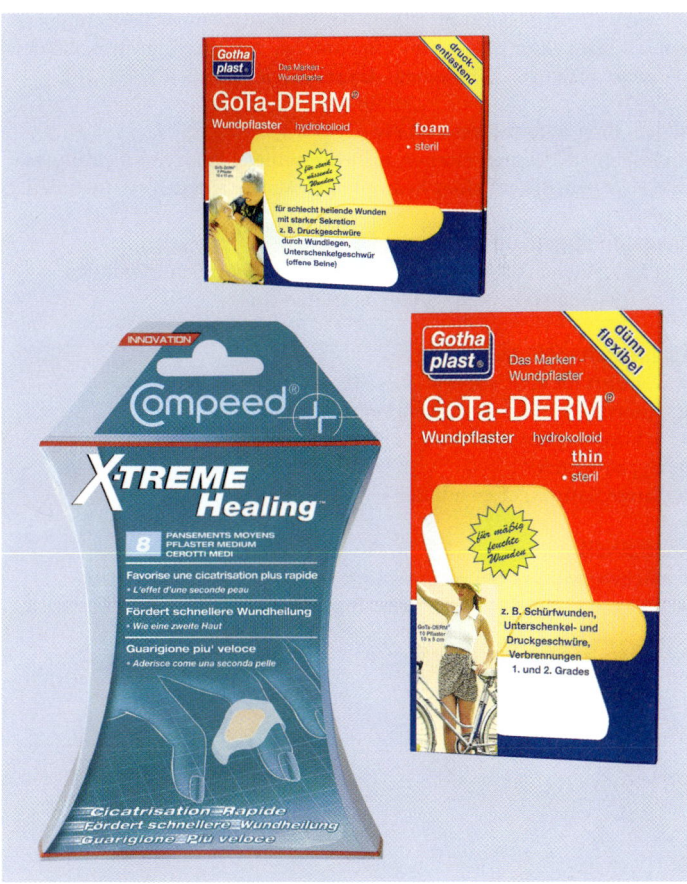

Hydrokolloide sind ein fester Bestandteil der modernen, feuchten Wundversorgung. Zwar beschränkt sich das Anwendungsgebiet von Hydrokolloiden in der Wundversorgung heute auf die *dünnen* Hydrokolloide, die vorwiegend zur Abdeckung oder in der Epithelisierungsphase eingesetzt werden, aber dafür gibt es eine zunehmende Anzahl von hydrokolloiden Wundversorgungen für kleinere, traumatische Wunden.

Allgemeiner Aufbau/Bestandteile
Hydrokolloid-Pflaster bestehen aus hydrophiler Carboxymethylcellulose und Pektinen, die auf einer hydrophoben Matrix eingearbeitet wurden.

Anwendungsgebiete
Alle Hautgebiete, die von kleinen Verletzungen wie Schürfwunden, Schnittwunden oder Risswunden betroffen sind.

Eigenschaften/Wirkung
- Bewahrt die Feuchtigkeit in der Haut.
- Sofortige Schmerz- und Druckentlastung.
- Schutz vor Narbenbildung.
- Hypoallergen.
- Lange Haftung ohne mit der Wunde zu verkleben.

Kontraindikationen
- Nicht anwenden bei verunreinigten oder infizierten Wunden.
- Nicht anwenden bei sehr tiefen Biss- und Stichwunden.

Produktauswahl

Größen	Stück/Packung	Artikel-nummer	PZN	Besonderheiten
Compeed® X-treme Healing Wundpflaster				
Medium 6,5 cm × 2,5 cm		6089604	6089604	Hautfarben und daher unauffällig. Passt sich den anatomischen Formen an. Wasserabweisend. **Wichtig!** Pflaster nicht zerschneiden.
Mix	7 Stück	6089610	6089610	
7,0 cm × 4,2 cm (Large)	3 Stück			
6,5 cm × 2,5 cm (Medium)	4 Stück			
GoTa-Derm® Hydrokolloidpflaster thin steril				
10 cm × 5 cm	1 Stück	0166522	0166522	Anwendung bei Verbrennungen und Dekubitus I. und II. Grades.
10 cm × 10 cm	1 Stück	0166539	0166539	Hautfarben und damit unauffällig.
15 cm × 15 cm	1 Stück	0166545	0166545	Passt sich den anatomischen Formen an. Hinterlässt keine Rückstände auf der Haut. Extra dünn (0,5–2,5 mm).
GoTa-Derm® foam				
10 cm × 10 cm	1 Stück		1340382	Besonders geeignet an Problemzonen wie Ellenbogen, Knie, Knöchel, Fersen oder Zehen, da sich der Verband leicht anmodellieren lässt.

5.9 Blasenpflaster

Produktbeispiele

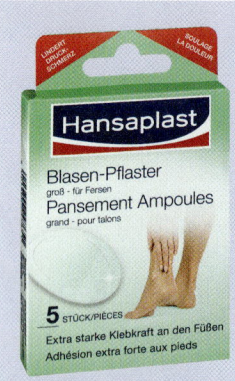

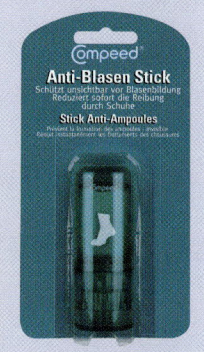

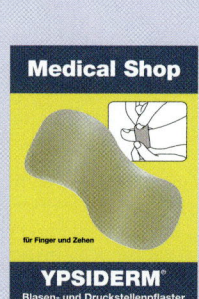

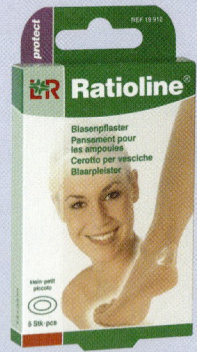

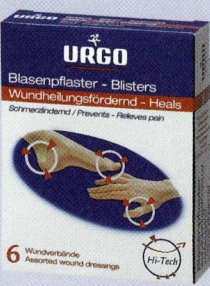

Allgemeiner Aufbau/Bestandteile

Blasenpflaster bestehen aus den gleichen Substanzen wie Hydrokolloide, die aus der modernen Wundversorgung bekannt sind und dort sowohl bei chronischen als auch bei traumatischen Wunden, wie zum Beispiel Verbrennungen, eingesetzt werden.

Anwendungsgebiete

- Blasenpflaster dienen sowohl zur Vorbeugung von Blasen als auch zur Heilung von bereits entstandenen Blasen.
- Prophylaktisch können Blasenpflaster und vor allem Blasen-Sticks eingesetzt werden, weil sie einen Schutz vor Reibungs- und Scherkräfte bieten. Daher werden Blasenpflaster häufig von Sportlern und Wanderern genutzt.
- Applikation sowohl auf bestehende wie auch auf bereits aufgeplatzte Blasen möglich.
- Blasenpflaster sind wasserdicht und können daher auch zum Baden und Duschen getragen werden.
- Von den meisten Firmen werden schmalere Pflastergrößen für die Zehen und breitere Pflastergrößen für die Fersen angeboten.

5

Eigenschaften/Wirkung

- Sofortige Druckentlastung und Schmerzlinderung.
- Optimierung des pH-Wertes.
- Warm halten der Wunde.
- Bildung eines feuchten, heilungsfördernden Klimas.
- Vorbeugung von Narbenbildung.
- Schutz vor Wasser, Bakterien und Schmutz.

Vorsichtsmaßnahmen, Anwendungsfehler und Kontraindikationen

- Blasen generell nicht öffnen!
- Die Haut sollte vor dem Anbringen des Blasenpflasters sauber sein.
- Die Wunde kann etwas feucht sein, sollte jedoch nicht nässen, da Blasenpflaster nur eine beschränkte Aufnahmefähigkeit von Wundexsudat haben.
- Blasenpflaster nicht bei infizierten Wunden einsetzen.
- Nicht mit Cremes, Salben oder Antiseptika kombinieren.

Produktvarianten und Alternativen

Eine Alternative zu den Blasenpflastern sind *Blasengele* wie zum Beispiel Hansaplast Blasengel. Diese Gele werden vor Wanderungen etc. dünn auf die gefährdeten Hautstellen aufgetragen.

Blasen-Sticks wie Compeed® Blasenstick sind leicht anwendbar und dienen vor allem der Vorbeugung von Blasen.

Eine weitere Möglichkeit sind spezielle *Schutzpolster*, die die Reibung von den gefährdeten Stellen fernhalten, und die wie Hansaplast Druckstopp auch auf bereits bestehende Blasen aufgebracht werden können.

Produktauswahl

Größen	Stück/Packung	Artikel-nummer	PZN	Eigenschaften/Besonderheiten
Compeed® Blasenpflaster				
4,2 cm × 6,8 cm (Medium)	5 Stück	5995275	5995275	Die Anwendung ist sowohl auf geschlossenen wie geöffneten Blasen möglich. Compeed® Blasenpflaster dürfen auch bei Blut-, Quetsch- und Brandblasen eingesetzt werden, wenn die betroffene Stelle sauber, fettfrei und trocken ist.
2 cm × 6 cm (Small)	6 Stück	5995281	5995281	
1,7 cm × 5,1 cm (für die Zehen)	8 Stück	5995298	5995298	
DermaPlast® Hydro Blasenpflaster				
1,9 cm × 5,5 cm (klein, für Finger und Zehen)	1 Faltschachtel à 8 Stück	5357111	2934468	Dünn und flexibel. Leicht drapierbar und sicher haftend. Abgeflachte Ränder für zusätzlich guten Sitz.
3,5 × 6 cm (groß, für Ferse und Ballen)	1 Faltschachtel à 6 Stück	5357011	2934415	
Gothaplast® Blasenpflaster				
2 Größen	10 Stück in einer Falt-schachtel	7430471	7430471	Wasser- und schmutzabweisend.
1,9 cm × 7,2 cm	6 Strips			
1,9 cm × 7,2 cm	4 Strips			
Hansaplast Blasenpflaster				
klein	6 Stück	92667	2857354	Extra starke Klebekraft an den Füßen. Nahezu unsichtbar. Wasserfest. Weich und anschmiegsam.
groß	5 Stück	92751	2857348	

Produktauswahl (Fortsetzung)

Größen	Stück/Packung	Artikel-nummer	PZN	Eigenschaften/Besonderheiten
Ratioline® protect Blasenpflaster				
6 cm × 3,8 cm (Größe insgesamt)	1 Packung mit 5 St. (klein)	19912	1805361	Ovales, nahezu transparentes, wasserdichtes und hautfreundliches Pflaster. Mit selbstklebender, druck- und schmerzlindernder Hydrokolloidschicht.
4,4 cm × 2,2 cm (Wundauflage)				
7 cm × 4,2 cm (Größe insgesamt)	1 Packung mit 4 St. (groß)	19913	1805378	
5,6 cm × 3,0 cm (Wundauflage)				
Urgo Blasenpflaster				
20 mm × 72 mm (6 Pflaster) und 25 mm × 72 mm (4 Pflaster)	Pflastermäppchen mit 10 Strips in zwei Größen	513410	0270840	Hypoallergen und bakterienundurchlässig. Wasserfest und atmungsaktiv.
Ypsiderm® Blasenpflaster				
6 Stück für Finger und Zehen	1 Packung	18420	0600266	
5 Stück für Fersen und Ballen	1 Packung	18430	0600272	

Produktauswahl (Fortsetzung)

Größen	Stück/Packung	Artikel-nummer	PZN	Eigenschaften/Besonderheiten
Compeed® Anti-Blasen Stick				
10 ml	1 Stick	3856948	3856948	Schützt vor Blasenbildung durch Reduktion der Reibung. Der Stick bleibt bis zu 50 °C resistent und eignet sich daher vor allem für die Sommermonate. Transparent.
Hansaplast Blasen-Schutz-Gel				
10 ml	1 St.	48458	3350858	

5.10 Gelpflaster

Produktbeispiele

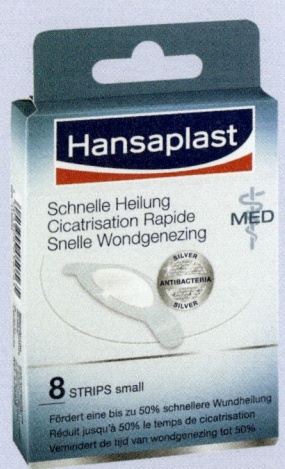

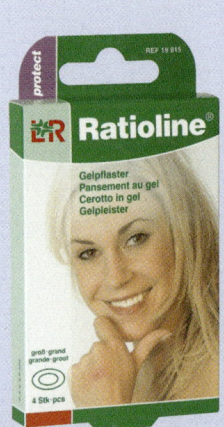

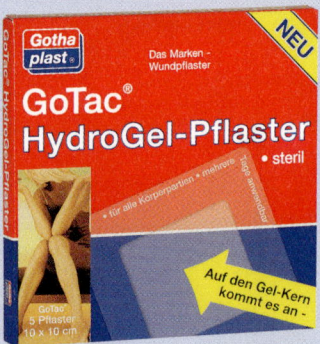

Gelpflaster stammen aus der modernen, feuchten Wundversorgung und werden dort in der Epithelisierungs- und Granulationsphase von sauberen Wunden eingesetzt. Gelpflaster, die zum Teil auch als „hydroaktive Wundversorgung" bezeichnet werden, sind transparent und wirken angenehm kühlend. Umstritten ist in der Literatur, ob Gelverbände interaktiv sind, das heißt konkret, inwieweit sie Feuchtigkeit in die Wunde abgeben und im Gegenzug Wundexsudat aufnehmen können.

Hydrogele bestehen aus Wasser, Glycerol und Polymeren.

5

Produktauswahl

Größen	Stück/Packung	Artikel-nummer	PZN	Eigenschaften/Besonderheiten
Hansaplast med Schnelle Heilung klein				
28 mm × 68 mm (Strip) mit 16 mm × 28 mm (Wundauflage)	8 St.	47669	4132945	Atmungsaktiv und wasserfest. Hilft Narbenbildung vorzubeugen. Antiseptische Wirkung durch Silber. Pflaster kann mehrere Tage auf der Wunde bleiben.
Hansaplast med Schnelle Heilung groß				
43 mm × 68 mm (Strip) 12 mm × 46 mm (Wundauflage)	8 St.	47670	4132460	
Gothaplast® HydroGel-Pflaster				
10 cm × 10 cm	1 St. in der Faltschachtel	1990370	1990370	Gut geeignet für Blasen, Schnitt- und Schürfwunden. Selbsthaftend. Sauerstoff- und wasserdampfdurchlässig (semiokklusiv). Aufnahme von Wundexsudat ohne die Wunde auszutrocknen. Schmerzlindernd und kühlend.
15 cm × 10 cm	1 St. in der Faltschachtel	1990743	1990743	
10 cm × 10 cm	5 St. in der Faltschachtel	1990068	1990068	
15 cm × 10 cm	5 St. in der Faltschachtel	1990648	1990648	

Produktauswahl (Fortsetzung)

Größen	Stück/Packung	Artikel-nummer	PZN	Eigenschaften/Besonderheiten
GoTac® HydroGel-Pflaster				
2 Größen	8 St. in der Falt-schachtel	2033311	2033311	Gut geeignet für Blasen, Schnitt- und Schürf-wunden. Transparent, hauchdünn und sehr weich. Schnelle Aufnahme von Wundexsudat. Schmerzlindernd und kühlend. Schmerzloser Pflasterwechsel.
74 mm × 45 mm	4 St., oval			
56 mm × 25 mm	4 St., viereckig			
74 mm × 45 mm	6 St., oval	2856797	2856797	
DermaPlast® Hydro Brandwundenpflaster				
2 Größen steril, einzeln eingelegt	1 Faltschachtel à 3 St.	5360411	2933813	Sorgt schnell für ein ausgewogen feuchtes Milieu. Kühlend und dadurch schmerzlin-dernd. Gute Polsterwirkung. Transparent – dadurch Wundkontrolle von außen möglich. Sicherer Sitz durch umlaufende, hypoallergene Fixierfolie.
Ratioline® protect Gelpflaster				
6,0 cm × 3,8 cm (Insgesamt) 4,4 cm × 2 cm (Wundauflage)	1 Packung mit 5 St. (kleine Größe)	19914	1805384	Heilung im feuchten Milieu. Zur Versorgung von oberflächlichen Schürfwunden und Verbren-nungen. Wasserdicht, anschmiegsam, druck-entlastend und schmerzlindernd.
7,5 cm × 4,5 cm (Insgesamt) 5,0 cm × 2 cm (Wundauflage)	1 Packung mit 4 St. (große Größe)	19915	1805390	

5.11 Narbenpflaster

Produktbeispiele

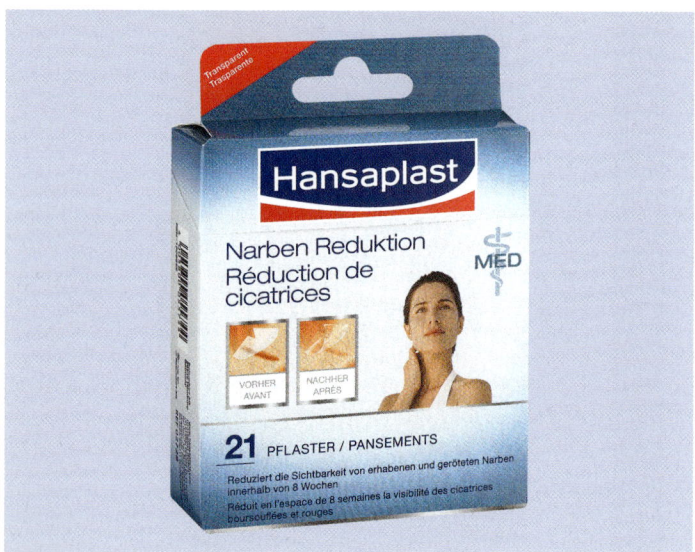

Narben entstehen immer dann, wenn eine Wunde auf dem Wege der *Reparation* statt auf dem Wege der *Regeneration* heilt (siehe Anlage II). Regeneration bedeutet, dass sich das zerstörte Gewebe in exakter Form wieder bildet, sodass keine Narbe entsteht bzw. nicht sichtbar ist, dass an dieser Stelle jemals eine Wunde existierte.

Dieses optimale Ergebnis der physiologischen Wundheilung ist äußerst selten und nur bei Schürfwunden, Kratzwunden und allen oberflächlichen Wunden, die lediglich die Epidermis betreffen nach erfolgter Wundheilung sichtbar.

Dennoch hinterlassen nicht alle anderen Wunden sichtbare Narben. Insbesondere kleinere, primär heilende Wunden, die durchaus die Lederhaut betreffen können, heilen meist ohne störende Narbenbildung.

Dies gilt insbesondere für kleinere Schnittwunden und kleinere Stichwunden, deren Narben mit dem Auge oft nicht sichtbar sind.
Andererseits heilen chronische Wunden und tiefere, oft nicht klar ab-
gegrenzte Wunden immer mit Narbenbildung.

Hypertrophe Narben sind durch eine gesteigerte Gewebeneubildung
gekennzeichnet, die über das Hautniveau reicht. Das neu gebildete kolla-
gene Bindegewebe erscheint oft wülstig und beschränkt sich auf den
ursprünglichen Wundbereich. Diese Narben jucken oft; sie sind zunächst
leicht rötlich und gehen mit der Zeit in einen typisch weißen Ton über.

Im Gegensatz zu den hypertrophen Narben beschränken sich *keloide
Narben* nicht auf das Wundbett. Stattdessen dehnt sich die Narbe in die
nähere Wundumgebung aus. Ursache für dieses Phänomen ist, dass unter
der Narbe weiterhin neues Bindegewebe produziert wird. Keloide Narben
entstehen erst, nachdem die Wundheilung eigentlich abgeschlossen ist.
Sie sind meistens rot, jucken und verursachen oft Missempfindungen.
Nach einer chirurgischen Entfernung bilden sich keloide Narben meist
neu. Keloide Narben basieren meist auf einer genetischen Disposition;
besonders häufig betroffen sind junge Frauen.

Typische *atrophe Narben* sind Narben nach abgeheilter Akne: Das Narbengewebe ist deutlich unter dem Niveau der Haut. Ursache für atrophe
Narben ist eine unzulängliche Produktion von Narbengewebe.

5

Als „*Narbenpflaster*" werden Wundversorgungen bezeichnet, die bei Bagatellverletzungen Narben verhindern sollen oder bereits entstandene,
frische Narben zurückbilden sollen.
Narbenpflaster können aus Polyurethan, Silikon oder aus Hydrokolloiden
bestehen.
Sie sind damit ein Abbild vieler Wundversorgungen, die auch zur Verhinderung von überschießender Narbenbildung in der Epithelisierungsphase bei der Versorgung von chronischen Wunden eingesetzt werden.
Die Narbenbildung bei chronischen Wunden können typische, im OTC-
Bereich angesiedelte Narbenpflaster nicht verhindern. Auch gegen größere Wunden mit zerfetzten Wundrändern wie zum Beispiel Bisswunden
sind Narbenpflaster machtlos.
Narbenpflaster können angewendet werden bei hypertrophen und keloi-
den Narben.

Dabei ist stets zu beachten, dass Narbenpflaster eine Narbe nicht komplett eliminieren können. Stattdessen tragen sie dazu bei, das kosmetische Erscheinungsbild zu verbessern. Unklar ist, inwieweit Narbenpflaster auch Narben reduzieren können, die älter sind als drei bis sechs Monate. Unumstritten ist die Aussage, dass frische Narben unter dem Einfluss von Narbenpflaster besser heilen als konsolidierte, lange bestehende Narben.

Hansaplast med Narbenreduktion

Aufbau/Bestandteile
Trägermaterial: Polyurethan.
Klebmasse: Polyurethan/Polyacrylat.

Anwendungsgebiete
- Verminderung der Sichtbarkeit alter und neuer Narben.
- Bei erhabenen, wulstigen und geröteten Narben.
- Anwendbar im Gesicht und am Körper.
- Zur Prävention wulstiger Narben nach Verletzungen oder Operationen.

Eigenschaften/Wirkung
- Transparente und daher unauffällige Pads.
- Hypoallergen, gut geeignet für empfindliche und normale Haut.
- Erste sichtbare Ergebnisse nach 3–4 Wochen möglich.

Produktauswahl

Größen	Stück/Packung	Artikel-nummer	PZN
Hansaplast med Narben Reduktion			
6,8 cm × 3,8 cm	21 Pads	02728	1202355

5.12 Herpespflaster

Produktbeispiele

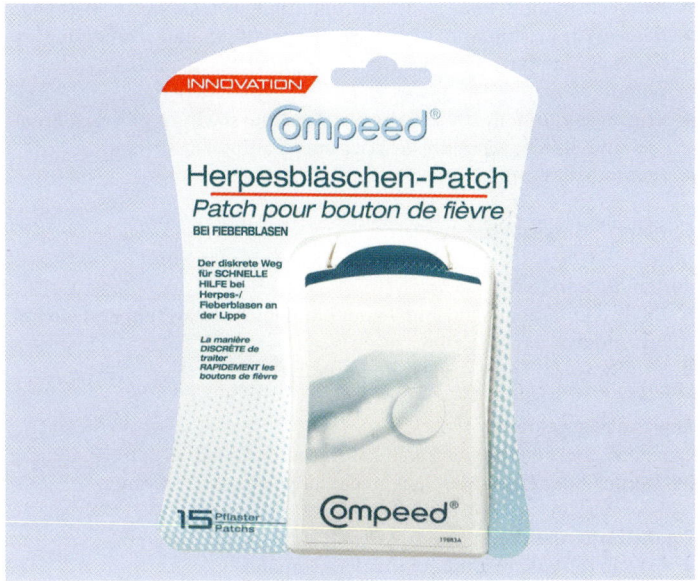

Herpesbläschen bilden sich infolge eines Ausbruchs von Lippenherpes oder Herpes labialis. Sie werden durch das Herpes-simplex-Virus hervorgerufen. Die mit Flüssigkeit gefüllten Bläschen befinden sich an Lippen, Nase oder Kinn.

Der Ausbruch von Lippenherpes kann durch verschiedene äußere Faktoren ausgelöst werden:

Körperlichen und emotionalen Stress, Fieber, Erkältung oder Grippe, Ermüdung, Sonneneinwirkung oder ultraviolettes Licht, kaltes Wetter, Menstruation oder Hormonschwankungen.

Das Virus wird durch engen körperlichen Kontakt mit einer infizierten Person übertragen.

Der Ausbruch von Lippenherpes verteilt sich auf 7–12 Tage und verläuft in 5 Stadien:

- Juckreizstadium: Kribbeln, Hautspannung oder Schwellung.
- Bläschenstadium: Erste sichtbare Anhäufung von kleineren Bläschen.
- Nässe-/Wundstadium: In diesem hoch infektiösen und schmerzhaftesten Stadium platzen die Bläschen und hinterlassen eine nässende Wunde.
- Krustenstadium: Es kommt zur Verschorfung sowie zu Juckreiz, Brennen und Bluten, wenn die Verkrustungen aufbrechen.
- Heilungsstadium: Die Verkrustung löst sich ab.

Compeed® Herpesbläschen-Patch

Aufbau/Bestandteile
- Die Patchs bestehen aus nur 75 µm dünnem Hydrokolloid und einem luftundurchlässigem Film.
- Enthält weder Latex noch Kolophonium.

Anwendungsgebiete
Compeed® Herpesbläschen-Patch kann in allen 5 Stadien der Erkrankung bei Herpes- oder Fieberbläschen an der Lippe eingesetzt werden.

Eigenschaften/Wirkung
- Extrem dünner, okkludierender Filmverband.
- Lindert und mindert Brennen und Juckreiz.
- Deckt die Wund- oder Bläschenstelle diskret und zuverlässig ab.
- Hilft, die Verbreitung des Virus aus der Wunde zu verhindern und so das Risiko weiterer Ansteckung zu reduzieren.
- Unterstützt durch die hydrokolloide Grundsubstanz die Heilung und beugt Krustenbildung vor.
- Beugt durch die verringerte Krusten- und Schorfbildung Narbenbildung vor.
- Hypoallergen und allergiegetestet.
- Transparent und daher kaum sichtbar.
- Wasserdicht.

Vorsichtsmaßnahmen/Kontraindikationen

- Compeed® Herpesbläschen-Patch unterstützt die Heilung der Bläschen. Ein Arzt sollte aufgesucht werden, wenn sich der Zustand vom früheren Krankheitsbild unterscheidet, sich verschlimmert, viel länger als sonst andauert oder die Herpesbläschen in der Nähe der Augen auftreten.
- Kinder können die Pflaster benutzen. Da das Virus bei Kindern jedoch sehr ungewöhnlich ist, sollte ein Arzt aufgesucht werden.
- Sollte das Pflaster versehentlich verschluckt werden, droht zwar keine unmittelbare gesundheitliche Gefahr. Trotzdem sollte zur Sicherheit ein Arzt konsultiert werden.
- In der Schwangerschaft oder in der Stillzeit nur nach Absprache mit einem Arzt anwenden.
- Auch Diabetiker sollten Rücksprache mit ihrem Arzt halten.

Hinweise zur Applikation

Compeed® Herpesbläschen-Patch werden ohne Fingerkontakt mit der Haftfläche aufgetragen.
Auf diese Weise geraten keine weiteren Keime an die Bläschenstelle.

5

Produktauswahl

Größen	Stück/Packung	Artikelnummer	PZN
Compeed® Herpesbläschen-Patch			
⌀ 1,5 cm	15 St.	1744889	1744889

5.13 Spezialpflaster für Hautrisse

Produktbeispiele

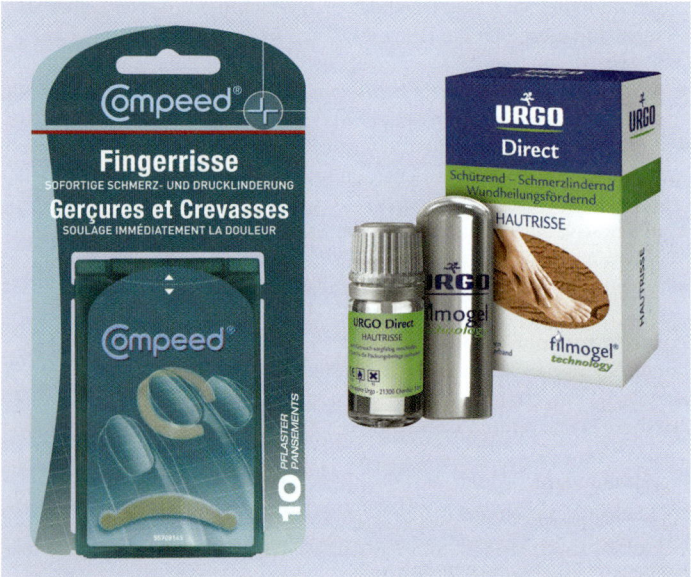

An den Fingern und an den Händen sowie an den Füßen gibt es nur wenige Talgdrüsen. Die mangelnde Talgproduktion führt in diesen Regionen dazu, dass der Haut der ‚eigene Schmierfilm' und der Schutzmantel gegen äußere Einflüsse fehlt. Kommen weitere Auslöser hinzu, bricht die Haut und wird rissig.

Auslöser für Hautrisse sind z.B.

● Austrocknung durch Kälte.
● Bestimmte Erkrankungen wie Diabetes.
● Trockene Haut durch zu wenig Trinken.

Merke:
Der Haut fehlt Feuchtigkeit – nicht Fett!

Compeed® Fingerrissepflaster

Aufbau/Bestandteile
Compeed® Fingerrissepflaster basiert auf hydrokolloider Substanz.

Eigenschaften/Wirkung
- Schaffung eines feuchten, wundheilungsfördernden Klimas.
- Sofortige Schmerzlinderung.
- Schmutz-, wasser- und bakterienabweisend.
- Schutz vor Narbenbildung.
- Sanfte Haftung, ohne mit der Wunde zu verkleben.
- Hypoallergen.
- Passt sich dem Finger an.
- Hautfarben und daher unauffällig.

Urgo Direct Hautrisse

Aufbau/Bestandteile
Der flüssige Filmverband besteht aus Ethylacetat, Alkohol, Nitrocellulose, Ricinus communis, Isopropylalkohol, Triticum vulgare, Hydroxypropyl-cellulose und Weizenkeimöl mit viel Vitamin E.

Anwendungsgebiete
- Hautrisse an Händen und Füßen.
- Kleinere Schnitt- oder Risswunden.

Eigenschaften/Wirkung
- Schutz vor äußeren Einflüssen.
- Fördert die Regeneration der Haut.
- Schmerzlinderung.
- Verhindert das Aufbrechen der Wunde.

Auf die betroffenen Zonen aufgebracht, bildet der flüssige Filmverband innerhalb weniger Sekunden in Kontakt mit Sauerstoff einen flexiblen, wasserfesten und semiokklusiven Schutzfilm. Aufgrund seiner flüssigen Form bietet er eine optimale Wundabdeckung und Tiefenwirkung. Der flüssige Filmverband lässt die Haut nicht austrocknen und schafft ein feuchtes Wundmilieu.

Kontraindikationen

- Nicht anwenden bei Verbrennungen, infizierten Wunden oder stark blutenden Wunden.
- Nicht auf Lippen oder Schleimhäuten bringen.
- Nicht in die Augen bringen.

Hinweise zur Applikation

- Urgo Direct Hautrisse wird mit einem beiliegenden Spatel auf die betroffenen Hautareale aufgetragen und gleichmäßig verteilt, sodass der Hautriss vollständig abgedeckt und ausgefüllt ist. Die Trockenzeit beträgt nur einige Sekunden.
- Die Applikation erfolgt zwei- bis dreimal pro Tag, bis der Hautriss ausgeheilt ist.
- Eine Flasche reicht für 50 Anwendungen.

Produktauswahl

Größen	Stück/Packung	Artikel-nummer	PZN
Compeed® Fingerrissepflaster			
6 × 1 cm	10 St.	0211955	0211955
Urgo Direct Hautrisse			
3,25 ml	1 Flasche für ca. 50 Anwendungen	516039	4676094

5.14 Aphthenpflaster

Produktbeispiele

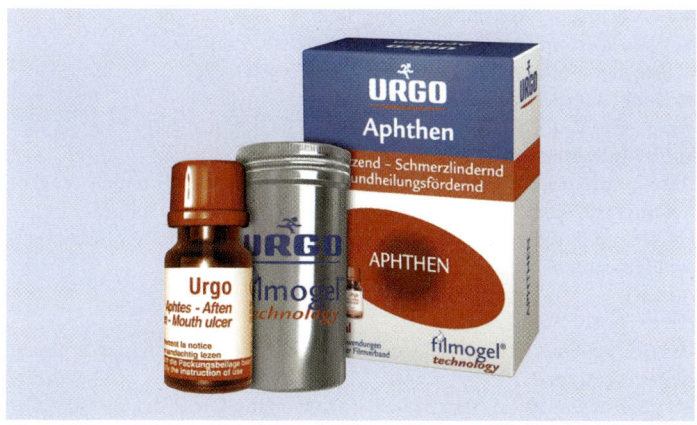

Aphthen sind kleine, schmerzhafte, von einem entzündlichen Randsaum umgebene Erosionen des Zahnfleisches, der Mundhöhle oder der Zunge. Aphthen sind mit einem weißen Fibrinbelag überzogen.
Kleinere Aphthen (Minor-Form) haben einen Durchmesser von unter einem Zentimeter und heilen innerhalb von ein bis zwei Wochen.

Urgo Aphthen

Aufbau/Bestandteile
Urgo Aphthen ist ein Filmverband. Filmverbände enthalten Alkohol, sind von flüssiger Konsistenz und werden je nach Indikation auf Aphthen oder Hautrisse aufgetragen.
Urgo Aphthen besteht aus Cellulosederivat, Mineralsäure, Carboxylsäuren, Alkohol, Wasser und Orangenaroma.

Anwendungsgebiete
- Kleinflächige Aphthen (Durchmesser kleiner als 1 cm).
- Sonstige kleinere Verletzungen im Mundraum.

Eigenschaften/Wirkung

- Die Mundschleimhaut wird mit einem dünnen, flexiblen Film schützend und schmerzlindernd überzogen.
- Förderung der Regeneration der Haut.
- Wasserfest und beständig gegenüber Nahrungsmitteln.
- Aphthen wirken weniger störend beim Essen.
- Leicht anzuwenden.

Kontraindikationen

Urgo Aphthen sollte nicht bei großflächigen Aphthen (Durchmesser größer als 1 cm) oder herpesähnlichen Aphthen (Aphthen in sehr kleiner Größe und in sehr großer Anzahl) ohne Rücksprache mit dem Arzt angewendet werden.

Hinweise zur Applikation

Das Gel wird mit einem beiliegenden Spatel auf die geschädigte Schleimhaut aufgetragen.

Bei geöffnetem Mund trocknet das Gel; erst dann bildet sich der schützende Film vollständig.

Das Gel wird viermal täglich vor den Mahlzeiten bis zur kompletten Abheilung aufgetragen.

Die Schutzwirkung des Films hält bis zu vier Stunden an.

Der Inhalt reicht für etwa 100 Anwendungen.

Produktauswahl

Größen	Stück/Packung	Artikelnummer	PZN
3,25 ml	1 Flasche für ca. 50 Anwendungen	505594	2255862

5.15 Hühneraugen- und Hornhautpflaster

Produktbeispiele

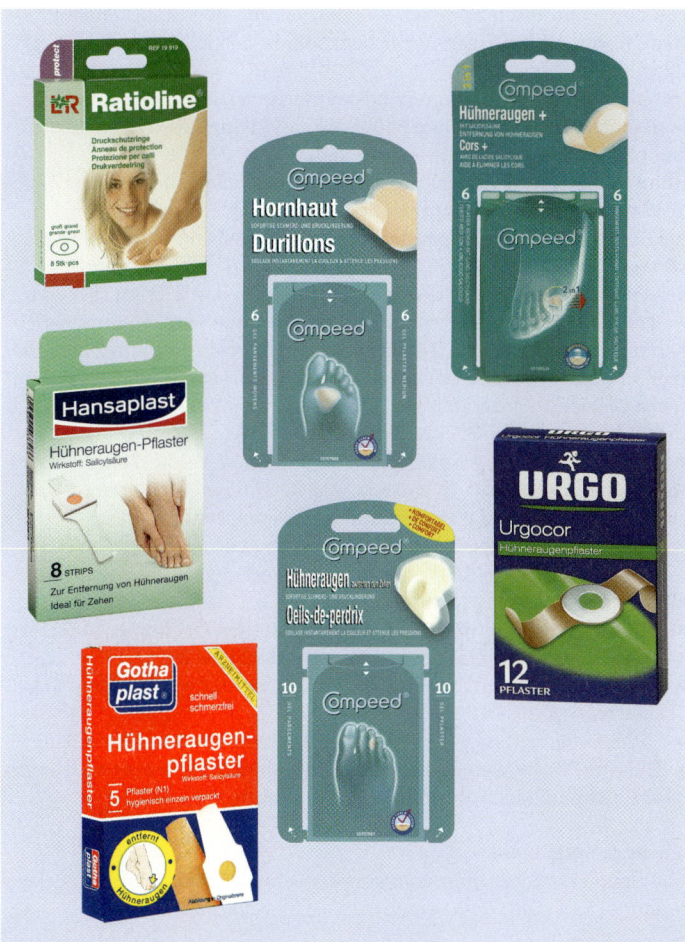

Hühneraugen entstehen meist durch schlechtes Schuhwerk: Überall dort, wo der Schuh zu stark drückt oder reibt, bildet sich zu viel Hornhaut. Wichtiger als die Druckstärke ist die Druckdauer: Hühneraugen entstehen durch chronisch zu hohen Außendruck auf meist knochennahe Haut. Hühneraugen ragen nach oben, bohren sich jedoch auch in die Haut hinein.

Hühneraugen können schmerzhaft werden und das Gehen behindern. Im Rahmen des Diabetischen Fuß-Syndroms können sie sich zu einem Mal perforand du pied weiterentwickeln.

Hühneraugen werden nicht nur mit speziellen Salben und Pflastern, sondern vor allem durch geeignetes Schuhwerk und Einlagen geheilt.

Als Hornhaut wird im Folgendem die pathologische Bildung von Hyperkeratosen bezeichnet.

Bei der Proliferationshyperkeratose verdickt sich das Stratum corneum, weil die Zellteilung im Stratum basale beschleunigt wird. Es werden mehr Keratinozyten gebildet, aus denen vermehrt Korneozyten entstehen. Die Proliferationshyperkeratose ist meist ein Ergebnis andauernden mechanischen Drucks. Seltener steht sie in Zusammenhang mit einer Arsenvergiftung oder verstärkter UV-Strahlung.

Werden die Korneozyten nicht mehr abgeschilfert, verdickt sich das Stratum corneum ebenfalls. Es entsteht eine Retentionshyperkeratose. Ursache hierfür ist meist die Einwirkung von komedogenen Stoffen.

Beide Formen der Hyperkeratose können genetisch veranlagt sein.

Allgemeiner Aufbau/Bestandteile

- Hühneraugen- und Hornhautpflaster enthalten fast immer Salicylsäure; meistens in einer Konzentration von 32–60 mg.
- Hornhaut-Pflaster haben eine höhere Konzentration als Hühneraugenpflaster.
- Hühneraugenpflaster besitzen einen zusätzlichen Schaumstoffring.
- Falls die Pflaster keine Salicylsäure enthalten, bestehen sie meistens aus hydrokolloiden Substanzen.

Anwendungsgebiete

Alle Hautgebiete mit Hühneraugen oder verdickter Hornhaut (Hyperkeratosen).

Eigenschaften/Wirkung

- Die Salicylsäure weicht die Hühneraugen auf, sodass diese oft schon nach einigen Tagen komplett verschwinden oder entfernt werden können.
- Der Schaumstoffring der Hühneraugenpflaster lindert zusätzlich den Druck.
- Hydrokolloide okkludieren, lindern den Druck und weichen die verhornte Haut mithilfe körpereigener Feuchtigkeit auf. Die überschüssigen Hornhautzellen werden abgestoßen. Die Epidermis regeneriert sich. Die Bildung neuer Hornhaut wird verzögert.

Vorsichtsmaßnahmen/Kontraindikationen

Enthalten die Pflaster Salicylsäure, so sollten sie nicht appliziert werden

- bei Überempfindlichkeit gegen Salicylsäure oder Salicylate oder einen sonstigen Bestandteil des Arzneimittels,
- bei eingeschränkten Nierenfunktionen,
- an der stillenden Brust,
- bei Säuglingen
- auf Schleimhäute,
- auf geschädigter Haut (Entzündungen, Wunden, Ekzeme).

Nicht einheitlich ist nach den Beipackzetteln der Hersteller, ob salicylsäurehaltige Pflaster bei Stillenden und Schwangeren eingesetzt werden dürfen. In jedem Fall wird bei diesen Personengruppen davor gewarnt, mehrere Pflaster übereinander oder mehrere Pflaster gleichzeitig einzusetzen.

In seltenen Fällen können lokale Hautreizungen auftreten.

Hühneraugen- und Hornhautpflaster ohne Salicylsäure bestehen aus hydrokolloiden Substanzen. Diese Pflaster können immer angewendet werden. Sie dürfen nicht mit Cremes, Salben oder Antiseptika kombiniert werden und die Haut sollte vor dem Auftragen sauber, frei von Fettcremes und trocken sein.

5

Produktauswahl

Größen	Stück/Packung	Artikelnummer	PZN	Eigenschaften/Besonderheiten
Compeed® Hühneraugenpflaster				
für die Zehen				Wirkung durch drucklindernde, feuchtigkeitsspendende hydrokolloide Substanz
1,7 cm × 4,7 cm	10 St.	7705502	7705502	
für die Zehenzwischenräume				
2,2 cm × 2,2 cm	10 St.	0474732	0474732	
Compeed® Hühneraugenpflaster + Salicylsäure				
für die Zehen				Hydrokolloide Substanz mit Salicylsäure (4,4 mg)
1,7 cm × 4,7 cm	6 St.	2886344	2886344	
für die Zehenzwischenräume				
2,4 cm × 2,0 cm	6 St.	2886350	2886350	
DermaPlast® Hydro Hühneraugenpflaster				
1,7 cm × 4 cm	1 Faltschachtel à 9 St.	5357211	2934652	Hydrokolloidpflaster
cornplast® Hühneraugenpflaster				
2 cm × 6 cm	5 St.	6339722	6339722	
Hansaplast Hühneraugen–Pflaster				
	8 St.	92873	4208683	Mit Salicylsäure
Urgo Hühneraugenpflaster				
Standardgröße	12 St. in einer Packung	505594	2255862	Enthält 32 mg Salicylsäure
Compeed® Hornhautpflaster				
4,4 cm × 4,5 cm	5 St.	7705519	7705519	

Produktauswahl (Fortsetzung)

Größen	Stück/Packung	Artikelnummer	PZN	Eigenschaften/Besonderheiten
Hansaplast Hornhaut-Pflaster				
	3 St.	92872	0592182	
Compeed® Ballenschutzpflaster				
4,7 cm × 6,8 cm	5 St.	0474778	0474778	
Hansaplast Druckschutzringe				
groß	10 St.	92680	0592207	
klein	20 St.	92330	0592199	
Ratioline protect Druckschutzringe				
1,8 cm × 2,5 cm	1 Packung mit 18 St. (kleine Variante)	19918	1805421	
3,0 × 4,5 cm	1 Packung mit 8 St. (große Variante)	19919	1805438	

5.16 Sprühpflaster

Produktbeispiel

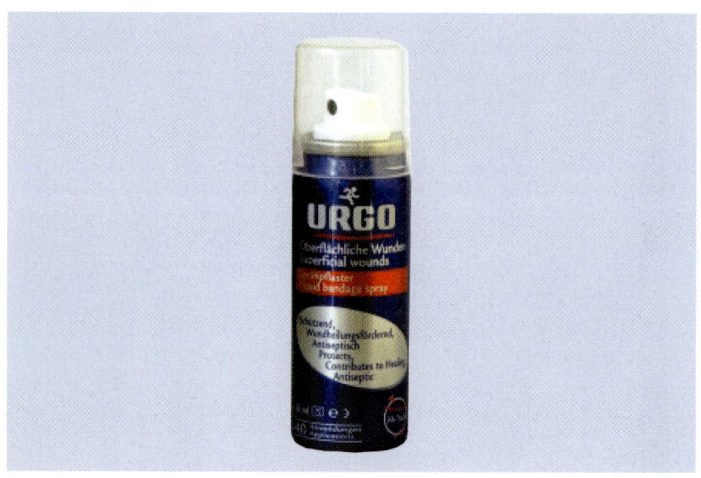

Anwendungsgebiete

- Sprühpflaster werden auf kleinere Wunden aufgesprüht und schützen diese vor möglicher Verschmutzung.
- Sprühpflaster dienen nur zur Erstversorgung. Sie bieten im Gegensatz zu Pflasterstrips keine Polsterung der Wunde und damit keinen Schutz vor erneuter Verletzung.
- Sie sollten nur für oberflächliche Wunden angewendet werden wie z. B. gesäuberte Schürfwunden, kleinere Schnittwunden sowie kleinere Hauteinrisse oder Kratzwunden
- Sprühpflaster können gut auf Körperstellen aufgetragen werden, an denen die Applikation von herkömmlichen Pflasterstrips oft schwierig ist – z. B. im Finger- oder Zehenzwischenraum oder an Gelenken.

Eigenschaften/Wirkung

- Schutz der Wunde vor Verschmutzung.
- Wasserfest, flexibel und transparent.
- Lösen sich nach einigen Tagen von selbst auf.

Vorsichtsmaßnahmen/Kontraindikationen

- Nicht anwenden bei stark blutenden oder nässenden Wunden.
- Nicht anwenden bei verunreinigten oder infizierten Wunden sowie Brandwunden.

Hinweise zur Applikation

Sprühpflaster sollten immer nach den Gebrauchsanweisungen der Hersteller angewendet werden, in denen unter anderem geklärt wird, wie lange und mit welchem Abstand das Pflaster aufgetragen wird.

Produktauswahl

Größen	Stück/Packung	Artikel-nummer	PZN	Zusammensetzung
Ratioline aqua Sprühpflaster				
32,5 ml	1 Flasche	19938	0696591	Aceton und Ethanol, Acrylat-Copolymer, Propan, Butan, Isobutan
Urgo Sprühpflaster				
40 ml	1 Flasche für ca. 40 Anwendungen	506898	4676131	Ethyl Acetate, Alkohol, Nitrocellulose, Reicinus Communis, Triticum Vulgare

5

Produktbeispiele

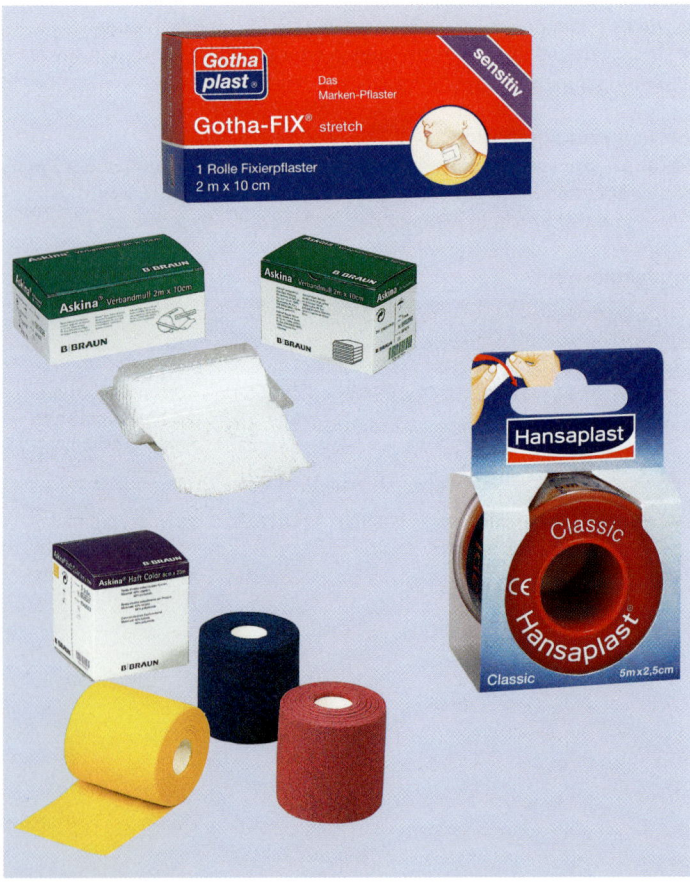

Die in der Apotheke im Handverkauf angebotenen Fixiermaterialien
wie Heft- und Rollenpflaster oder Binden und auch die verkauften Kompressen oder Mull sind gleich aufgebaut wie die Produkte, die in der ärztlichen Praxis oder im stationären Bereich angewendet werden.
Eine detaillierte Beschreibung des Aufbaus und der Anwendung dieser
Artikel erfolgt daher in dem Kapitel 8.1.
Von einigen Firmen werden zweckmäßige Abpackungen und Zusammen-
stellungen speziell für den Bedarf im Haushalt angeboten. Die Tabelle soll
eine Übersicht zu Herstellern und Produkten vermitteln.

Produktauswahl

Größen	Stück/Packung	Artikel-nummer	PZN
Dermaplast Medical® Fixierbinden			
6 cm × 4 m	Faltschachtel à 2 Binden	5359111	2933859
Dermaplast Medical® Fixierpflaster			
2,5 cm × 5 m	Faltschachtel mit 1 Spule	5358011	2933931
Dermaplast Medical® Kompressen			
7,5 cm × 7,5 cm	1 Packung à 2 St.	5359012	2933948
Gotha-Fix® Fixierpflaster			
2 m × 10 cm	1 Rolle in der Spenderschachtel	1873983	1873983
2 m × 15 cm	1 Rolle in der Spenderschachtel	1874008	1874008
10 m × 5 cm	1 Rolle in der Spenderschachtel	6887205	6887205
10 m × 10 cm	1 Rolle in der Spenderschachtel	6887211	6887211
10 m × 15 cm	1 Rolle in der Spenderschachtel	6887228	6887228
10 m × 20 cm	1 Rolle in der Spenderschachtel	6887234	6887234
Gotha-Flex® Heftpflaster transparent			
auch in diversen Klinikpackungen lieferbar!			
10 m × 1,25 cm	1 Rolle in der Faltschachtel	6996590	6996590
10 m × 2,5 cm	1 Rolle in der Faltschachtel	6996609	6996609
10 m × 5 cm	1 Rolle in der Faltschachtel	6996615	6996615
Gothaplast® Heftpflaster			
5 m × 1,25 cm	1 Rolle in der Faltschachtel	4051336	4051336
5 m × 2,5 cm	1 Rolle in der Faltschachtel	4051342	4051342
5 m × 5 cm	1 Rolle in der Faltschachtel	4051359	4051359

6

Produktauswahl (Fortsetzung)

Größen	Stück/Packung	Artikel-nummer	PZN
Gothaplast® Heftpflaster Vlies			
auch in diversen Klinikpackungen lieferbar!			
10 m × 1,25 cm	1 Rolle in der Faltschachtel	4079151	4079151
10 m × 2,5 cm	1 Rolle in der Faltschachtel	4051371	4051371
10 m × 5 cm	1 Rolle in der Faltschachtel	4051365	4051365
Gotha-Silk® Heftpflaster Seide			
auch in diversen Klinikpackungen lieferbar!			
5 m × 1,25 cm	1 Rolle in der Faltschachtel	6996532	6996532
5 m × 2,5 cm	1 Rolle in der Faltschachtel	6996549	6996549
5 m × 5 cm	1 Rolle in der Faltschachtel	6996555	6996555
Hansaplast HP Classic Fixierpflaster			
5 m × 1,25 cm	1 Rolle	01167	4778067
5 m × 2,5 cm	1 Rolle	01169	4778073
Hansaplast Kompresse			
8,5 cm × 5 cm	1 Packung à 10 St.	46793	0211866
Hansaplast Med Mullbinde			
4 m × 6 cm	1 Packung à 2 St.	47820	1202214
Hansaplast Med Soft Fixierpflaster			
5 m × 1,25 cm	1 Rolle	47815	1250940
5 m × 2,5 cm	1 Rolle	47944	1250957
Hansaplast Med Universal Fixierpflaster			
5 m × 1,25 cm	1 Rolle	47942	2364781
5 m × 2,5 cm	1 Rolle	47943	2364775
Hansaplast Sensitive Fixierpflaster			
5 m × 2,5 cm	1 Rolle	46042	4778096
Ratioline acute Fixierbinde			
8 cm × 4 m	1 Packung mit 2 St.	19922	1805467
Ratioline acute Fixierpflaster			
10 cm × 10 cm	5 St.	19920	1805444
Ratioline acute Heftpflaster			
2,5 cm × 5 m	1 Rolle	19921	1805450

Produktauswahl (Fortsetzung)

Größen	Stück/Packung	Artikel-nummer	PZN
Ratioline acute Verbandmull, gerollt			
10 cm × 1 m	1 Packung, 20-fädig, DIN EN 14 079, 80 cm breit, 8-fach auf 10 cm Klarsichtspender	19890	1805036
10 cm × 2 m	1 Packung, 20-fädig, DIN EN 14 079, 80 cm breit, 8-fach auf 10 cm Klarsichtspender	19891	1805042
Ratioline acute Vlieskompresse, steril, 4-lagig			
5 cm × 5 cm	1 Packung mit 10 St.	19892	1805059
10 cm × 10 cm	1 Packung mit 10 St.	19893	1805102
Ypsifix® Fixierbinde elastisch			
auch als Klinikpackungen mit je 20 Binden lieferbar!			
4 cm × 4 m	1 Binde	12604	2768432
6 cm × 4 m	1 Binde	12606	2768449
8 cm × 4 m	1 Binde	12608	2768455
10 cm × 4 m	1 Binde	12610	2768461
12 cm × 4 m	1 Binde	12612	2768478
Ypsipan® Wundkompresse steril			
10 cm × 10 cm	25 × 2 St.	13341	3146796
Ypsipor® Heftpflaster			
1,25 cm × 5 m	1 Spule	40032	3271320
2,5 cm × 5 m	1 Spule	40035	3271337
5 cm × 5 m	1 Spule	40037	4960754
Ypsisilk® Heftpflaster			
1,25 cm × 5 m	1 Spule	40042	3271389
2,5 cm × 5 m	1 Spule	40045	3271395
5 cm × 5 m	1 Spule	40047	4960748

6

Verbandkästen bzw. Verbandschränke sind in betrieblichen Bereichen vorgeschrieben, wobei je nach Betriebsgröße und je nach Betriebsart (von Metzgerei über Automobilhersteller bis zum Kindergarten) unterschiedliche Füllungen eingesetzt werden müssen.

Auch im Auto müssen spezielle Verbandkästen mitgeführt werden.

Bewährt und sinnvoll sind Verbandkästen aber auch im privaten Bereich sowohl zu Hause wie auch für unterwegs beim Sport, wobei je nach Sportart unterschiedliche Sets angeboten werden.

DIN-Normen regeln in fast allen Fällen den Inhalt der Verbandkästen, je nach Einsatzgebiet gelten unterschiedliche DIN-Normen (siehe folgende Tab.).

Bei allen Verbandkästen sollte das *Verfallsdatum* gut sichtbar aufgeklebt sein.

Einmal entnommene Artikel sollten sofort wieder ergänzt werden.

Für Betriebs- und Autoverbandkästen werden praktischerweise von einigen Herstellern (z.B. Erena) spezielle Prüfplaketten angeboten, die

- das aktuelle Datum der Prüfung oder des Neukaufes,
- die nächste Prüfempfehlung und
- den Namen der prüfenden Apotheke aufführen.

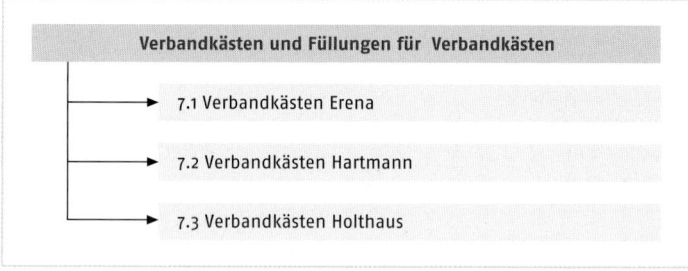

Übersicht über die wichtigsten DIN-Vorschriften für Verbandkästen

Füllung von Verbandkästen nach DIN-Normen

Artikel	DIN-Norm	Größe	Betrieb DIN 13157	Betrieb DIN 13169	KFZ DIN 13164
Heftpflaster	DIN 13019	5 m × 2,5 cm	1	2	1
Wundschnellverband	DIN 13019-E	10 cm × 6 cm	8	16	8
Fingerkuppenverband			5	10	entfällt
Wundschnellverband	DIN 13019-E	18 cm × 2 cm	5	10	entfällt
Pflasterstrip		19 mm × 72 mm	10	20	entfällt
Verbandpäckchen	DIN 13155-M		3	6	8
Verbandpäckchen	DIN 13155-G		2	4	1
Verbandtuch	DIN 13152-BR		1	2	2
Verbandtuch	DIN 13152-A		1	2	1
Kompresse		100 mm × 100 mm	6	12	6
Augenkompresse		einzeln steril verpackt	2	4	entfällt
Rettungsdecke		2,1 m × 1,6 m	1	2	1
Fixierbinde	DIN 61634-FB 6		3	6	2
Fixierbinde	DIN 61634-FB 8		3	6	3
Netzverband		für Extremitäten	1	2	entfällt
Dreiecktuch	DIN 13168-D		1	2	2
Schere	DIN 58279-B 190		1	1	1
Vliesstofftuch		200 mm × 300 mm	10	20	entfällt

Füllung von Verbandkästen nach DIN-Normen (Fortsetzung)

Artikel	DIN-Norm	Größe	Menge nach Verwendungsort		
			Betrieb DIN 13157	Betrieb DIN 13169	KFZ DIN 13164
Folienbeutel			2	4	entfällt
Einmalhandschuh	DIN EN 455-1 + DIN EN 455-2		4	8	4
Erste Hilfe Broschüre			1	1	1
Gebrauchsinformation für Erste Hilfe Behälter			1	1	1
Inhaltsverzeichnis			1	1	1

Anzahl der Verbandkästen in Betrieben nach § 39 UVV

Art des Betriebes	Anzahl der Verbandkästen mit Füllung laut		
	DIN 13157	DIN 13169	DIN 13169 (ein weiterer Kasten)
Baustellen	ein Verbandkasten für bis zu 10 Personen	ein Verbandkasten für 11 bis zu 50 Personen	je 50 weitere Personen
Herstellungs- und Verarbeitungsbetriebe	ein Verbandkasten für bis zu 20 Personen	ein Verbandkasten für 21 bis zu 100 Personen	je 100 weitere Personen
Verwaltungs- und Handelsbetriebe	ein Verbandkasten für bis zu 50 Personen	ein Verbandkasten für 51 bis zu 300 Personen	je 300 weitere Personen
Übrige Betriebe	ein Verbandkasten	keine Pflicht	keine Pflicht

Motorradtasche nach DIN 13167

Artikel	DIN-Norm	Größe	Anzahl
Wundschnellverband	DIN 13019-E	10 cm × 6 cm	8
Schere	DIN 58279-A 145		1
Erste Hilfe Broschüre			1
Heftpflaster	DIN 13019-A	5 cm × 1 cm	25
Einmalhandschuhe			4
Rettungsdecke			1
Verbandpäckchen	DIN 13151-M		2
Verbandtuch	DIN 13152-A	60 cm × 80 cm	1

7.1 Verbandkästen Erena

Produktbeispiel

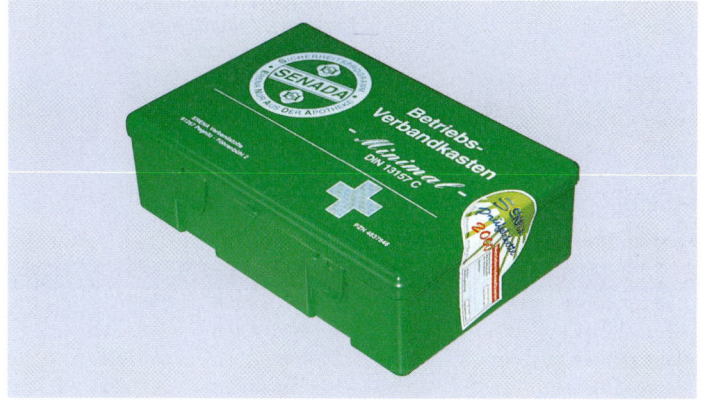

Verbandkästen Erena

Senada Betriebsverbandkästen/Erena

Artikel	Farbe	Stück	PZN
Kleinbetrieb DIN 13157C	grün	1 voller Kasten	1281596
Nachfüllpack Kleinbetrieb			4637912
Großbetrieb DIN 13169E	grün	1 voller Kasten	4637852
Nachfüllpack Großbetrieb			4637929

Betriebsverbandkästen bei Bedarf auch mit Wandhalterung erhältlich.
DIN 13157C ist auch für Kindergärten geeignet.

Senada Fahrradtasche/Erena

Artikel	Farbe	Stück	Artikelinhalt	PZN
Fahrradtasche	blau	1	1 Fixierbinde, 1 Verbandschere, 1 Päckchen Pflasterstrips, 1 Packung sterile Wundkompressen 10 cm × 10 cm à 2 St., 1 Heftpflasterspule, 1 Verbandpäckchen, 1 Vorschriftenheft, 1 Erste Hilfe Broschüre	7340213

Senada Hausapotheken-Kästen/Erena

Artikel	Farbe	Stück	PZN
Hausapotheke	schwarz	1 leerer Kasten	0483228
Hausapotheke	blau	1 leerer Kasten	0483211
Hausapotheke	rot	1 leerer Kasten	0483240
Hausapotheke	weiß	1 leerer Kasten	0483263
Hausapotheke	mit Logo der Apotheke individuell bedruckt	1 leerer Kasten	existiert nicht
Nachfüllpack Home-small		1	1589377
Nachfüllpack Home-medium		1	1589383

Senada KFZ-Verbandkasten gefüllt nach DIN 13164/Erena

Artikel	Farbe	Stück	Sonderinhalt über die DIN-Norm hinaus	Artikel-nummer
Peggy	blau	1	nein	5235020
Peggy	grau	1	nein	5235041
Peggy	schwarz	1	nein	5235023
Peggy select		1	DIN Vorschriftenheft, Senada Prüfplakette	5235023
Peggy Kombi-tasche Duo	blau/gelb	1	Euro Warndreieck, Klettband zur Befesti-gung am Fahrzeug	existiert nicht
Peggy Kombi-tasche Trio	blau/gelb	1	Euro Warndreieck, Warnweste aus Poly-ester, Klettband	existiert nicht

Senada KFZ-Verbandkissen gefüllt nach DIN 13164/Erena

Artikel	Farbe	Stück	PZN
Jasmin	blau	1	4637792
Jasmin	rot	1	4637800
Jasmin	schwarz	1	4637786
Celine	gelb	1	0809523
Celine	rot	1	0809552
Celine mit Warnweste	silber	1	4363343

Senada Motorradtasche/Erena nach DIN 13167

Artikel	Farbe	Stück	Artikelinhalt	PZN
Motorradtasche	blau	1	nach DIN 13167	4637958

Senada P-Bag gefüllt nach DIN 13164/Erena

Artikel	Farbe	Stück	PZN
P-Bag	weiß/gelb	1	6786987
P-Bag	weiß/gelb	20	6786970

P-Bag ist Nachrüstung und Komplettset zugleich!

7

Senada Prüfplaketten für Verbandkasten/Erena

Artikel	Verbandkasten	Stück	PZN
Prüfplakette	für KFZ	10	0573925
Prüfplakette	für Betriebe	10	0573902

Senada Rettungsdecke

Stück	Artikelnummer	PZN
1	existiert nicht	8891211
75	existiert nicht	0782238

7.2   Verbandkästen Hartmann

siehe nächste Seite

Verbandskästen Hartmann

Artikel	Farbe	Stück	Artikelbeschreibung	Artikel-nummer	PZN
Hartmann Austausch-Set für Auto-Verbandskästen und -taschen					
		1 Packung	beinhaltet alle Erste-Hilfe-Produkte nach DIN 13164 zur Wundversorgung. Verfallsdatum aufgeführt.	7374177	6964733
Hartmann Auto-Verbandkästen, -taschen und -kissen nach DIN 13164 für KFZ					
Hartmann Auto-Verbandkasten	blau	1 voller Kasten	Kunststoffkasten, temperaturbeständig von −25° bis + 90°, schlagfest und bruchsicher, einzeln in Folie eingeschweißt	7394700	3794213
Hartmann Auto-Verbandkasten Premium Line	blau	1 voller Kasten	zusätzlich Metallic-Alu-Look, passend für jede Verbandkastenhalterung, Piktogramme für schnelle Orientierung, sehr übersichtlich	7394710	6080081
Hartmann Auto-Verbandkissen	blau	1 volles Kissen	Kissen aus hochwertigem Nylon-Gewebe, temperaturbeständig von −25° bis +90°, besonders strapazierfähig, einzeln in Folie eingeschweißt	7374794	1471322
Hartmann Auto-Verbandtasche	blau	1 volle Tasche	Kleines Format mit 44 % geringerem Volumen als Kasten, temperaturbeständig (s. o.), einzeln in Folie eingeschweißt	7394106	1471291

Verbandkästen Hartmann (Fortsetzung)

Artikel	Farbe	Stück	Artikelbeschreibung	Artikel-nummer	PZN
Hartmann Combi Auto-Verbandtasche	blau	1 volle Tasche	mit Euro-Warndreieck, handlich und kompakt, strapazierfähig, mit Klettbändern zur sicheren Befestigung im Kofferaum, temperaturbeständig (s. o.)	7394135	1471291
Hartmann 3 in 1 Auto-Verbandtasche	blau	1 volle Tasche	mit Euro-Warndreieck und Warnweste, direkter Zugriff zur Weste durch praktisches Netzfach, temperaturbeständig (s. o.)	7394466	3736078
Hartmann Verbandkästen für Betriebe					
Verbandkasten C nach DIN 13157 (Kleinbetriebe)	blau	1 voller Kasten	aus hochwertigem ABS, mit Gummidichtung, besonders schlagfest und bruchsicher, einzeln in Folie eingeschweißt	7434084	7665814
Verbandkasten E nach DIN 13169 (Großbetriebe)	blau	1 voller Kasten	aus Stahlblech, mit Gummidichtung	7434093	7665820
Hartmann Verbandtasche für Motorräder nach DIN 13167					
Hartmann Verbandtasche für Motorräder	blau	1 volle Tasche	Tasche aus strapazierfähigem Nylongewebe, einzeln in Folie eingeschweißt	7374037	4759940

Verbandskästen Hartmann (Fortsetzung)

Stück	Artikelbeschreibung	Artikel-nummer	PZN
Hartmann Austausch-Set für Auto-Verbandkästen und -taschen			
1 Packung	beinhaltet alle Erste-Hilfe-Produkte nach DIN 13164 zur Wundversorgung. Verfallsdatum aufgeführt.	7374177	6964733
Hartmann Erste Hilfe Handschuhe			
1 Packung à 4 St.		9000109	3383651
Hartmann Rettungsdecke			
1 Packung	gold/silber für die Erste Hilfe, dient auch als Hitze- und Kälteschutz bei Unfällen aller Art Inhaltsteil nach DIN 13164 für den Verbandkasten, mindestens 160 cm × 210 cm	9000128	8717708
Hartmann Verbandkasten			
1 Packung	entspricht den Anforderungen der EN 471, Klasse 2, Einheitsgröße S-XXL, robustes Twill-Gewebe aus 100 % Polyester, Farbe: fluoreszierendes orange-rot, verpackt im wiederverschließbaren Beutel	7003021	4181406
Hartmann Warnweste			
1 Packung	entspricht den Anforderungen der EN 471, Klasse 2, Einheitsgröße S-XXL, robustes Twill-Gewebe aus 100 % Polyester, Farbe: fluoreszierendes orange-rot, verpackt im wiederverschließbaren Beutel	7003021	4181406

Verbandkästen Hartmann (Fortsetzung)

Artikel	Größe	Stück	Artikel-nummer	PZN
Hartmann Dreiecktücher nach DIN 13168–D, weiß				
DIN 13168–D		1	9385917	3479517
Hartmann Verbandpäckchen: Fixierbinde mit Kompressenauflage nach DIN 13151, steril				
DIN 13151–K	mit Kompresse 60 mm × 80 mm (klein)	1	7808214	1084571
DIN 13151–M	mit Kompresse 80 mm × 100 mm (mittel)	1	7808223	1084588
DIN 13151–G	mit Kompresse 100 mm × 120 mm (groß)	1	7808232	1084594
Hartmann Verbandtücher nach DIN 13152, steril				
DIN 13152–BR	40 cm × 60 cm (klein)	1	7838236	3347098
DIN 13152–A	60 cm × 80 cm (groß)	1	7838245	3347106

7.3 Verbandkästen Holthaus

Produktbeispiel:

Silverstone Verbandkissen gepolstert, mit Reißverschluss

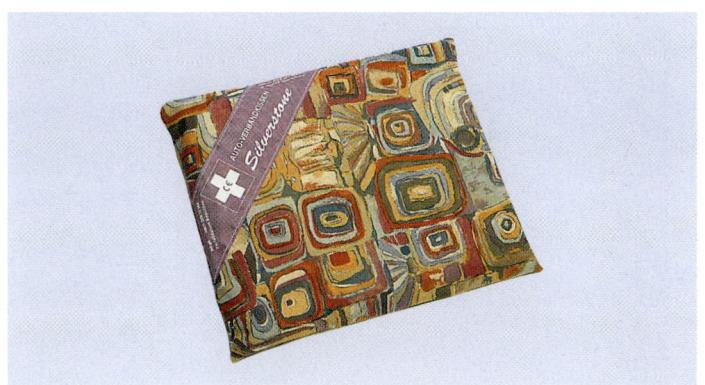

Verbandkästen Holthaus

Artikel	Größe	Farbe	Stück	Sonderinhalt über die DIN-Norm hinaus	Artikel-nummer	PZN
Austauschsets für Verbandkästen/Holthaus						
22-teiliges Refill für DIN 13164 (KFZ)					60165	4760653
44-teiliges Refill für DIN 13157 (Kleinbetriebe)					60155	8813808
88-teiliges Refill für DIN 13169 (Großbetriebe)					60159	8813814
Betriebs-Verbandkästen gefüllt nach DIN 13157/Holthaus						
Office Verbandkasten	26 cm × 17 cm × 9,5 cm	grün	1	integrierte Wandhalterung	62175	702446
Verbandkasten groß	35 cm × 25,5 cm × 10,5 cm	grün	1	aus Stahlblech, lackiert, Gummidichtung, plombiert Wandhalterung gibt es auf Wunsch gesondert	63169	3826729
KFZ-Verbandkästen und -taschen gefüllt nach DIN 13164/Holthaus						
Medical Shop Verbandkasten	26 cm × 17 cm × 8 cm	schwarz/grün	1	nein	62175	328668
Imola Verbandkasten	26 cm × 17 cm × 8 cm	schwarz/weiß/gelb	1	Außenschutzfolie, 5-sprachige Exportausführung: E/F/GB/I/NL	62164	193039
Kombitasche	45 cm × 8,5 cm × 10 cm	rot/blau	1	Nylontasche mit Warndreieck, Außenschutzfolie, Prüfplakette	62200	2572519

Verbandkästen Holthaus (Fortsetzung)

Artikel	Größe	Farbe	Stück	Sonderinhalt über die DIN-Norm hinaus	Artikelnummer	PZN
Kombitasche plus	45 cm × 8,5 cm × 14 cm	rot/blau	1	wie die Kombitasche, zusätzlich Warnweste im Mittelfach	62205	2861433
Monza Verbandtasche	25 cm × 15 cm × 7 cm	rot	1	5-eckige Nylontasche mit Reißverschluß, Außenschutzfolie, praktische Grifflasche, Prüfplakette	62172	8780629
Mini Verbandtasche	19 cm × 12 cm × 8 cm	schwarz	1	Nylontasche mit Reißverschluss und zwei Klettbändern auf der Rückseite, Außenschutzfolie	62173	2749676
Silverstone Verbandkissen	34 cm × 27 cm × 6 cm	bunt	1	gepolstert, mit Reißverschluss	62141	4831620
Medical Shop Rettungsdecke						
Rettungsdecke	160 cm × 210 cm	gold/silber	1	vorgeschrieben für KFZ Verbandkästen und Verbandskästen in Betrieben, verhindert Aus- und Unterkühlung; auch als Hitzeschutz verwendbar	18620	4831583

Verbandkästen Holthaus (Fortsetzung)

Artikel	Größe	Farbe	Stück	Sonderinhalt über die DIN-Norm hinaus	Artikel-nummer	PZN
Motorrad-Verbandtasche gefüllt nach DIN 13167/Holthaus						
AVUS Verbandtasche	21 cm × 14 cm × 3,5 cm	blau	1	weiches Kunstleder, Reißverschluss, Außenschutzfolie	61130	3286669

Verbandkästen Holthaus

Artikel	Größe	Farbe	Stück	Artikelbeschreibung	Artikel-nummer	PZN
Ypsisave Rettungstuch						
Dreieckstuch DIN 13 168-D	90 cm × 90 cm × 127 cm	schwarz	1		15801	3256384
Dreieckstuch DIN 13 168-D	90 cm × 90 cm × 127 cm	weiß	1	geeignet für KFZ-Kästen	15802	3256378
Ypsisave Verbandtuch, steril						
DIN 13152-BR (klein)	40 cm × 60 cm		1	für großflächigen Wunden geeignet, einzeln und steril verpackt	15900	3256349
DIN 13152-A (mittel)	60 cm × 80 cm		1	für großflächigen Wunden geeignet, einzeln und steril verpackt	15902	3256355

Verbandkästen Holthaus (Fortsetzung)

Artikel	Größe	Farbe	Stück	Artikelbeschreibung	Artikel-nummer	PZN
DIN 13152-B (groß)	80 cm × 120 cm	1		für großflächigen Wunden geeignet, einzeln und steril verpackt	15904	3256361
Ypsisave Verbandtuch, steril						
DIN 13151-K (klein)	6 cm × 8 cm	1		elastische Fixierbinde mit Vlieskompresse, einzeln und steril verpackt	15002	3257248
DIN 13151-M (mittel)	8 cm × 10 cm	1		elastische Fixierbinde mit Vlieskompresse, einzeln und steril verpackt	15003	3257254
DIN 13151-G (groß)	10 cm × 12 cm	1		elastische Fixierbinde mit Vlieskompresse, einzeln und steril verpackt	15004	3257260

Teil 3

Verbandmittel für Praxis und Klinik

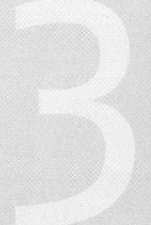

In diesem Teil werden Verbandmittel besprochen, die in Institutionen wie Krankenhäusern oder Altenheimen sowie in der professionellen ambulanten Krankenpflege eingesetzt werden. Diese Verbandmittel werden im Unterschied zu den Verbandmitteln der häuslichen Pflege (Teil 2) meist in typischen „Klinikpackungen" und damit in größeren Mengen angeboten.

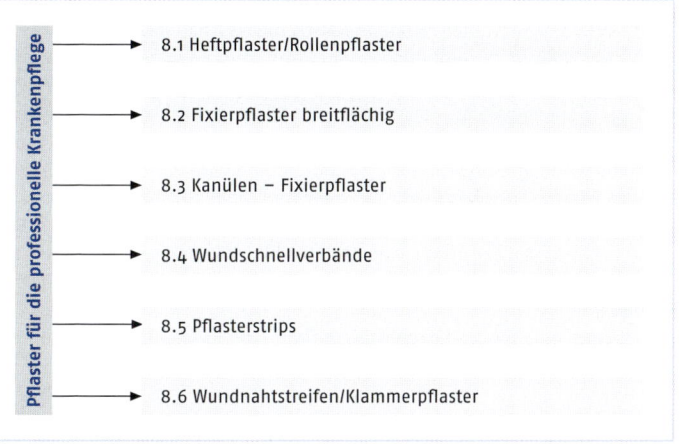

Pflaster für die professionelle Krankenpflege

- 8.1 Heftpflaster/Rollenpflaster
- 8.2 Fixierpflaster breitflächig
- 8.3 Kanülen – Fixierpflaster
- 8.4 Wundschnellverbände
- 8.5 Pflasterstrips
- 8.6 Wundnahtstreifen/Klammerpflaster

8.1   Heftpflaster/Rollenpflaster

Produktbeispiel: Urgofilm®/Urgo

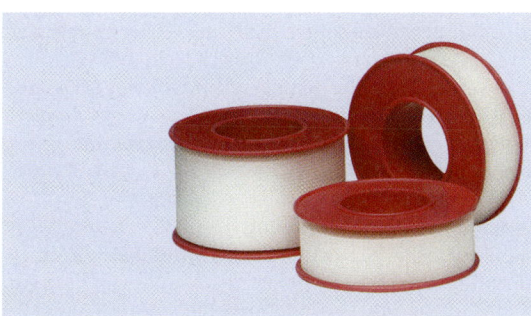

8

Aufbau/Eigenschaften

- Rollenpflaster werden in unterschiedlichen Qualitäten angeboten.
- Am bekanntesten ist das sogenannte *„braune" Rollenpflaster*. Es wird aus wasserabweisender Viskose oder aus Kunstseidentaft hergestellt, besitzt eine hohe Klebekraft und ist außergewöhnlich zugfest. Als Fixierkleber wird hier Zinkoxid-Kautschuk Harz Kleber verwendet.
- *„Weißes" Pflaster* besteht aus wenig dehnbarem Kunstseidentaft. Es ist hautfreundlich, leicht von Hand abreißbar und schmerzlos entfernbar.
- Außerdem werden transparente, *wasserdichte und dehnbare Rollenpflaster* angeboten. Deren Trägermaterial ist eine Polyethylenfolie. Das Trägermaterial ist gut abwaschbar.
- Eine weitere Form sind sehr gut quer und längs reißbare, *perforierte Rollenpflaster*, die ebenfalls aus Polyethylenfolie bestehen. Ihre Haftbarkeit ist nicht so stark, sodass sie atraumatisch entfernt werden können. Sie finden häufig ihre Anwendung bei schmerzempfindlicher, dünner Haut
- Für sehr sensible, allergiebelastete Haut sind *Rollenpflaster auf Baumwollbasis* und aus *Polyester-Viskosevlies* im Handel.

Anwendungsgebiete

Man verwendet Rollenpflaster meist zum Fixieren von Verbänden. Außerdem können damit auch Sonden, Katheter und Kanülen gesichert werden.

Vorsichtsmaßnahmen/Kontraindikationen

- Bei stark behaarten Körperstellen sollten die Haare vorher entfernt werden.
- Um Schmerzen zu vermeiden sollte besonders gut haftendes Pflaster möglichst vorsichtig entfernt werden.
- Bei Allergieverdacht ist es sinnvoll, hautfreundlichere Produkte mit Polyacrylatkleber zu verwenden.

Stellenwert in der modernen Wundversorgung

Um klebende Verbände jeglicher Art an den Rändern vor Ablösung zu schützen sind Rollenpflaster auch in der modernen Wundversorgung gut geeignet.

Großflächigere Abdeckungen werden mit breitflächigen Fixierpflastern oder Folien (siehe Kap. 8.2 und 15.1) durchgeführt.

Produktauswahl

Größen	Stück/Packung	Artikelnummer	PZN
3M™ Micropore™ Vliespflaster/3M medical			
1,25 cm × 9,1 m	24 St.	1530−0	1319732
2,5 cm × 9,1 m	12 St.	1530−1	1319749
5 cm × 9,1 m	6 St.	1530−2	1319755
7,5 cm × 9,1 m	4 St.	1530−3	3187772
1,25 cm × 9,1 m	24 St.	1533−0	1319695
2,5 cm × 9,1 m	12 St.	1533−1	1319703
5 cm × 9,1 m	6 St.	1533−2	1319726
1,25 cm × 9,1 m	24 St.	1535E−0	3187789
2,5 cm × 9,1 m	12 St.	1535E−1	3187795
5 cm × 9,1 m	6 St.	1535E−2	3187803
mit Abroller			
1,25 cm × 5 m	1 St.	1530−0/D	6337930
2,5 cm × 5 m	1 St.	1530−1/D	6337947
3M™ Transpore White™/3M medical			
1,25 cm × 9,1 m	24 St.	1534−0	2520488
2,5 cm × 9,1 m	12 St.	1534−1	2520548
5 cm × 9,1 m	6 St.	1534−2	2520583
3M™ Transpore™/3M medical			
1,25 cm × 9,1 m	24 St.	1527−0	1405360
2,5 cm × 9,1 m	12 St.	1527−1	1405377
5 cm × 9,1 m	6 St.	1527−2	1405383
mit Abroller			
1,25 cm × 5 m	1 St.	1527−0/D	6337918
2,5 cm × 5 m	1 St.	1527−1/D	6337924
Askina® Film/B. Braun			
1,25 cm × 9,1 m	24 Rollen	9081500	7430040
2,5 cm × 9,1 m	12 Rollen	9081518	7430057
Askina® Pore − Vliespflaster/B. Braun			
1,25 cm × 9,1 m	24 Rollen	9081011	7429999
2,5 cm × 9,1 m	12 Rollen	9081020	7430005

8

Produktauswahl (Fortsetzung)

Größen	Stück/Packung	Artikelnummer	PZN
Askina® Silk – Seidenpflaster/B. Braun			
1,25 cm × 5 m	24 Rollen	9080015	7430181
2,5 cm × 5 m	12 Rollen	9080023	7430198
2,5 cm × 5 m	1 Rolle	9080228	7430169
5 cm × 5 m	6 Rollen	9080031	7430206
1,25 cm × 9,1 m	24 Rollen	9080112	7429953
2,5 cm × 9,1 m	12 Rollen	9080120	7429976
Askina® Tex – Textilpflaster/B. Braun			
1,25 cm × 5 m	24 Rollen	9082034	7412237
2,5 cm × 5 m	12 Rollen	9082042	7412243
5 cm × 5 m	6 Rollen	9082050	7412266
Cutiplast®/Smith & Nephew			
5 m × 4 cm	18 Rollen	66001464	2033015
5 m × 6 cm	12 Rollen	66001466	2033021
5 m × 8 cm	9 Rollen	66001468	2033038
Dermaplast®/Paul Hartmann AG			
Classic			
4 cm × 5 m	1 Rolle	535051	3645861
6 cm × 5 m	1 Rolle	535061	3645878
8 cm × 5 m	1 Rolle	535071	3645884
textile elastic			
4 cm × 5 m	1 Rolle	535251	3645890
6 cm × 5 m	1 Rolle	535261	3645909
8 cm × 5 m	1 Rolle	535271	3645915
sensitive			
4 cm × 5 m	1 Rolle	535351	3645921
6 cm × 5 m	1 Rolle	535361	3645938
8 cm × 5 m	1 Rolle	535371	3645944
Elite Rollenpflaster plast/Erena			
1,25 cm × 5 m	1 Rolle	keine Angabe	7540277
2,5 cm × 5 m	1 Rolle	keine Angabe	7540283
5 cm × 5 m	1 Rolle	keine Angabe	7540308
Elite Rollenpflaster silk/Erena			
1,25 cm × 5 m	1 Rolle	keine Angabe	7540389

Produktauswahl (Fortsetzung)

Größen	Stück/Packung	Artikelnummer	PZN
2,5 cm × 5 m	1 Rolle	keine Angabe	7540395
5 cm × 5 m	1 Rolle	keine Angabe	7540403
3M™ Durapore™/3M medical			
1,25 cm × 9,1 m	24 St	1538−0	1593433
2,5 cm × 9,1 m	12 St.	1538−1	1593551
5 cm × 9,1 m	6 St.	1538−2	1593568
7,5 cm × 9,1 m	4 St.	1538−3	keine Angabe
mit Abroller			
1,25 cm × 5 m	1 St.	1538−0/D	6337953
2,5 cm × 5 m	1 St.	1538−1/D	6337976
Leukoderm®/BSN medical			
1,25 cm × 5 m	24 Rollen	46300−00	4835948
2,5 cm × 5 m	12 Rollen	46301−00	4835954
5 cm × 5 m	6 Rollen	46305−00	4835960
Leukofix®/BSN medical			
Anstaltspackung mit Schutzring			
1,25 cm × 5 m	24 Rollen	02121−00	1698586
2,5 cm × 5 m	12 Rollen	02122−00	1698529
5 cm × 5 m	6 Rollen	02124−00	1698600
Anstaltspackung ohne Schutzring			
1,25 cm × 5 m	24 Rollen	02131−00	4593379
2,5 cm × 5 m	12 Rollen	02132−00	4593385
5 cm × 5 m	6 Rollen	02134−00	4593391
Anstaltspackung auf Kunsstoffkern			
1,25 cm × 9,2 m	24 Rollen	02136−00	4593416
2,5 cm × 9,2 m	12 Rollen	02137−00	4593422
5 cm × 9,2 m	6 Rollen	02138−00	4593439
Leukoflex®/BSN medical			
Anstaltspackung mit Schutzring			
1,25 cm × 5 m	24 Rollen	01121−00	0624947
2,5 cm × 5 m	12 Rollen	01122−00	0624953
5 cm × 5 m	6 Rollen	01124−00	1155012
Anstaltspackung ohne Schutzring			
1,25 cm × 5 m	24 Rollen	01131−00	4593445

8

Produktauswahl (Fortsetzung)

Größen	Stück/Packung	Artikelnummer	PZN
2,5 cm × 5 m	12 Rollen	01132–00	4593451
5 cm × 5 m	6 Rollen	01134–00	4593468
Leukoplast®/BSN medical			
Anstaltspackung mit Schutzring			
1,25 cm × 5 m	24 Rollen	01521–00	0625987
2,5 cm × 5 m	12 Rollen	01522–00	0625993
5 cm × 5 m	6 Rollen	01524–00	0625001
Anstaltspackung ohne Schutzring			
1,25 cm × 5 m	24 Rollen	01531–00	4593474
2,5 cm × 5 m	12 Rollen	01532–00	4593480
5 cm × 5 m	6 Rollen	01534–00	4593497
Anstaltspackung ohne Schutzring			
1,25 cm × 9,2 m	24 Rollen	01536–00	4593505
2,5 cm × 9,2 m	12 Rollen	01537–00	4593511
5 cm × 9,2 m	6 Rollen	01539–00	4593528
Leukoplast® hospital Anstaltspackung ohne Schutzring			
1,25 cm × 9,2 m	24 Rollen	01756–00	4593534
2,5 cm × 9,2 m	12 Rollen	01757–00	4593540
5 cm × 9,2 m	6 Rollen	01758–00	4593557
Leukoplast® wasserfest/BSN medical			
Anstaltspackung mit Schutzring			
1,25 cm × 5 m	24 Rollen	02321–00	0626142
2,5 cm × 5 m	12 Rollen	02322–00	0626159
5 cm × 5 m	6 Rollen	02324–00	0626165
Leukopor®/BSN medical			
Anstaltspackung mit Schutzring			
1,25 cm × 5 m	24 Rollen	02471–00	1698793
2,5 cm × 5 m	12 Rollen	02472–00	1698801
5 cm × 5 m	6 Rollen	02474–00	1698818
Anstaltspackung ohne Schutzring			
1,25 cm × 5 m	24 Rollen	02481–00	4593563
2,5 cm × 5 m	12 Rollen	02482–00	4593586
5 cm × 5 m	6 Rollen	02484–00	4593592

Produktauswahl (Fortsetzung)

Größen	Stück/Packung	Artikelnummer	PZN
Anstaltspackung auf Kunststoffkern			
1,25 cm × 9,2 m	24 Rollen	02453–00	4593600
2,5 cm × 9,2 m	12 Rollen	02454–00	4593617
5 cm × 9,2 m	6 Rollen	02455–00	4593623
Leukosilk®/BSN medical			
Anstaltspackung mit Schutzring			
1,25 cm × 5 m	24 Rollen	01021–00	0626219
2,5 cm × 5 m	12 Rollen	01022–00	0626225
5 cm × 5 m	6 Rollen	01024–00	0626231
Anstaltspackung ohne Schutzring			
1,25 cm × 5 m	24 Rollen	01031–00	4593646
2,5 cm × 5 m	12 Rollen	01032–00	4593652
5 cm × 5 m	6 Rollen	01034–00	4593669
Anstaltspackung ohne Schutzring			
1,25 cm × 9,2 m	24 Rollen	09566–00	4593675
2,5 cm × 9,2 m	12 Rollen	09567–00	4593681
5 cm × 9,2 m	6 Rollen	09569–00	4593698
Omnifilm®/Paul Hartmann AG			
Kunststoffspule			
1,25 cm × 5 m	1 Spule	9005204	7687164
2,5 cm × 5 m	1 Spule	9005213	7579960
5 cm × 5 m	1 Spule	9005222	7579977
1,25 cm × 9,2 m	5 Spulen	9005856	7687170
2,5 cm × 9,2 m	5 Spulen	9005865	7687187
5 cm × 9,2 m	2 Spulen	9005874	7687193
Omniplast®/Paul Hartmann AG			
Kunststoffspule			
1,25 cm × 5 m	1 Spule	9005301	2091366
2,5 cm × 5 m	1 Spule	9005311	2091372
5 cm × 5 m	1 Spule	9005329	2091389
1,25 cm × 9,2 m	5 Spulen	9005702	3756388
2,5 cm × 9,2 m	5 Spulen	9005711	3756394
5 cm × 9,2 m	2 Spulen	9005721	3756402

8

Produktauswahl (Fortsetzung)

Größen	Stück/Packung	Artikelnummer	PZN
Omnipor®/Paul Hartmann AG			
Kunststoffspule			
1,25 cm × 5 m	1 Spule	9005503	7687112
2,5 cm × 5 m	1 Spule	9005512	7687129
5 cm × 5 m	1 Spule	9005521	7579954
1,25 cm × 9,2 m	5 Spulen	9005803	7687135
2,5 cm × 9,2 m	5 Spulen	9005811	7687141
5 cm × 9,2 m	2 Spulen	9005829	7687158
Omnisilk®/Paul Hartmann AG			
Kunststoffspule			
1,25 cm × 5 m	1 Spule	9005007	2091254
2,5 cm × 5 m	1 Spule	9005014	2091260
5 cm × 5 m	1 Spule	9005025	2091277
1,25 cm × 9,2 m	5 Spulen	9005757	3756419
2,5 cm × 9,2 m	5 Spulen	9005766	3756425
5 cm × 9,2 m	2 Spulen	9005775	3756431
Porofix® Heftpflaster/Lohmann & Rauscher			
Kunststoff Knipsspule			
1,25 cm × 5 m	1 St.	34310	3277021
2,5 cm × 5 m	1 St.	34311	3277038
5 cm × 5 m	1 St.	34312	3277044
Rudafix®/Noba			
mit Seitenscheiben			
1,25 cm × 9,14 m	10 Rollen	070181	7092471
2,5 cm × 9,14 m	10 Rollen	070182	7092488
5 cm × 9,14 m	10 Rollen	070185	7092494
ohne Seitenscheiben			
1,25 cm × 9,14 m	24 Rollen	070191	0031331
2,5 cm × 9,14 m	12 Rollen	070192	0031348
5 cm × 9,14 m	6 Rollen	070195	0031354
Rudaflex®/Noba			
1,25 cm × 5 m	10 Rollen	070291	7092502
2,5 cm × 5 m	10 Rollen	070292	7092519
5 cm × 5 m	10 Rollen	070525	7092525

Produktauswahl (Fortsetzung)

Größen	Stück/Packung	Artikelnummer	PZN
Rudaplasto®/Noba			
mit Seitenscheiben, weiß			
1,25 cm × 5 m	10 Rollen	070351	7092531
2,5 cm × 5 m	10 Rollen	070352	7092548
5 cm × 5 m	10 Rollen	070355	7092554
1,25 cm × 9,14 m	24 Rollen	070391	0031360
2,5 cm × 9,14 m	12 Rollen	070392	0031377
5 cm × 9,14 m	6 Rollen	070395	1985937
mit Seitenscheiben, braun			
1,25 cm × 9,14 m	24 Rollen	070371	1997627
2,5 cm × 9,14 m	12 Rollen	070372	1997739
5 cm × 9,14 m	6 Rollen	070375	1997745
Rudaporo®/Noba			
mit Seitenscheiben			
1,25 cm × 9,14 m	10 Rollen	070481	7092560
2,5 cm × 9,14 m	10 Rollen	070482	7092577
5 cm × 9,14 m	10 Rollen	070485	7092583
ohne Seitenscheiben			
1,25 cm × 9,14 m	24 Rollen	070491	0427974
2,5 cm × 9,14 m	12 Rollen	070492	0408005
5 cm × 9,14 m	6 Rollen	070495	0428011
Rudasilk®/Noba			
mit Seitenscheiben			
1,25 cm × 9,14 m	10 Rollen	070581	7092608
2,5 cm × 9,14 m	10 Rollen	070582	7092614
5 cm × 9,14 m	10 Rollen	070585	7092620
ohne Seitenscheiben			
1,25 cm × 9,14 m	24 Rollen	070591	1437319
2,5 cm × 9,14 m	12 Rollen	070592	1437325
5 cm × 9,14 m	6 Rollen	070595	1437331
Silkafix® Heftpflaster/Lohmann & Rauscher			
Kunststoff Knipsspule			
1,25 cm × 5 m	1 St.	34324	3277050
2,5 cm × 5 m	1 St.	34325	3277067
5 cm × 5 m	1 St.	34326	326878 9

8

Produktauswahl (Fortsetzung)

Größen	Stück/Packung	Artikelnummer	PZN
auf Pappkern			
2,5 cm × 5 m	1 St.	34377	4860283
1,25 cm × 9,2 m	1 St.	34327	4860314
2,5 cm × 9,2 m	1 St.	34328	4860320
5 cm × 9,2 m	1 St.	34329	4860337
Urgofilm®/Urgo			
mit Schutzring			
1,25 cm × 5 m	1 St.	501878	3726631
2,5 cm × 5 m	1 St.	501880	3726648
ohne Schutzring			
1,25 cm × 5 m	12 St.	511471	0299944
2,5 cm × 5 m	12 St.	511472	0299950
5 cm × 5 m	6 St.	511473	0299967
1,25 cm × 9 m	12 St.	511474	0299973
2,5 cm × 9 m	12 St.	511475	0299996
Urgoplast®/Urgo			
mit Schutzring			
1,25 cm × 5 m	1 St.	501711	2718552
2 cm × 5 m	1 St.	501712	2718569
2,5 cm × 5 m	1 St.	501721	3033750
ohne Schutzring			
1,25 cm × 5 m	12 St.	511458	0299826
2,5 cm × 5 m	12 St.	511459	0299832
5 cm × 5 m	6 St.	511460	0299849
1,25 cm × 9 m	12 St.	511461	0299855
2,5 cm × 9 m	12 St.	511462	0299861
Urgopore®/Urgo			
mit Schutzring			
1,25 cm × 5 m	1 St.	501772	3726631
2,5 cm × 5 m	1 St.	501775	3726648
ohne Schutzring			
1,25 cm × 5 m	12 St.	511465	0299884
2,5 cm × 5 m	12 St.	511466	0299890

Produktauswahl (Fortsetzung)

Größen	Stück/Packung	Artikelnummer	PZN
5 cm × 5 m	6 St.	511467	0299909
1,25 cm × 9 m	12 St.	511468	0299915
2,5 cm × 9 m	12 St.	511469	0299921
Urgosyval®/Urgo			
mit Schutzring			
1,25 cm × 5 m	1 St.	501821	2718641
2 cm × 5 m	1 St.	501822	271865 8
2,5 cm × 5 m	1 St.	501823	2718664
5 cm × 5 m	1 St.	501824	2718670
ohne Schutzring			
1,25 cm × 5 m	12 St.	511450	0299743
2,5 cm × 5 m	12 St.	511451	0299766
5 cm × 5 m	6 St.	511452	0299772
1,25 cm × 9 m	12 St.	511453	0299789
2,5 cm × 9 m	12 St.	511454	0299795
5 cm × 9 m	6 St.	511455	0299803
Ypsiderm®/Holthaus medical			
ohne Schutzring			
1,25 cm × 5 m	1 Spule	40052	0614400
2,5 cm × 5 m	1 Spule	40055	0614417
5 cm × 5 m	1 Spule	40057	0614423
Ypsiplast® starr/Holthaus medical			
mit Schutzring			
1,25 cm × 5 m	1 Spule	40010	3270935
2,5 cm × 5 m	1 Spule	40012	3270941
5 cm × 5 m	1 Spule	40015	3270958
ohne Schutzring			
1,25 cm × 9,14 m	1 Spule	40011	keine PZN
2,5 cm × 9,14 m	1 Spule	40013	keine PZN
5 cm × 9,14 m	1 Spule	40016	keine PZN
Ypsiplast® wasserfest/Holthaus medical			
2,5 cm × 5 m	1 Spule	40022	3270964

8

Produktauswahl (Fortsetzung)

Größen	Stück/Packung	Artikelnummer	PZN
Ypsipor®/Holthaus medical			
mit Schutzring			
1,25 cm × 5 m	1 Spule	40032	3271320
2,5 cm × 5 m	1 Spule	40035	3271337
5 cm × 5 m	1 Spule	40037	4960754
Ypsisilk®/Holthaus medical			
mit Schutzring			
1,25 cm × 5 m	1 Spule	40042	3271389
2,5 cm × 5 m	1 Spule	40045	3271395
5 cm × 5 m	1 Spule	40047	
ohne Schutzring			
1,25 cm × 9,14 m	1 Spule	40043	keine PZN
2,5 cm × 9,14 m	1 Spule	40046	keine PZN
5 cm × 9,14 m	1 Spule	40048	keine PZN

8.2 Fixierpflaster breitflächig

Produktbeispiel: Fixomull®/BSN

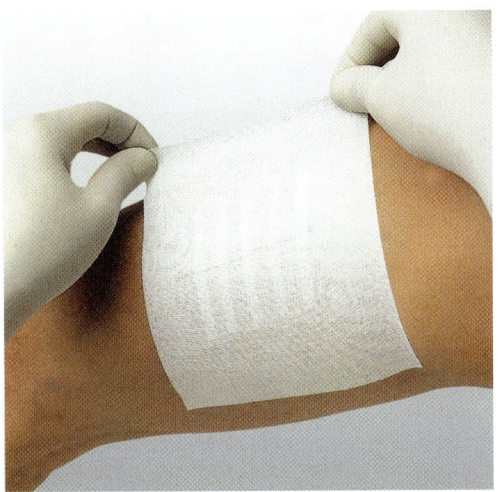

Aufbau/Eigenschaften

- Das weiße Trägermaterial der breitflächigen Fixierpflaster bildet ein Polyester-Vlies, das mit einem hautfreundlichen, leicht abzulösenden Polyacrylatkleber versehen ist.
- Es existieren auch Fixierpflaster mit synthetischem Kautschukkleber.
- Passen sich aufgrund der Dehnbarkeit in Querrichtung allen Körperpartien gut an.
- Sind luftdurchlässig und rückstandslos von der Haut entfernbar.

Anwendungsgebiete

- Zur großflächigen Fixierung von Wundauflagen wie Kompressen oder nichtklebenden Verbandstoffen jeglicher Art.
- Zur Befestigung von Messinstrumenten oder Ableitungsschläuchen o.Ä. am Körper.

8

Vorsichtsmaßnahmen/Kontraindikationen
Breitflächige Fixierpflaster sollten nur ohne großen Zug in Längsrichtung auf die Körperpartien aufgebracht werden, da es sonst zu Spannungsblasen auf der Haut kommen kann. Es schützt nicht vor von außen eindringender Nässe.

Stellenwert in der modernen Wundversorgung
Bei stark exsudierenden Wunden ist ein breitflächiges Fixierpflaster mit herkömmlichen Verbandstoffen wie Saugkompressen ein gut verwendbares Fixiermaterial. Auch zur zusätzlichen Fixierung von modernen Verbandstoffen wie z.B. Hydrokolloiden, Schaumstoffen ist es eine sinnvolle Ergänzung, da es durch die Oberflächenstruktur die Dichtigkeit des Verbandstoffes nicht beeinträchtigt.

Produktauswahl

Größen	Stück/Packung	Artikel-nummer	PZN
3M™ Medipore™ H/3M medical			
5 cm × 5 m	1 Rolle	2862P	7707932
10 cm × 5 m	1 Rolle	2864P	7287453
15 cm × 5 m	1 Rolle	2866P	7287476
5 cm × 10 m	1 Rolle	2991/1	0225704
10 cm × 10 m	1 Rolle	2991/2	0225710
15 cm × 10 m	1 Rolle	2991/3	0225727
20 cm × 10 m	1 Rolle	2991/4	0225733
Askina® Fix – Hypoallergenes Fixiervlies/B.Braun			
15 cm × 2 m	1 St.	9083006	7412272
5 cm × 10 m	1 St.	9083014	7412289
10 cm × 10 m	1 St.	9083022	7412295
15 cm × 10 m	1 St.	9083030	7412303
20 cm × 10 m	1 St.	9083049	7412326
Curafix®/Lohmann & Rauscher			
15 cm × 2 m	1 St./36 St.	30297	3349039
5 cm × 10 m	1 St./30 St.	30300	2163344
10 cm × 10 m	1 St./24 St.	30301	2163350
15 cm × 10 m	1 St./16 St.	30302	2163367

Produktauswahl (Fortsetzung)

Größen	Stück/Packung	Artikel-nummer	PZN
20 cm × 10 m	1 St./12 St.	30303	2163373
30 cm × 10 m	1 St./6 St.	30304	2163396
Curafix® H/Lohmann & Rauscher			
15 cm × 2 m	1 St./72 St.	30340	7299634
5 cm × 10 m	1 St./36 St.	30341	7299640
10 cm × 10 m	1 St./45 St.	30342	7299657
15 cm × 10 m	1 St./30 St.	30343	7299663
20 cm × 10 m	1 St./24 St.	30344	7299686
30 cm × 10 m	1 St./15 St.	30345	7299692
Cutifix®Strech/Smith & Nephew			
5 cm × 10 m	1 Rolle	66000950	4968750
10 cm × 10 m	1 Rolle	66000951	4968773
15 cm × 10 m	1 Rolle	66000952	4968827
20 cm × 10 m	1 Rolle	66000953	4968827
Fixomull®/BSN medical			
15 cm × 2 m	1 Rolle	02107−01	1859598
5 cm × 10 m	1 Rolle	02105−01	1945949
10 cm × 10 m	1 Rolle	02110−01	1598695
15 cm × 10 m	1 Rolle	02111−01	1598703
20 cm × 10 m	1 Rolle	02112−01	1598726
30 cm × 10 m	1 Rolle	02113−01	1843628
Fixomull® stretch/BSN medical			
10 cm × 2 m	1 Rolle	70022−00	8441442
15 cm × 2 m	1 Rolle	02033−00	4539500
5 cm × 10 m	1 Rolle	09084−00	4539517
10 cm × 10 m	1 Rolle	09085−00	4539523
15 cm × 10 m	1 Rolle	09086−00	4539546
20 cm × 10 m	1 Rolle	09087−00	4539552
30 cm × 10 m	1 Rolle	09088−00	4539569
10 cm × 20 m	1 Rolle	47375−00	4919272
15 cm × 20 m	1 Rolle	47376−00	4919289
20 cm × 20 m	1 Rolle	47377−00	4919295

8

Produktauswahl (Fortsetzung)

Größen	Stück/Packung	Artikel-nummer	PZN
Mefix®/Mölnlyke			
2,5 cm × 10 m	1 Rolle	310250	3042795
5 cm × 10 m	1 Rolle	310500	3042803
Krankenhaussortiment			
10 cm × 10 m	1 Rolle	311000	3042826
15 cm × 10 m	1 Rolle	311500	3042832
Homecaresortiment			
10 cm × 10 m	1 Rolle	311090	4518142
15 cm × 10 m	1 Rolle	311590	4518159
20 cm × 10 m	1 Rolle	312000	3042849
30 cm × 10 m	1 Rolle	313000	3042855
Omnifix® elastic/Paul Hartmann AG			
10 cm × 2 m	1 Rolle	9006011	4377374
2,5 cm × 10 m	2 Rollen	9006062	1316515
5 cm × 10 m	1 Rolle	9006021	0255579
10 cm × 10 m	1 Rolle	9006031	0255585
15 cm × 10 m	1 Rolle	9006041	0255616
20 cm × 10 m	1 Rolle	9006051	0255622
30 cm × 10 m	1 Rolle	9006071	1316509
Rudavlies®/Noba			
gerollt			
5 cm × 10 m	1 Rolle	070105	7092413
10 cm × 10 m	1 Rolle	070110	7092436
15 cm × 10 m	1 Rolle	070115	7092442
20 cm × 10 m	1 Rolle	070120	7092459
30 cm × 10 m	1 Rolle	070130	7092465
Urgoderm® Stretch/Urgo			
10 cm × 5 m	1 Rolle	501701	4805350
5 cm × 10 m	1 Rolle	505686	3157794
10 cm × 10 m	1 Rolle	505687	3033589
15 cm × 10 m	1 Rolle	505688	3033595
20 cm × 10 m	1 Rolle	505689	3033603

Produktauswahl (Fortsetzung)

Größen	Stück/Packung	Artikel-nummer	PZN
Ypsipor® Fixierpflaster/Holthaus medical			
5 cm × 10 m	1 Schachtel	40905	4761204
10 cm × 10 m	1 Schachtel	40910	4761210
15 cm × 10 m	1 Schachtel	40915	4761227
20 cm × 10 m	1 Schachtel	40920	4761233

8

8.3 Kanülen – Fixierpflaster

Produktbeispiel: Curapor® i.v. steril/Lohmann & Rauscher

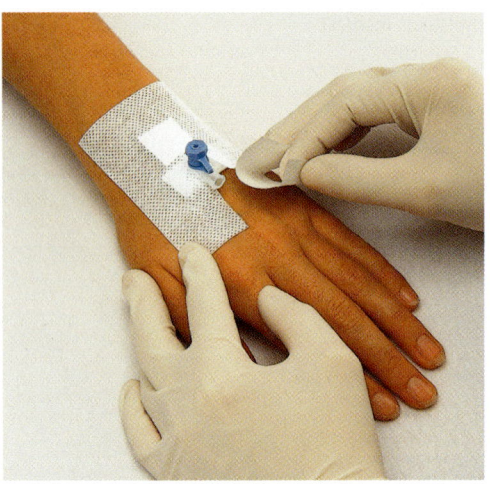

Aufbau/Eigenschaften

- Kanülenpflaster bestehen aus unterschiedlichsten Materialien und haben unterschiedliche Formen.
- Die meisten Kanülenpflaster bestehen aus einem Polyester-Vlies mit einem nichtverklebenden Wundkissen. Sie haften durch einen Polyacrylat- oder synthetischen Kautschuk-Kleber.
- In einigen Kanülen-Fixierpflastern wurde ein *Sichtfenster aus Folie* eingebracht, damit die Punktionsstelle leichter beobachtet werden kann. Meist liegt noch ein keiner Vlies-Pad zur Abpolsterung der Kanüle oder als Tupfer bei.
- Außerdem stehen auch vollflächige *Transparentverbände* zur Verfügung: Sie sind im hohen Maße dicht und können so die Infektionsgefahr durch Keimeindringung von außen mindern.

Gebräuchliche Handelsgrößen

- Einzeln steril eingesiegelt in Packungen zu 50 Stück.
- Gängige Größen: 2,5 × 12,5 cm, 5 × 7 cm und 6 × 8 cm

Anwendungsgebiete

Zur sterilen Fixierung von Butterfly-Kanülen und Venenverweilkanülen.

Vorsichtsmaßnahmen/Kontraindikationen

Auf die Haut unter dem Kanülenfixierverband darf keine Fettsalbe aufgetragen werden, da sich sonst eine feuchte Kammer bildet und der Verband nicht richtig haftet.

Stellenwert in der modernen Wundversorgung

Spezielle Kanülenverbände sind in der Handhabung sehr praktisch. Sie decken Körpereintrittstellen sauber ab. Besonders der Kanülenfixierverband mit integrierter Transparentfolie entspricht allen Grundgedanken der modernen Wundversorgung. Die „Eintrittsstelle" ist einsehbar, geschützt vor Keimen und steril abgedeckt. Zusätzlich herrscht unter der Folie ein physiologisches Wund- bzw. Hautmilieu.

Produktauswahl

Größen	Stück/Packung	Artikel-nummer	PZN
3M™ I.V. – Dressing – Kanülenverband			
6 cm × 8 cm	50 St.	3523	3827444
3M™ Tegaderm™ 1623W Transparentverband			
6 cm × 7 cm	100 St.	1623W	2105513
3M™ Tegaderm™ 1633 I.V. Transparentverband			
6 cm × 8,5 cm	100 St.	1633 IV	4999874
Applica® I.V. 100/Smith & Nephew			
6 cm × 8 cm	50 St.	66047717	4393798
Askina® Soft i.v./B.Braun			
6 cm × 8 cm	50 St.	9086919	0427738
Cosmopor® i.v./Paul Hartmann AG			
6 cm × 8 cm	50 St.	9008054	1798968

8

Produktauswahl (Fortsetzung)

Größen	Stück/Packung	Artikel-nummer	PZN
Curafix® i.v. control/Lohmann & Rauscher			
9 cm × 8 cm	50 St.	30200	1320563
Curagard® Kanülenfixierpflaster/Lohmann & Rauscher			
Curagard SP, Omegaform für E.			
7,5 cm × 6,5 cm	100 St./500 St.	30117	1657765
Curagard JR Omegaform für K.			
4 cm × 6,5 cm	100 St./500 St.	30116	1657759
Curagard AP rechteckig			
7 cm × 6 cm	100 St./500 St.	30115	1657676
Curagard TPN rechteckig			
13 cm × 10 cm	25 St./150 St.	30118	1657771
Curapor® i.v. steril/Lohmann & Rauscher			
6,5 cm × 8,8 cm	50 St./400 St.	30520	7654868
Leukomed® I.V./BSN medical			
5,8 cm × 8 cm	50 St.	72389–00	4535703
Leukomed® I.V. film/BSN medical			
5,8 cm × 8 cm	50 St.	72390–00	4535726
Mepore® IV/Mölnlyke			
5,5 cm × 5 cm	100 St.	274000	2381029
8 cm × 9 cm	70 St.	274200	2381041
10 cm × 11 cm	70 St.	274400	2381288
Opsite® IV/Smith & Nephew			
standard			
10 cm × 20 cm	50 St.	4649	0495450
Einhandapplikation			
5 cm × 6 cm port	100 St.	66004011	0019399
6 cm × 7 cm	100 St.	4007	7478153
7 cm × 9 cm port	100 St.	4006	7498902
9 cm × 12 cm port	50 St.	66004009	0232615
10 cm × 12 cm	50 St.	4008	7478176
10 cm × 12 cm	10 St.	66004005	3412329
Window frame			
6 cm × 7 cm	100 St.	59410082	1346309
10 cm × 12 cm	50 St.	59410882	1346315

Produktauswahl (Fortsetzung)

Größen	Stück/Packung	Artikel-nummer	PZN
Porofix®, Curafix® classic Kanülenfixierpflaster/ Lohmann & Rauscher			
2,5 cm × 12,5 cm	20 St./2000 St.	30102	2429629
Porofix®, Kanülenset/Lohmann & Rauscher			
2 à 2,5 cm × 10 cm, 1 à 1,3 cm × 10 cm	50 Pck./300 Pck.	30171	8710586
Rudaven® plus/Noba			
6 cm × 8 cm	50 St.	071186	0031414
Rudaven® transparent/Noba			
6 cm × 8 cm	50 St.	072286	0031437
Urgo® Kanülenpflaster/Urgo			
ohne Wundkissen			
53 mm × 70 mm	50 Peelbeutel	510525	4640127
mit Wundkissen			
53 mm × 70 mm	25 Peelbeutel	510526	7237834
Ypsipor Kanülenpflaster/Holthaus medical			
9 cm × 6 cm	20 St.	40960	1259651
8 cm × 6,5 cm	50 St.	40950	1681255

8

8.4 Wundschnellverbände

Produktbeispiel: Cutiplast®/Smith & Nephew

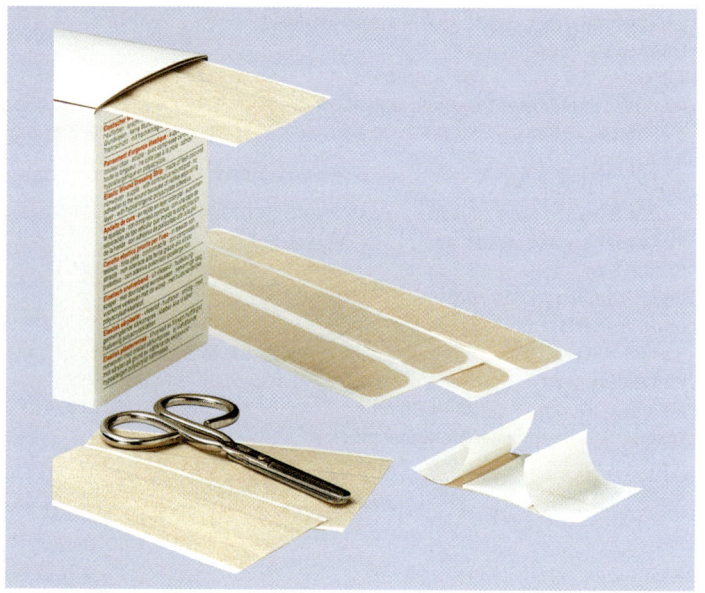

Aufbau/Eigenschaften

- Wundschnellverbände bestehen aus einem Trägermaterial aus Textil- oder aus Kunststoffklebeband, das auf ein Stück saugende Wundauflage aufgebracht ist.
- Im Handel erhältlich sind "*braune" Pflaster* aus Baumwolle oder Pflaster aus Viskose mit einem Zinkoxid-Kautschuk-Harz-Kleber (latexhaltig), aber auch *„weiße" Pflaster* aus Polyester – Vlies mit Polyacrylatkleber.
- Die meisten Wundschnellverbände besitzen zur Wunde hin eine Vliesbeschichtung (siehe Kap. 11.2), die verhindert, dass die Wunde mit dem Verband verklebt.
- Nachteilig ist, dass sie längsseitig an dem Wundkissen offen sind und so leicht Schmutz eindringen kann.

Gebräuchliche Handelsgrößen

- Wundschnellverbände werden einzeln und als unsterile Meterware mit 25 bis 500 cm Länge, meist in Breiten von 4, 6 und 8 cm angeboten. Diese Meterware kann auf die gewünschte Länge abgeschnitten werden und ist daher flexibel einsetzbar.
- *Fertige Wundschnellverbände* müssen nicht extra zugeschnitten werden. Gängige Einzelgrößen sind 2 × 4 cm und 2 × 6 cm mit mittig liegendem Wundkissen.

Anwendungsgebiete

- Zum Abdecken kleinerer Verletzungen.
- Für eine notfallmäßige Wundversorgung konzipiert.

Vorsichtsmaßnahmen/Kontraindikationen

- Nicht auf stark behaarte Körperstellen aufbringen, da das Entfernen des Pflasters dann schmerzhaft wäre.
- Bei Allergieverdacht durch hautfreundlichere Produkte mit Polyacrylatklebern ersetzen.
- Nicht auf stark verschmutzte und feuchte Haut aufbringen.
- Nicht bei chronischen Wunden anwenden.

Stellenwert in der modernen Wundversorgung

Wundschnellverbände werden in der modernen Wundversorgung nur bei akuten kleineren Verletzungen eingesetzt.

Produktauswahl

Größen	Stück/Packung	Artikel-nummer	PZN
Askina® Med unsteril/B. Braun			
4 cm × 5 m	1 St.	9088008	7412059
6 cm × 5 m	1 St.	9088016	7412065
Askina® Soft unsteril/B. Braun			
6 cm × 1 m	1 St.	9086013	7412094
8 cm × 1 m	1 St.	9086021	7412102
4 cm × 5 m	1 St.	9086030	7412119
6 cm × 5 m	1 St.	9086048	7412125
8 cm × 5 m	1 St.	9086056	7412131

8

Produktauswahl (Fortsetzung)

Größen	Stück/Packung	Artikel-nummer	PZN
Cosmopor® Strip/Paul Hartmann AG			
4 cm × 10 cm	10 St.	9009602	2784448
6 cm × 10 cm	10 St.	9009612	2784454
8 cm × 10 cm	10 St.	9009622	2784483
4 cm × 5 m	1 Rolle	9009632	2784508
6 cm × 5 m	1 Rolle	9009642	2784520
8 cm × 5 m	1 Rolle	9009652	2784537
Covermed®/BSN medical			
4 cm × 5 m	1 Rolle	72151−00	4110949
6 cm × 5 m	1 Rolle	72152−00	4110955
8 cm × 5 m	1 Rolle	72153−00	4110961
Curaplast ® sensitiv Wundschnellverband/ Lohmann & Rauscher			
4 cm × 5 m	1 St./36 St.	30616	7366796
6 cm × 5 m	1 St./40 St.	30617	7366804
8 cm × 5 m	1 St./24 St.	30618	7366810
Cutiplast®/Smith & Nephew			
4 cm × 5 m	18 × 1 Rolle	66001464	2033015
6 cm × 5 m	12 × 1 Rolle	66001466	2033021
8 cm × 5 m	9 × 1 Rolle	66001468	2033038
DermaPlast®/Paul Hartmann AG			
Classic			
4 cm × 5 m	1 Rolle	5350511	3645861
6 cm × 5 m	1 Rolle	5350611	3645878
8 cm × 5 m	1 Rolle	5350711	3645884
textile elastic			
4 cm × 5 m	1 Rolle	5352511	3645890
6 cm × 5 m	1 Rolle	5352611	3645909
8 cm × 5 m	1 Rolle	5352711	3645915
sensitive			
4 cm × 5 m	1 Rolle	5353511	3645921
6 cm × 5 m	1 Rolle	5353611	3645938
8 cm × 5 m	1 Rolle	5353711	3645944

Produktauswahl (Fortsetzung)

Größen	Stück/Packung	Artikel-nummer	PZN
Hansaplast®/BSN medical			
Classic			
4 cm × 5 m	32 × 1 Rolle	01291–00	7577553
6 cm × 5 m	24 × 1 Rolle	01292–00	7577576
8 cm × 5 m	20 × 1 Rolle	01293–00	7577582
textile elastic			
4 cm × 5 m	32 × 1 Rolle	02684–00	7577607
6 cm × 5 m	24 × 1 Rolle	02686–00	7577613
8 cm × 5 m	20 × 1 Rolle	02688–00	7577636
Universal Water resistant, latexfrei			
6 cm × 5 m	24 × 1 Rolle	45914–00	1215300
Soft, latexfrei			
4 cm × 5 m	32 × 1 Rolle	02397–00	0757884
6 cm × 5 m	24 × 1 Rolle	02398–00	0757890
8 cm × 5 m	20 × 1 Rolle	02399–00	0757909
Nexacare comfort./3M			
10 cm × 6 cm	10 Streifen	N1170B	2859258
Rudamed®/Noba			
elastisch			
4 cm × 5 m	1 Rolle	080504	7092838
6 cm × 5 m	1 Rolle	080506	7092844
8 cm × 5 m	1 Rolle	080508	7092850
light			
4 cm × 5 m	1 Rolle	082504	7092904
6 cm × 5 m	1 Rolle	082506	7092910
8 cm × 5 m	1 Rolle	082508	7092927
soft			
4 cm × 5 m	1 Rolle	081504	7092867
6 cm × 5 m	1 Rolle	081506	7092873
8 cm × 5 m	1 Rolle	081508	7092896
standard			
4 cm × 5 m	1 Rolle	083504	7092933
6 cm × 5 m	1 Rolle	083506	7092956
8 cm × 5 m	1 Rolle	083508	7092962

8

Produktauswahl (Fortsetzung)

Größen	Stück/Packung	Artikel-nummer	PZN
Urgomulti®/Urgo			
4 cm × 5 m	1 Spender	502979	8422108
6 cm × 5 m	1 Spender	502980	8422114
8 cm × 5 m	1 Spender	502978	8422120
Urgosoft®/Urgo			
4 cm × 5 m	1 Spender	502958	7563284
6 cm × 5 m	1 Spender	502957	7563290
8 cm × 5 m	1 Spender	502956	7563309
6 cm × 1 m	OP à 1 St.	510182	7563261
8 cm × 1 m	OP à 1 St.	510183	7563278
Urgoplast®/Urgo			
4 cm × 5 m	1 Spender	502981	3033721
6 cm × 5 m	1 Spender	502982	3033738
8 cm × 5 m	1 Spender	502983	3033744
Ypsiplast®/Holthaus medical			
elastisch			
4 cm × 5 m	1 Rolle	40254	3271076
6 cm × 5 m	1 Rolle	40256	3271082
8 cm × 5 m	1 Rolle	40258	3271024
starr			
4 cm × 5 m	1 Rolle	40154	3271001
6 cm × 5 m	1 Rolle	40156	3271018
8 cm × 5 m	1 Rolle	40158	3271024
wasserfest			
4 cm × 5 m	1 Rolle	40354	3271107
6 cm × 5 m	1 Rolle	40356	3271113
8 cm × 5 m	1 Rolle	40358	3271136
Ypsipor®/Holthaus medical			
4 cm × 5 m	1 Rolle	40264	3271343
6 cm × 5 m	1 Rolle	40266	3271366
8 cm × 5 m	1 Rolle	40268	3271372

8.5 Pflasterstrips

Produktbeispiel: Urgo® Plasterstrips

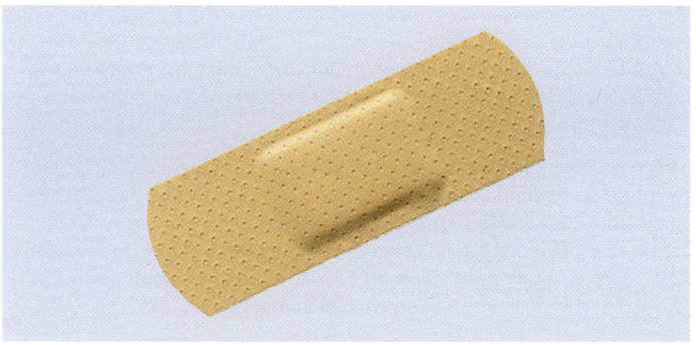

Aufbau/Bestandteil/Eigenschaftene

- Pflasterstrips sind einzeln eingesiegelte Schnellverbände mit zentralem Wundkissen aus Vlies, Viskose oder Zellstoffmull, die mit einem Polymervlies abgedeckt sein können, sodass sie möglichst nicht mit der Wunde verkleben.
- Das Wundkissen wird komplett mit einem Kleberand umschlossen. Von den Seiten kann kein Schmutz in den Verband bzw. in die Wunde eindringen.
- Pflasterstrips aus *Vliesstoff* sind anschmiegsam und verursachen selten Hautreizungen.
- Der Kleberand besteht überwiegend aus einem hypoallergenen Polyacrylatkleber.

Gebräuchliche Handelsgrößen

Es werden durch die Hersteller verschiedenste Produkte für jede Wundgröße und Belastung angeboten wie wasserdichte (siehe Kap. 5.3), oder atmungsaktive Strips sowie Produkte für Kinder (siehe Kap. 5.4).

8

Anwendungsgebiete

- Zur raschen Versorgung kleinerer Verletzungen bzw. oberflächlicher Wunden aller Art.
- Gut einsetzbar in der postoperativen Wundversorgung z.B. zur Abdeckung der Wundnähte.
- Pflasterstrips mit *silberhaltigem Wundkissen* werden bei Wunden (z.B. Schürfwunden, verschmutze Wunden) angewendet, um einer evtl. Infektionsentstehung vorzubeugen.

Strips mit *aluminiumbedampfter Oberfläche* sind bei länger anhaltenden leicht sezernierenden Verletzungen gut einsetzbar, um ein Ankleben bzw. Antrocknen der Pflasterstrips mit der Wunde zu vermeiden. Auch für schmerzempfindliche Kunden und bei sehr empfindlicher dünner Haut (z.B. „Cortisonhaut") sind diese Pflaster zu empfehlen, da der Pflasterwechsel schmerzarm und hautschonend möglich ist.

Vorsichtsmaßnahmen/Kontraindikationen

- Nicht auf verschmutzte und feuchte Haut aufbringen (schlechte Haftung, steigende Infektionsgefahr).
- Die Umgebung von Verletzungen, welche mit Desinfektionsmitteln oder Wasser gereinigt wurden, sollten vor dem Aufbringen des Pflasterstrips etwas getrocknet werden. Dies kann mit einer Mullkompresse oder mit einem sauberen Taschentuch erfolgen.
- Bei stärkerer Beanspruchung oder Nässe (Ausnahme: Pflasterstrips mit wasserabweisender Oberfläche!), können sie sich leicht ablösen und müssen häufig erneuert werden.

Stellenwert in der modernen Wundversorgung

Pflasterstrips haben den Vorteil, dass sie immer schnell zur Hand sind und nicht extra zugeschnitten werden müssen.

Sie besitzen nur eine beschränkte Saugkapazität und können im Gegensatz zu den meisten modernen sekundären Wundprodukten die Wundoberfläche austrocknen. Für die genannten Indikationen sind Pflasterstrips auch im Zeitalter der modernen Wundversorgung eine ausreichende Alternative. Dabei ist aber immer zu bedenken, dass moderne Verbandstoffe wie Hydrokolloide, Schaumstoffe oder Folien vor allem bei Haut, die zu Vernarbungen neigt, bessere kosmetische Ergebnisse liefern.

Produktauswahl

Größen	Stück/Packung	Artikel-nummer	PZN
Askina® soft steril/B. Braun			
5 cm × 7,5 cm	50 St.	9086480	8711137
9 cm × 5 cm	50 St.	9086501	6645896
9 cm × 10 cm	50 St.	9086510	6645904
9 cm × 15 cm	40 St.	9086528	6645910
9 cm × 20 cm	30 St.	9086536	6645927
9 cm × 25 cm	30 St.	9086544	6645933
9 cm × 30 cm	30 St.	9086552	6645956
Cosmopor® steril/Hartmann			
7,2 cm × 5 cm	50 St.	9008004	4302005
15 cm × 6 cm	25 St.	9008041	4302028
10 cm × 8 cm	25 St.	9008061	4302034
15 cm × 8 cm	25 St.	9008086	4302040
20 cm × 8 cm	25 St.	9008102	4302057
20 cm × 10 cm	25 St.	9008121	4302063
25 cm × 10 cm	25 St.	9008141	4302086
35 cm × 10 cm	25 St.	9008161	4302092
Curapor®/Lohmann & Rauscher			
7 cm × 5 cm	5 St./100 St.	30504	8725837
10 cm × 8 cm	5 St./100 St.	30505	8725843
10 cm × 8 cm	50 St./300 St.	30511	7299597
10 cm × 15 cm	50 St./300 St.	30512	7299605
10 cm × 20 cm	50 St./300 St.	30513	7299611
10 cm × 25 cm	50 St./250 St.	30514	7299628
10 cm × 30 cm	50 St./250 St.	30 515	7339339
Curaplast® sensitiv Pflasterstrips/Lohmann & Rauscher			
Großpackung			
2,5 cm × 7,2 cm	1 Pck. à 500 St.	30631	1240427
rund ⌀ 2,3 cm	Rolle mit 100 St.	30626	7632921
Cutiplast®/Smith & Nephew			
7,2 cm × 5 cm	100 St.	66001478	2407823
10 cm × 8 cm	50 St.	66001473	2351614
15 cm × 8 cm	50 St.	66001474	2351620

8

Produktauswahl (Fortsetzung)

Größen	Stück/Packung	Artikel-nummer	PZN
20 cm × 10 cm	50 St.	66001475	2351637
25 cm × 10 cm	50 St.	66001476	2351643
30 cm × 10 cm	50 St.	66001477	2351666
7,2 cm × 5 cm	5 St.	66076825	8436932
10 cm × 8 cm	5 St.	66076826	8436949
Hansapor® steril/Smith & Nephew			
7,2 cm × 5 cm	100 St.	66002270	1868640
10 cm × 6 cm	50 St.	66002271	1698712
15 cm × 6 cm	50 St.	66002272	1698729
12,5 cm × 10 cm	50 St.	66002274	7234066
10 cm × 8 cm	50 St.	66002275	1698735
15 cm × 8 cm	50 St.	66002276	1698741
20 cm × 10 cm	50 St.	66002281	1698764
25 cm × 10 cm	50 St.	66002282	1698770
35 cm × 10 cm	50 St.	66002283	1698787
Verschreibungsfähige	**5er-Packung**		
7,2 cm × 5 cm	5 St.	66076834	8436955
10 cm × 8 cm	5 St.	66076835	8436961
Leukomed®/BSN medical			
7,2 cm × 5 cm	50 St.	72380-00	1050690
10 cm × 8 cm	50 St.	72380-01	1050715
15 cm × 8 cm	50 St.	72380-02	1050738
20 cm × 10 cm	50 St.	72380-03	1050827
25 cm × 10 cm	50 St.	72380-04	1050856
30 cm × 10 cm	50 St.	72380-05	1050879
7,2 cm × 5 cm	5 St.	72380-07	1050922
10 cm × 8 cm	5 St.	72380-08	1050939
15 cm × 8 cm	5 St.	72380-09	1050945
20 cm × 10 cm	5 St.	72380-10	1050744
25 cm × 10 cm	5 St.	72380-11	1050721
30 cm × 10 cm	5 St.	72380-12	1050833
3M™ Medipore™ + Pad/3M			
5 cm × 7,2 cm	50 St.	3561E	1681143

Produktauswahl (Fortsetzung)

Größen	Stück/Packung	Artikel-nummer	PZN
6 cm × 10 cm	50 St.	3564 E	1681189
10 cm × 10 cm	25 St.	3566 E	1681203
10 cm × 15 cm	25 St.	3569 E	1681232
10 cm × 20 cm	25 St.	3570 E	1681249
10 cm × 25 cm	25 St.	3571 E	1681284
10 cm × 30 cm	25 St.	3572 E	1603309
10 cm × 35 cm	25 St.	3573 E	1681367
Mepore®/Mölnlycke			
7 cm × 8 cm	40 St.	670700	2839853
11 cm × 10 cm	40 St.	671500	2839882
11 cm × 15 cm	30 St.	671600	2839907
20 cm × 9 cm	30 St.	671100	7272049
25 cm × 9 cm	30 St.	671200	7272055
30 cm × 9 cm	30 St.	671300	7272061
35 cm × 9 cm	30 St.	671400	7272078
Rudavlies® steril/Noba			
7 cm × 5 cm	50 St.	072585	7092666
10 cm × 6 cm	50 St.	072586	0031443
10 cm × 8 cm	50 St.	072587	7092672
12 cm × 10 cm	50 St.	072588	7092689
15 cm × 10 cm	50 St.	072590	7092695
20 cm × 10 cm	50 St.	072591	7092703
25 cm × 10 cm	50 St.	072592	7092726
30 cm × 10 cm	50 St.	072593	7092732
35 cm × 10 cm	50 St.	072595	7092749
Urgo® Active/Urgo			
70 cm × 50 mm	8 Pflaster	518368	0262881
Urgostérile®/Urgo			
53 mm × 70 mm	50 St.	505673	7136168
100 mm × 70 mm	50 St.	505674	7136174
100 mm × 90 mm	50 St.	505675	7136180
150 mm × 90 mm	20 St.	505690	7708073
200 mm × 90 mm	20 St.	505676	770 8096

8

Produktauswahl (Fortsetzung)

Größen	Stück/Packung	Artikel-nummer	PZN
250 mm × 90 mm	20 St.	505677	7708104
300 mm × 90 mm	20 St.	505678	7708110
53 mm × 80 mm	5 St.	505559	4112500
100 mm × 70 mm	5 St.	505560	8437050
150 mm × 90 mm	5 St.	505563	8437067
Ypsipor® steril/Holthaus medical			
7,2 cm × 5 cm	10 St.	40970	6337002
7,2 cm × 5 cm	50 St.	40971	2517701
10 cm × 10 cm	10 St.	40976	6337025
15 cm × 10 cm	10 St.	40977	6337031
20 cm × 10 cm	10 St.	40978	6337048

8.6 Wundnahtstreifen/Klammerpflaster

Produktbeispiel: Leukosan® strip/BSN medical

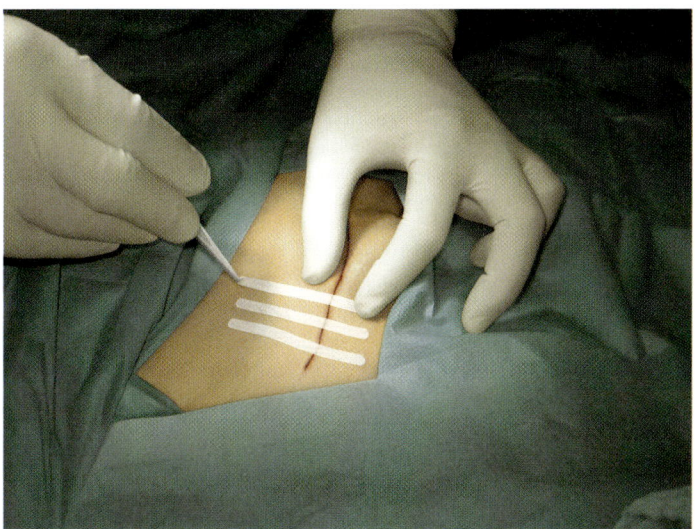

Aufbau/Bestandteile

- Wundnahtstreifen bzw. Klammerpflaster bestehen aus verschiedenartigen, nicht dehnbaren, verstärkten Gewebsstoffen wie Vliesstoff oder Viskose und haften mittels eines Kautschuk- oder Polyacrylatklebers.
- Durch die hohe Zugfestigkeit werden die Wundränder sicher fixiert.
- Die steril eingesiegelten Wundnahtstreifen haben eine gängige Breite von 3, 6 oder 12 mm und eine Länge von 75 mm bis 100 mm.
- Für den OP-Bereich sind auch breitere und längere Wundnahtstreifen erhältlich.
- Wundnahtstreifen/Klammerpflaster sind auch als gefensterte Schnellverbände im Handel.
- Im Wundbereich sind die Streifen häufig mit einer nicht verklebenden Schicht wie z.B. aluminiumbedampfter Folie (siehe Kap. 11.8) benetzt.

8

Anwendungsgebiete

- Zum Verschluss kleinerer Schnitt- und Platzwunden, die andernfalls genäht werden müssten. So kann auf eine schmerzhafte Lokalanästhesie verzichtet werden.
- Bei kleineren chirurgischen Eingriffen, wie z.B. Probeinzisionen als Alternative zur Naht, da typische Nahtmerkmale und Stichkanalentzündungen entfallen.
- Für alle tieferen blutenden Wunden (außer Bisswunden) mit einer Länge über 1 cm. Diese sollten nach entsprechender Wundreinigung mit Wundnahtstreifen oder einer Wundnaht fixiert werden, um die Wundheilung zu beschleunigen und ein besseres kosmetisches Ergebnis zu erzielen.

Vorsichtsmaßnahmen/Kontraindikationen

- Sinnvoll ist die Abdeckung der aufgebrachten Streifen mit Wundschnellverband, Folie, modernem Wundverband wie Hydrokolloid oder Schaumstoff, Kompresse und Mullbinde oder Kompresse und breitflächigem Fixierpflaster.
- Zur optimalen Haftung nur auf trockene und saubere Haut aufbringen.
- Um ein Auseinanderklaffen der Wundränder zu vermeiden, sollte die Wunde 5–10 Tage mit den Klammerpflastern/Wundnahtstreifen fixiert bleiben.
- Die Wundabdeckungen werden je nach Verschmutzung ca. alle 2 Tage gewechselt.

Stellenwert in der modernen Wundversorgung

Es wird ein positiver, kosmetischer Effekt erzielt, da im Narbenbereich die bei einer Naht üblichen Einstichkanäle des Fadens entfallen.

Produktauswahl

Größen	Stück/Packung	Artikel-nummer	PZN
3M™ Steri-Strip™			
3 mm × 75 mm	50 × 5 Streifen	R1540	4586066
6 mm × 75 mm	50 × 3 Streifen	R1541	4586072
6 mm × 38 mm	50 × 6 Streifen	R1542	4586089
6 mm × 102 mm	50 × 10 Streifen	R1546	4586095
12 mm × 102 mm	50 × 6 Streifen	R1547	4586103
25 mm × 127 mm	50 × 4 Streifen	R1548	4586126
12 mm × 50 mm	50 × 6 Streifen	R1549	6309112
3 mm × 75 mm	50 × 5 Streifen	R1540P	3328853
6 mm × 75 mm	50 × 3 Streifen	R1541P	3328876
6 mm × 38 mm	50 × 6 Streifen	R1542P	3211938
6 mm × 102 mm	50 × 10 Streifen	R1546P	3328882
12 mm × 102 mm	50 × 6 Streifen	R1547P	3328899
3M™ Steri-Strip™ S			
20 mm × 35 mm	10 × 1 Strip	18520	0273206
30 mm × 35 mm	10 × 1 Strip	18530	0273229
40 mm × 50 mm	10 × 1 Strip	18541	0276417
50 mm × 50 mm	10 × 1 Strip	18550	0276423
60 mm × 50 mm	10 × 1 Strip	18560	0276446
80 mm × 50 mm	10 × 1 Strip	18580	0276452
3M™ Steri-Strip™ Elastic			
3 mm × 75 mm	50 × 3 Streifen	E4540	7122798
6 mm × 75 mm	50 × 3 Streifen	E4541	7122806
6 mm × 38 mm	50 × 6 Streifen	E4542	7122812
6 mm × 102 mm	50 × 10 Streifen	E4546	7122829
12 mm × 102 mm	50 × 6 Streifen	E4547	7122835
25 mm × 127 mm	50 × 4 Streifen	E4548	7122858
12 mm × 50 mm	50 × 6 Streifen	E4549	7122841
6 mm × 75 mm	50 × 5 Streifen	E4541P	7312702
Askina® Strip – Sterile Hautverschlußstreifen/B. Braun			
12 mm × 102 mm	50 × 6 Streifen	9084045	7430301
3 mm × 76 mm	12 × 5 Streifen	9084053	0666733
6 mm × 76 mm	12 × 3 Streifen	9084061	0666727

8

Produktauswahl (Fortsetzung)

Größen	Stück/Packung	Artikel-nummer	PZN
6 mm × 38 mm	12 × 6 Streifen	9084070	0666756
3 mm × 76 mm	50 × 5 Streifen	9084002	7430212
6 mm × 76 mm	50 × 3 Streifen	9084010	7430229
6 mm × 38 mm	50 × 6 Streifen	9084029	7430235
Curapont® Wundverschluss/Lohmann & Rauscher			
3 mm × 75 mm	5 Streifen	30058	2753850
6 mm × 75 mm	3 Streifen	30059	2753867
6 mm × 100 mm	10 Streifen	30056	0252434
12 mm × 100 mm	6 Streifen	30060	2753873
12 mm × 140 mm	5 Streifen	30057	1590742
Leukosan® SkinLink/BSN medical			
7 mm × 60 mm	4 Streifen	7254200	0832054
12 mm × 76 mm	6 Streifen	7254300	0832060
jeweils + 1 Ampulle Gewebekleber			
Leukostrip®/Smith & Nephew			
Faltschachtel			
38 mm × 4 mm	10 à 8 Streifen	66072954	7610374
76 mm × 6,4 mm	10 à 3 Streifen	66002952	7610380
102 mm × 6,4 mm	10 à 5 Streifen	66072955	7610397
102 mm × 13 mm	10 à 6 Streifen	66002953	7610405
Nahtmaterialbox			
38 mm × 4 mm	50 à 8 Streifen	66002876	3374362
76 mm × 6,4 mm	50 à 3 Streifen	66002878	3374379
102 mm × 6,4 mm	50 à 5 Streifen	66002879	337438 5
102 mm × 13 mm	50 à 6 Streifen	66002880	3374391
102 mm × 26 mm	25 à 4 Streifen	66002881	3374416
Leukostrip® S/Smith & Nephew			
Nahtmaterialbox			
38 mm × 4 mm	50 à 4 Streifen	66002882	8828253
76 mm × 6,4 mm	50 à 3 Streifen	66002883	8828276
Kleinpackung			
38 mm × 4 mm	4 Streifen	66102872	8828247
76 mm × 6,4 mm	3 Streifen		

Produktauswahl (Fortsetzung)

Größen	Stück/Packung	Artikelnummer	PZN
Omnistrip®/Paul Hartmann AG			
3 mm × 7,6 mm	50 × 5 St.	5406813	0761638
6 mm × 38 mm	50 × 6 St.	5406823	0761644
6 mm × 76 mm	50 × 3 St.	5406833	0761650
6 mm × 101 mm	50 × 10 St.	5406843	0761667
12 mm × 101 mm	50 × 6 St.	5406853	0761673
25 mm × 127 mm	50 × 4 St.	5406863	0761696
Porofix® Klammerpflaster/Lohmann & Rauscher			
2,5 cm × 12,5 cm	10 St./1560 St.	30100	0826579
Rudanaht®/Noba			
38 mm × 6 mm	50 × 6 Strips	060406	0031294
75 mm × 3 mm	50 × 6 Strips	060803	0031302
75 mm × 6 mm	50 × 3 Strips	060806	0031319
100 mm × 6 mm	50 × 5 Strips	061006	0031325
100 mm × 12 mm	50 × 6 Strips	061012	7092376
127 mm × 25 mm	50 × 4 Strips	061225	7571533
160 mm × 13 mm	100 × 3 Strips	062613	2063542
Rudastrip®/Noba			
38 mm × 6 mm	50 × 6 Strips	065406	3240911
75 mm × 3 mm	50 × 5 Strips	065803	3240928
75 mm × 6 mm	50 × 3 Strips	065806	3240934
100 mm × 6 mm	50 × 5 Strips	066006	3240940
100 mm × 12 mm	50 × 6 Strips	066012	3240957
125 mm × 25 mm	50 × 4 Strips	066225	3240963
Urgostrips/Urgo			
75 mm × 3 mm	50 × 5 Streifen	505666	8437073
75 mm × 6 mm	50 × 3 Streifen	505667	2717481
100 mm × 6 mm	50 × 10 Streifen	505668	8437096
100 mm × 12,5 mm	50 × 6 Streifen	505669	8437104

8

Verbandstoffe werden zur Fixierung von Wundauflagen verwendet. Die Fixationsmöglichkeit richtet sich nach der Lokalisation der Wunde. Manche Binden haben einen zusätzlichen Stützeffekt.

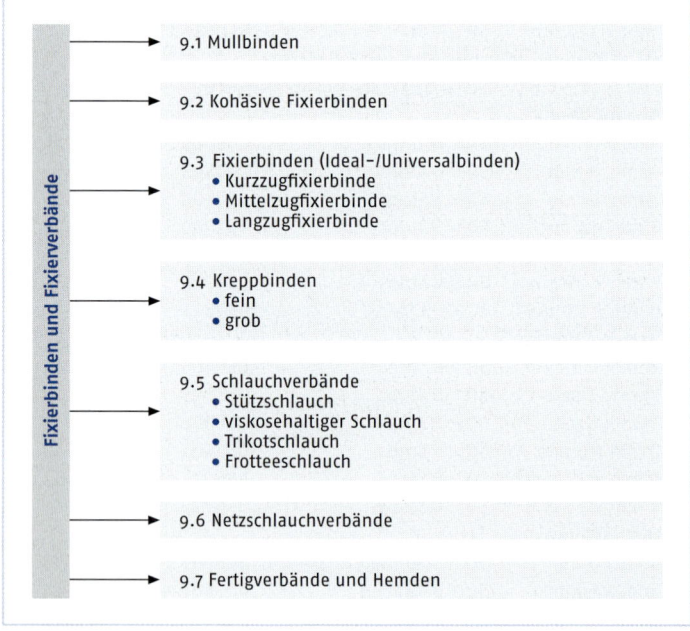

Fixierbinden und Fixierverbände

9.1 Mullbinden

9.2 Kohäsive Fixierbinden

9.3 Fixierbinden (Ideal-/Universalbinden)
- Kurzzugfixierbinde
- Mittelzugfixierbinde
- Langzugfixierbinde

9.4 Kreppbinden
- fein
- grob

9.5 Schlauchverbände
- Stützschlauch
- viskosehaltiger Schlauch
- Trikotschlauch
- Frotteeschlauch

9.6 Netzschlauchverbände

9.7 Fertigverbände und Hemden

9.1 Mullbinden

Produktbeispiel: Elastomull®/BSN medical

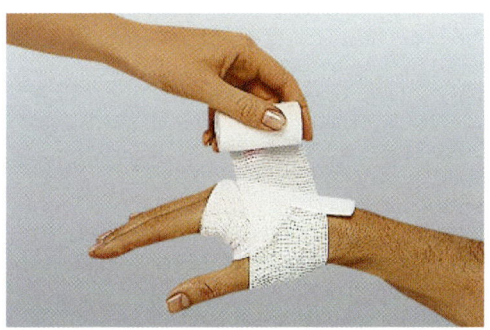

Allgemeiner Aufbau/Eigenschaften
- Mullbinden bestehen hauptsächlich aus Baumwolle und/oder Viskose.
- Elastischen Binden ist zusätzlich Polyamid beigemischt.
- Die Standard-Mullbinde mit gewebten Kanten ist unelastisch.
- Doch es werden auch elastische dehnbare Mullbinden mit überdrehten sog. Kettfäden angeboten, die eine bessere Dehnbarkeit ermöglichen. Durch ihre Längs- und Querelastizität schmiegen sich diese Mullbinden faltenlos an und fixieren ohne einzuschnüren.
- Alle Mullbinden weisen eine gute Haftung der einzelnen Bindentouren durch gekräuselte Webstruktur auf, sind weich und können in beschränktem Maße Wundexsudat aufsaugen.
- Die hohe Luftdurchlässigkeit garantiert eine sehr gute Hautverträglichkeit.

Gebräuchliche Handelsgrößen
- Mullbinden sind grundsätzlich 4 m lang (gedehnt) und in der Breite variabel erhältlich. Gängige Breiten: 4, 6, 8, 10 und 12 cm.
- Meist unsteril einzeln verpackt oder lose in Kartons zu 20 St.

9

Anwendungsgebiete

- Als unsteriles Verbandmittel, für Fixierungen von Wundauflagen aller Art verwendbar.
- Starre unelastische Mullbinden sind geeignet als Trägermaterial von Zinkleimverbänden bzw. zum Überwickeln von Gipsschienen sowie als Notverbände im Rahmen der Ersten Hilfe.
- Elastische Binden sollten bei sehr beanspruchten Körperpartien z.B. Gelenken bevorzugt werden. Je dehnbarer eine Fixierbinde ist, desto strapazierfähiger ist sie.

Kombinationsmöglichkeiten

Um ein Abrollen der Binden durch Anziehen von Kleidungsstücken oder Bewegungen zu verhindern, können sie mit einem Schlauchverband oder einer kohäsiven Binde abgedeckt werden.

Die Bindenenden werden mit Verbandklammern (auch „Schwiegermütter" genannt) oder mit Pflaster fixiert. Pflaster sind zu favorisieren, da es ohne ausreichende Unterpolsterung durch die Metallspitzen der Verbandklammern mitunter zu Verletzungen kommen kann.

Vorsichtsmaßnahmen/Kontraindikationen

- Ein Fixierverband soll faltenfrei und rutschfest angebracht werden. Dabei ist es wichtig, die Bewegungsfreiheit des Kunden zu erhalten und dennoch die Wundauflage sicher zu fixieren.
- Bei zu straffer Wicklung kann es bei unelastischen Mullbinden zu Einschnürungen oder Stauungen kommen.
- Herkömmliche Mullbinden eignen sich nicht zur Kompressionstherapie, sondern sind reine Fixierbinden (siehe dazu Kap. 10).

Stellenwert in der modernen Wundversorgung

Zum Anmodellieren bzw. Fixieren von Kompressen oder nichtklebenden Verbandstoffen jeglicher Art ist eine Mullbinde eine gute Alternative zum Fixierpflaster und hat somit einen großen Stellenwert in der modernen wie herkömmlichen Wundversorgung.

Produktauswahl

Größen	Stück/Packung	Artikel-nummer	PZN
Askina® Elast/B. Braun			
einzeln verpackt			
4 m × 6 cm	1 St.	9048022	6158274
4 m × 8 cm	1 St.	9048030	6158280
4 m × 10 cm	1 St.	9048049	6158297
lose im Karton			
4 m × 4 cm	20 St.	9048111	6158311
4 m × 6 cm	20 St.	9048120	6158328
4 m × 8 cm	20 St.	9048138	6158334
4 m × 10 cm	20 St.	9048146	6158340
4 m × 12 cm	20 St.	9048154	6158357
4 m × 6 cm	100 St.	9048227	6158363
4 m × 8 cm	100 St.	9048235	6158386
4 m × 10 cm	50 St.	9048243	6158392
Askina® Elast fine/B. Braun			
einzeln verpackt			
4 m × 4 cm	1 St.	9045040	6338579
4 m × 6 cm	1 St.	9045066	6338585
4 m × 8 cm	1 St.	9045082	6338591
4 m × 10 cm	1 St.	9045104	6338616
lose im Karton			
4 m × 4 cm	20 St.	9046046	6338639
4 m × 6 cm	20 St.	9046062	6338645
4 m × 8 cm	20 St.	9046089	6338651
4 m × 10 cm	20 St.	9046100	6338668
4 m × 12 cm	20 St.	9046127	6338674
4 m × 6 cm	100 St.	9047069	6338680
4 m × 8 cm	100 St.	9047085	6338697
4 m × 10 cm	50 St.	9047107	6338705
Elastomull®/BSN medical			
4 m, einzeln eingesiegelt			
4 cm	20 St.	02091−00	1698528
6 cm	20 St.	02095−00	1698534

9

Produktauswahl (Fortsetzung)

Größen	Stück/Packung	Artikel-nummer	PZN
8 cm	20 St.	02096-00	1698540
10 cm	20 St.	02097-00	1698557
12 cm	20 St.	02098-00	1698563
4 m, lose im Karton			
4 cm	20 St.	2099-00	3486173
6 cm	20 St.	2100-00	3486196
8 cm	20 St.	2101-00	3486204
10 cm	20 St	2102-00	3468210
12 cm	20 St.	2103-00	3468227
4 cm	50 St.	45250-00	0633780
6 cm	100 St.	45251-00	3497610
8 cm	100 St.	45252-00	3497627
10 cm	50 St.	45253-00	3497633
Elastomull® hospital/BSN medical			
4 m, lose im Karton			
4 cm	20 St.	72599-00	1903968
6 cm	20 St.	72599-01	1903974
8 cm	20 St.	72599-02	1903980
10 cm	20 St.	72599-03	1903997
12 cm	20 St.	72599-04	1904005
4 cm	50 St.	72599-05	1917002
6 cm	100 St.	72599-06	1917019
8 cm	100 St.	72599-07	1917025
10 cm	50 St.	72599-08	1917031
Geka-Mullbinden/Lohmann & Rauscher			
4 m, einzeln eingesiegelt			
4 cm	20 St.	14390	1568464
6 cm	20 St.	14391	1568470
8 cm	20 St.	14392	1568487
10 cm	20 St.	14393	1568493
4 m, lose im Karton			
4 cm	20 St.	19160	1568501
6 cm	20 St.	19161	1568518

Produktauswahl (Fortsetzung)

Größen	Stück/Packung	Artikel-nummer	PZN
8 cm	20 St.	19162	1568524
10 cm	20 St.	19163	1568530
12 cm	20 St.	19164	1568547
Mollelast®/Lohmann & Rauscher			
4 m, einzeln eingesiegelt			
4 cm	1 St.	14410	4781477
6 cm	1 St.	14411	4781483
8 cm	1 St.	14412	4781508
10 cm	1 St.	14413	4781514
12 cm	1 St.	14414	4781520
4 m, lose im Karton			
4 cm	20 St.	19410	4781537
6 cm	20 St.	19411	4781543
8 cm	20 St.	19412	4781566
10 cm	20 St.	19413	4781572
12 cm	20 St.	19414	4781589
6 cm	100 St.	19427	7402411
8 cm	100 St.	19428	7402428
10 cm	100 St.	19429	7402434
Mubitex® Mullbinden/Erena			
4 cm	1 St.	keine Angabe	2795073
6 cm	1 St.	keine Angabe	2795096
8 cm	1 St.	keine Angabe	2795104
10 cm	1 St.	keine Angabe	2795110
4 cm	20 St.	keine Angabe	3497857
6 cm	20 St.	keine Angabe	3289432
8 cm	20 St.	keine Angabe	3289449
10 cm	20 St.	keine Angabe	3289455
Mullbinden/Paul Hartmann AG			
4 m, ungedehnt, einzeln verpackt			
4 cm	1 Binde	3040310	0689071
6 cm	1 Binde	3040338	0689088
8 cm	1 Binde	3040347	0689094

9

Produktauswahl (Fortsetzung)

Größen	Stück/Packung	Artikel-nummer	PZN
10 cm	1 Binde	3040356	0689102
12 cm	1 Binde	3040365	0689119
4 m, lose in Kartons			
4 cm	20 Binden	3041319	1902503
6 cm	20 Binden	3041337	1902526
8 cm	20 Binden	3041346	1902532
10 cm	20 Binden	3041355	1902549
12 cm	20 Binden	3041364	1902555
Mullbinde/Noba			
4 m, starr einzeln in Folie			
4 cm	30 St.	420440	7095185
6 cm	30 St.	420460	0032253
8 cm	30 St.	420480	7095239
10 cm	30 St.	420500	7095251
12 cm	30 St.	420520	7095274
4 m, starr, Karton			
4 cm	30 St.	420445	7095191
6 cm	30 St.	420465	7095222
8 cm	30 St.	420485	7095245
10 cm	30 St.	420505	7095268
12 cm	30 St.	420525	7095280
10 m, starr, Karton			
4 cm	30 St.	422045	7095305
6 cm	30 St.	422065	7095311
8 cm	30 St.	422085	7095328
10 cm	30 St.	422105	7095334
12 cm	30 St.	422125	7095340
Nobacoton®/Noba			
4 m, gedehnt, Karton			
4 cm	20 St.	419404	7095127
6 cm	20 St.	419406	7095133
8 cm	20 St.	419408	7095156
10 cm	20 St.	419410	7095162

Produktauswahl (Fortsetzung)

Größen	Stück/Packung	Artikel-nummer	PZN
12 cm	20 St.	419412	7095179
Nobagaze®/Noba			
4 m, gedehnt, Karton			
6 cm	20 St.	270406	0031644
8 cm	20 St.	270408	0031650
10 cm	20 St.	270410	0031667
12 cm	20 St.	270412	0031673
Pehalast®/Paul Hartmann AG			
4 m, gedehnt, einzeln verpackt			
4 cm	1 Binde	9315217	2060207
6 cm	1 Binde	9315235	0781196
8 cm	1 Binde	9315244	0781204
10 cm	1 Binde	9315253	0781210
4 m, lose in Kartons			
4 cm	20 Binden	9315486	2060213
6 cm	20 Binden	9315431	1902779
8 cm	20 Binden	9315441	1902785
10 cm	20 Binden	9315459	1902791
12 cm	20 Binden	9315468	1902816
Porena Crepp/Erena			
6 cm	1 St.	keine Angabe	6309879
8 cm	1 St.	keine Angabe	6309885
10 cm	1 St.	keine Angabe	6309891
6 cm	1 Kt. (20 St.)	keine Angabe	6312692
8 cm	1 Kt. (20 St.)	keine Angabe	6312700
10 cm	1 Kt. (20 St.)	keine Angabe	6312717
Porena hochelastische Fixierbinde/Erena			
4 cm	1 St.	keine Angabe	2794984
6 cm	1 St.	keine Angabe	2794990
8 cm	1 St.	keine Angabe	2795009
10 cm	1 St.	keine Angabe	2799515
4 cm	10 St.	keine Angabe	3289604
6 cm	10 St.	keine Angabe	3289610

9

Produktauswahl (Fortsetzung)

Größen	Stück/Packung	Artikel-nummer	PZN
8 cm	10 St.	keine Angabe	3289627
10 cm	10 St.	keine Angabe	3289633
12 cm	10 St.	keine Angabe	4433339
4 cm	20 St.	keine Angabe	2724759
6 cm	20 St.	keine Angabe	2724765
8 cm	20 St.	keine Angabe	2724802
10 cm	20 St.	keine Angabe	2724825
12 cm	20 St.	keine Angabe	2724831
Urgomull® gekäuselt/Urgo			
4 m × 4 cm	20 St.	510896	7237900
4 m × 6 cm	20 St.	510903	3925537
4 m × 8 cm	20 St.	510904	3925543
4 m × 10 cm	20 St.	510905	3925566
Urgomull® fein/Urgo			
einzeln verpackt			
4 m × 6 cm	20 St.	510565	8449314
4 m × 8 cm	20 St.	510566	8449320
4 m × 10 cm	20 St.	510567	8449337
4 m × 12 cm	20 St.	510568	8449343
lose im Karton			
4 m × 4 cm	20 St.	510545	7244030
4 m × 6 cm	20 St.	510546	7244047
4 m × 8 cm	20 St.	510547	7244053
4 m × 10 cm	20 St.	510548	7244076
4 m × 12 cm	20 St.	510549	7244082
4 m × 6 cm	100 St.	510552	8672325
4 m × 8 cm	100 St.	510553	8672331
4 m × 10 cm	100 St.	510554	8672348
4 m × 12 cm	100 St.	510555	8672354
Raucolast Krankenhausbereich/Lohmann & Rauscher			
4 cm	20 St.	11 493	k.Angabe
6 cm	20 St.	11 496	k.Angabe
8 cm	20 St.	11 499	k.Angabe

Produktauswahl (Fortsetzung)

Größen	Stück/Packung	Artikel-nummer	PZN
10 cm	20 St.	11 485	k.Angabe
12 cm	20 St.	11 488	k.Angabe
Ypsigaze® Mullbinde/Holthaus medical			
4 m × 4 cm	20 St.	11104	3943311
4 m × 6 cm	20 St.	11106	3943386
4 m × 8 cm	20 St.	11108	3943392
4 m × 10 cm	20 St.	11110	3943400
4 m × 12 cm	20 St.	11112	3943357
Ypsiflex® Elastische Mullbinde/Holthaus medical			
4 m × 4 cm	1 St.	12904 S	4095055
4 m × 6 cm	1 St.	12906 S	4095061
4 m × 8 cm	1 St.	12908 S	4095078
4 m × 10 cm	1 St.	12910 S	4095084
4 m × 12 cm	1 St.	12912 S	4095090
4 m × 4 cm	20 St.	12931 S	4095109
4 m × 6 cm	20 St.	12933 S	4055115
4 m × 8 cm	20 St.	12935 S	4095121
4 m × 10 cm	20 St.	12936 S	4095138
4 m × 12 cm	20 St.	12937 S	4095144

9

9.2 Kohäsive Fixierbinden

Produktbeispiel: Askina® Cofix/B. Braun

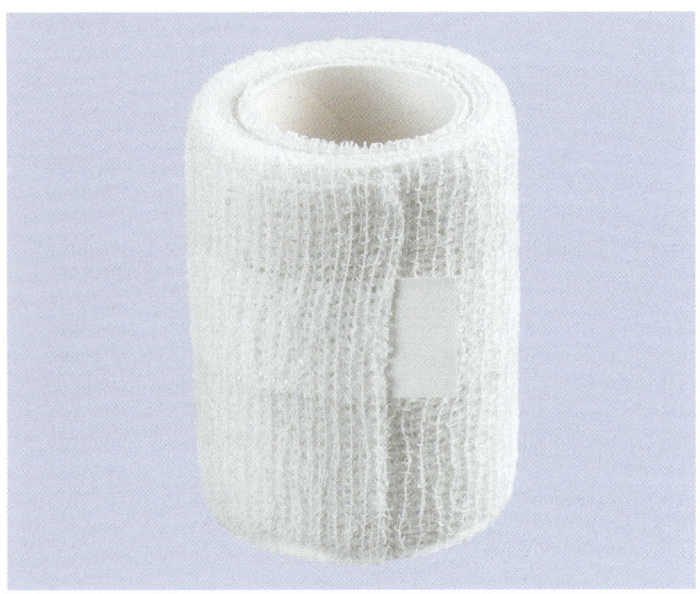

Aufbau/Eigenschaften

- Kohäsive, elastische Fixierbinden bestehen aus Baumwolle, Viskose und Polyamid in unterschiedlicher Zusammensetzung.
- Sie haften nur auf sich selbst, nicht auf Haut, Kleidung oder Haaren. Das bedeutet, dass die Bindenbahnen beim Anlegen mindestens ein Drittel, besser aber die Hälfte der vorherigen Bahn überlappen sollten, um einen dauerhaften korrekten Sitz zu gewährleisten und die Haut bzw. Unterpolsterung komplett abzudecken.
- Durch ein gekräuseltes Bindengewebe und eine Naturkautschuk-Latexbeschichtung verfügen kohäsive, elastische Fixierbinden über doppelten Hafteffekt. Man benötigt nur wenige Bindentouren zur sicheren, dauerhaften Fixierung.

- Sie schmiegen sich durch ihre Längs- und Querelastizität faltenlos an und fixieren, bei richtiger Anlegetechnik, ohne einzuschnüren.
- Durch die hohe Luftdurchlässigkeit garantieren sie einen guten Wärmeaustausch und eine sehr gute Hautverträglichkeit.
- Einige Binden sind mit einer wasserabweisenden Außenseite versehen.

Gebräuchliche Handelsgrößen
- Im Allgemeinen 4 m lang (gedehnt), in der Breite variabel.
- Für den Anstaltsgebrauch werden Binden mit 20 m gedehnter Länge angeboten.
- Gängige Breiten: 4, 6, 8, 10, 12 cm.
- Einzeln oder in Kartons mit 6–8 Binden in weiß oder auch farbig.

Anwendungsgebiete
- Für Fixierverbände aller Art, vor allem an konischen Körperpartien und im Bereich der Gelenke.
- Farbige kohäsive Fixierverbände werden hauptsächlich im Sichtbereich verwendet, damit der Verband attraktiver aussieht.
- Gut geeignet für Kunden mit besonders empfindlicher Haut.

Kombinationsmöglichkeiten
Da kohäsive Binden eine eigenständige gute Haftung haben, benötigen sie keine weitere Fixierung. Auch eine Kombination mit weiteren Verbandstoffen ist unüblich.

Vorsichtsmaßnahmen/Kontraindikationen
Kohäsive Binden sollten nicht unter Zug der Binde appliziert werden, sondern nur gerollt anmodelliert werden, sodass die Längs- und Querelastizität der Binde bei Bewegung zum Tragen kommen kann. Bei unter Zug angelegter Binde kann es zu Einschnürungen und Stauungen im Gewebe kommen.

9

Stellenwert in der modernen Wundversorgung
Kohäsive Fixierbinden eignen sich gut als Abschluss eines Kompressionsverbandes, um ein Verrutschen der Kompressionsbinde zu verhindern (siehe Kap. 10) bzw. bei hoher Beanspruchung durch den Kunden. So kann der eigentliche Verband bzw. die Kompression dauerhaft und korrekt

sitzen. Auch zur Fixierung in der Traumatologie bei Gips- und Zinkleimverbänden finden kohäsive Binden ihre Anwendung. Kohäsive Binden
sind somit auch in der modernen Wundversorgung ein täglich einsetzba-
res hilfreiches Verbandmittel.

Produktauswahl

Größen	Stück/Packung	Artikel-nummer	PZN
Askina® Cofix/B. Braun			
einzeln verpackt			
4 m × 6 cm	1 St.	9058800	8906846
4 m × 8 cm	1 St.	9058818	8906852
4 m × 10 cm	1 St.	9058826	8906869
4 m × 12 cm	1 St.	9058834	8906875
lose im Karton			
20 m × 6 cm	1 St.	9058842	8906881
20 m × 8 cm	1 St.	9058850	8906898
20 m × 10 cm	1 St.	9058869	8906906
20 m × 12 cm	1 St.	9058877	8906902
Askina® kohäsive Fixierbinde/B. Braun			
20 m × 8 cm	1 St.	9058125	6158222
20 m × 10 cm	1 St.	9058133	6158239
20 m × 12 cm	1 St.	9058141	6158245
Elastomull® haft/BSN medical			
4 m, einzeln im Karton			
4 cm	10 St.	45470−00	2507039
6 cm	10 St.	45471−00	2507045
8 cm	10 St.	45472−00	2507051
10 cm	10 St.	45473−00	2507068
12 cm	10 St.	45474−00	2507074
weiß, 20 m (gedehnte Länge)			
4 cm	1 St./24 St.	45475−00	2507080
6 cm	1 St./24 St.	45476−00	2507097
8 cm	1 St./24 St.	45477−00	2507105
10 cm	1 St./24 St.	45478−00	2507111
12 cm	1 St./24 St.	45479−00	2507128

Produktauswahl (Fortsetzung)

Größen	Stück/Packung	Artikel-nummer	PZN
6 cm	6 St./24 St.	47246−00	6618451
8 cm	6 St./24 St.	47249−00	6618468
10 cm	6 St./24 St.	47303−00	6618474
Elastomull® haft color/BSN medical			
rot, 4 m (gedehnte Länge)			
6 cm	10 St.	72207−03	3393187
8 cm	10 St.	72207−04	3393193
10 cm	10 St.	72207−05	3393201
blau, 4 m (gedehnte Länge)			
6 cm	10 St.	72207−00	3393069
8 cm	10 St.	72207−01	3393081
10 cm	10 St.	72207−02	3393106
rot, 20 m (gedehnte Länge)			
6 cm	1 St./24 St.	45371−00	1412549
8 cm	1 St./24 St.	45372−00	1412555
10 cm	1 St./24 St.	45373−00	1412561
blau, 20 m (gedehnte Länge)			
6 cm	1 St./24 St.	45374−00	1412578
8 cm	1 St./24 St.	45375−00	1412584
10 cm	1 St./24 St.	45376−00	1412590
Gazofix®, Gazofix® color/BSN medical			
weiß, 4 m einzeln im Karton			
4 cm	10 St.	2935−00	1330082
6 cm	10 St.	2936−00	1330099
8 cm	10 St.	2937−00	1330170
10 cm	10 St.	2938−00	1330113
12 cm	10 St.	2939−00	1330502
weiß, 20 m (gedehnte Länge)			
4 cm	1 St./24 St.	46640−00	4346089
6 cm	1 St./24 St.	46641−00	4346095
8 cm	1 St./24 St.	46642−00	4346103
10 cm	1 St./24 St.	46643−00	4346126
12 cm	1 St./24 St.	46644−00	4346132

9

Produktauswahl (Fortsetzung)

Größen	Stück/Packung	Artikel-nummer	PZN
color			
blau, 20 m (gedehnte Länge)			
6 cm	1 St./24 St.	47328−00	3769385
8 cm	6 St./24 St.	76047−00	0049733
6 cm	1 St./24 St.	47329−00	3769391
8 cm	6 St./24 St.	76048−00	0049756
gelb, 20 m (gedehnte Länge)			
6 cm	1 St./24 St.	47331−00	3769416
8 cm	6 St./24 St.	76049−00	0049762
6 cm	1 St./24 St.	47332−00	3769422
8 cm	6 St./24 St.	76050−00	0049779
grün, 20 m (gedehnte Länge)			
6 cm	1 St./24 St.	47334−00	3769439
8 cm	6 St./24 St.	47335−00	3769445
pink, 20 m (gedehnte Länge)			
6 cm	1 St./24 St.	47337−00	3769451
8 cm	6 St./24 St.	76051−00	0049710
6 cm	1 St./24 St.	47338−00	3769468
8 cm	6 St./24 St.	76052−00	0049727
Mollelast® haft/Mollelast® haft color/Lohmann & Rauscher			
weiß, 4 m (gedehnte Länge)			
4 cm	1 St./120 St.	30063	1225600
6 cm	1 St./100 St.	30064	1225617
8 cm	1 St./120 St.	30065	1260424
10 cm	1 St./120 St.	30066	1262802
12 cm	1 St./100 St	30067	1265284
weiß, 20 m (gedehnte Länge)			
4 cm	1 St./18 St.	30068	1279228
6 cm	1 St./18 St.	30069	1280042
8 cm	1 St./18 St.	30070	1280059
10 cm	1 St./18 St.	30071	1288026
12 cm	1 St./18 St.	30072	1290649

Produktauswahl (Fortsetzung)

Größen	Stück/Packung	Artikel-nummer	PZN
rot, 20 m (gedehnte Länge)			
6 cm	1 St./18 St.	30073	1294038
8 cm	1 St./18 St.	30074	1294044
10 cm	1 St./18 St.	30075	1294506
blau, 20 m (gedehnte Länge)			
6 cm	1 St./18 St.	30076	1294512
8 cm	1 St./18 St.	30077	1316320
10 cm	1 St./18 St.	30078	1320385
Nobahaft®-crepp/Noba			
4 m gedehnt, einzeln verpackt			
4 cm	1 St.	465004	1328984
6 cm	1 St.	465006	1328990
8 cm	1 St.	465008	1329005
10 cm	1 St.	465010	1329015
12 cm	1 St.	465012	1329021
20 m gedehnt, einzeln verpackt			
4 cm	1 St.	465204	7385138
6 cm	1 St.	465206	7096380
8 cm	1 St.	465208	7096397
10 cm	1 St.	465210	7069405
12 cm	1 St.	465212	7096411
Nobahaft®-fein/Noba			
4 m lang, weiß, Karton			
4 cm	1 St.	470004	1329038
6 cm	1 St.	470006	1328050
8 cm	1 St.	470008	1329067
10 cm	1 St.	470010	1329073
12 cm	1 St.	470012	1329127
20 m lang, weiß, einzeln verpackt			
4 cm	1 St.	470204	0427945
6 cm	1 St.	470206	7096486
8 cm	1 St.	470208	7096492
10 cm	1 St.	470210	7096500
12 cm	1 St.	470212	7065517

9

Produktauswahl (Fortsetzung)

Größen	Stück/Packung	Artikel-nummer	PZN
20 m lang, blau, einzeln verpackt			
4 cm	1 St.	471204	1238672
6 cm	1 St.	471206	7742733
8 cm	1 St.	471208	7742756
20 m lang, grün, einzeln verpackt			
4 cm	1 St.	472206	7742762
6 cm	1 St.	472208	7742779
20 m lang, rot, einzeln verpackt			
4 cm	1 St.	473206	7742785
6 cm	1 St.	473208	7742791
20 m lang, gelb, einzeln verpackt			
4 cm	1 St.	474206	1238761
6 cm	1 St.	474208	1238781
Porena Haft/Erena			
4 m lang gedehnt			
6 cm	1 Binde	keine Angabe	6971153
8 cm	1 Binde	keine Angabe	6971176
10 cm	1 Binde	keine Angabe	6971182
12 cm	1 Binde	keine Angabe	6971199
20 m lang gedehnt			
6 cm	1 Binde	keine Angabe	6971207
8 cm	1 Binde	keine Angabe	6971213
10 cm	1 Binde	keine Angabe	6971236
12 cm	1 Binde	keine Angabe	6971242
Peha-haft®, Peha-haft® color/Paul Hartmann AG			
4 m lang gedehnt, einzeln in Faltschachteln			
4 cm	1 Binde	9324219	2060331
6 cm	1 Binde	9324230	2060348
8 cm	1 Binde	9324247	2060354
10 cm	1 Binde	9324256	2060360
12 cm	1 Binde	9324264	2060377

Produktauswahl (Fortsetzung)

Größen	Stück/Packung	Artikelnummer	PZN
4 m lang gedehnt, lose in Kartons			
2,5 cm	8 Binden	9324221	1402806
Color			
rot, gedehnt 20 m lang, einzeln in Faltschachteln			
6 cm	1 Binde	9324530	0830397
8 cm	1 Binde	9324540	0830428
10 cm	1 Binde	9324550	0830440
blau, gedehnt 20 m lang, einzeln in Faltschachteln			
6 cm	1 Binde	9324560	0830457
8 cm	1 Binde	9324570	0830463
10 cm	1 Binde	9324580	0830486
Urgomull® haft/Urgo			
20 m × 4 cm	1 St.	510870	8489408
20 m × 6 cm	1 St.	510871	7153600
20 m × 8 cm	1 St.	510872	7153617
20 m × 10 cm	1 St.	510873	6642426
20 m × 6 cm	6 St.	510875	2402984
20 m × 8 cm	6 St.	510876	2403038
20 m × 10 cm	6 St.	510877	2403044
Urgomull® haft color/Urgo			
blau			
20 m × 6 cm	1 St.	510810	2400382
20 m × 8 cm	1 St.	510811	2400525
20 m × 10 cm	1 St.	510812	2400531
rot			
20 m × 6 cm	1 St.	510813	2400583
20 m × 8 cm	1 St.	510814	2400614
20 m × 10 cm	1 St.	510815	2400867
Ypsiflex® haft Elastische Mullbinde/Holthaus medical			
4 m × 4 cm	20 St.	12561	2075516
4 m × 6 cm	20 St.	12563	7439779
4 m × 8 cm	20 St.	12565	7439785
4 m × 10 cm	20 St.	12566	7439791

9

Produktauswahl (Fortsetzung)

Größen	Stück/Packung	Artikel-nummer	PZN
4 m × 12 cm	20 St.	12567	7439816
20 m × 4 cm	20 St.	12571	2075551
20 m × 6 cm	20 St.	12573	6321455
20 m × 8 cm	20 St.	12575	6321461
20 m × 10 cm	20 St.	12576	6321478
20 m × 12 cm	20 St.	12577	6321484

9.3 Fixierbinden (Ideal-/Universalbinden)

Produktbeispiel: Urgolast DIN/Urgo

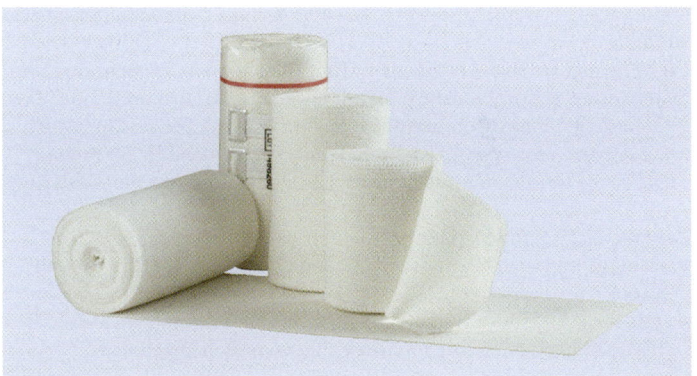

Allgemeiner Aufbau/Eigenschaften

- Fixierbinden bestehen aus unterschiedlichen Anteilen von Baumwolle, Polyamid, Elasthan oder Polyurethan, wobei die Baumwolle überwiegt.
- Der hohe Baumwollanteil sorgt für eine ausreichende Luftzirkulation und eine gute Hautverträglichkeit.
- Die gekräuselte Gewebestruktur ermöglicht einen anschmiegsamen Halt der Bindentouren.
- Fixierbinden haben im Gegensatz zu den Kompressionsbinden (siehe Kap. 10) eine geringere Festigkeit, d. h. sie besitzen weniger und dünnere elastische Kettfäden und verschleißen somit schneller.
- Sie werden, wie die Kompressionsbinden, nach dem Dehnungsverhalten in Kurzzug-, Mittelzug- und Langzugbinden unterteilt. Der unterschiedliche zusätzliche Kompressionseffekt bei einer Fixierbinde spielt meist jedoch nur eine untergeordnete Rolle.

9

Die *Kurzzugfixierbinde* wird auch häufig als Ideal- oder Universalbinde beschrieben.
Sie entspricht der DIN 61632 und ist der Verbandmittel-„Klassiker" im Klinik- und Praxisalltag. Die Kurzzugfixerbinde ist in der Elastizität etwas

strapazierfähiger. Hier ist der Baumwollanteil etwas geringer und es werden Polyamid und Elasthan zugefügt.

Ideal-/Universalbinden sind normalerweise 5 m lang (gedehnt) und in der Breite variabel erhältlich. Sie besitzen eine geringe Dehnbarkeit von max. 90–100 %.

Die *Mittelzugfixierbinden* (auch als Universalbinden beschrieben) sind normalerweise 5 m lang (gedehnt) und in der Breite variabel im Handel. Die Dehnbarkeit der angebotenen Mittelzugbinden liegt bei ca. 120–130 %.

Langzugfixierbinden sind meist 6–7 m lang (gedehnt) und in der Breite variabel. Sie weisen eine superelastische Dehnbarkeit von 140–200 % auf.

Gebräuchliche Handelsgrößen

- Gängige Breiten der unterschiedlichen Fixierbinden: 4, 6, 8, 10 und 12 cm.
- Alle Fixierbinden werden unabhängig von ihrer jeweiligen Dehnungfähigkeit auch mit kohäsiven Eigenschaften angeboten.

Anwendungsgebiete

- Zum Fixieren von Verbänden und als Stütz- und Entlastungsverbände.
- Als Sportbandagen.
- Zur Fixierung von Schienen.
- Zur Behandlung von Sehnenscheidenentzündungen.
- Bei Distorsionen.
- Fixierbinden bewirken je nach Dehnungseigenschaften, neben der Fixierung eine leichte (Kurzzugbinde) bis kräftige (Langzugbinde) Kompression, was z.B. bei Schwellungen ein zusätzlich erwünschter Behandlungseffekt ist.

Kombinationsmöglichkeiten

- Um ein Abrollen der Binden durch Anziehen von Kleidungsstücken oder Bewegungen zu verhindern, die Binde mit einem Schlauchverband (siehe Kap. 9.5) oder einer kohäsiven Binde (siehe Kap. 9.2) abdecken.
- Die Bindenenden können mit Verbandklammern („Schwiegermütter" genannt) oder Pflastern fixiert werden. Pflaster sind zu favorisieren, da es ohne ausreichende Unterpolsterung durch die Metallspitzen der Klammern zu Verletzungen kommen kann.

Vorsichtsmaßnahmen/Kontraindikationen

- Fixierbinden sind nicht zur Kompressionstherapie geeignet! Sie dürfen daher nicht mit den klassischen Kompressionsbinden (siehe Kap. 10) verwechselt werden.
- Fixierbinden sollen faltenfrei und rutschfest angebracht werden. Dabei ist es wichtig, die Bewegungsfreiheit des Kunden zu erhalten und dennoch die Wundauflage sicher zu fixieren.
- Ein sehr enges Anmodellieren (vor allem bei Langzugfixierbinden) kann bei längeren Ruhephasen (z. B. über Nacht) zu Schmerzen oder sogar Durchblutungsstörungen führen!

Stellenwert in der modernen Wundversorgung

In der modernen Wundversorgung spielen die Fixierbinden keine gesonderte Rolle. Die modernen Verbandstoffe können mit jeder Binde, Pflaster oder einem Schlauchverband fixiert werden.

Merke:
Für chronische Wunden werden stets spezielle Kompressionsbinden (siehe Kap. 10) als unterstützende Wundtherapie eingesetzt.

Produktauswahl

Größen	Stück/Packung	Artikel-nummer	PZN
3M™ Adheban™			
3 cm × 2,5 m	1 Rolle	2987	keine Angabe
3M™ Coban™ Aktivbandage			
hautfarben			
5 cm × 2,3 m (ungedehnt)	1 Rolle	1582S	8516677
7,5 cm × 3 m (ungedehnt)	1 Rolle	1583S	8516708
blau			
7,5 cm × 3 m (ungedehnt)	1 Rolle	1583B	8516772
rot			
7,5 cm × 3 m (ungedehnt)	1 Rolle	1583R	8516743

9

Produktauswahl (Fortsetzung)

Größen	Stück/Packung	Artikel-nummer	PZN
hautfarben			
10 cm × 3,5 m (ungedehnt)	1 Rolle	1584S	8516720
Askina® Ideal-DIN-Idealbinde/B. Braun			
einzeln verpackt, mit Verbandklammern			
5 m × 4 cm	1 St.	9041044	6874881
5 m × 6 cm	1 St.	9041060	6874898
5 m × 8 cm	1 St.	9041087	6874906
5 m × 10 cm	1 St.	9041109	6874912
5 m × 12 cm	1 St.	9041125	6874929
5 m × 15 cm	1 St.	9041150	6874935
5 m × 20 cm	1 St.	9041206	6874941
5 m × 30 cm	1 St.	9041303	6874958
lose im Karton, ohne Verbandklammern			
5 m × 6 cm	10 St.	9041508	6874964
5 m × 8 cm	10 St.	9041516	6874970
5 m × 10 cm	10 St.	9041524	6874987
5 m × 12 cm	10 St.	9041532	6874993
Askina® Ideal Plus-DIN-Idealbinde/B. Braun			
lose im Karton			
5 m × 6 cm	10 St.	9041605	8828299
5 m × 8 cm	10 St.	9041613	8828307
5 m × 10 cm	10 St.	9041621	8828313
5 m × 12 cm	10 St.	9041630	8828336
Askina® Universalbinde/B. Braun			
lose im Karton			
5 m × 6 cm	10 St.	9055029	6158498
5 m × 8 cm	10 St.	9055037	6158506
5 m × 10 cm	10 St.	9055045	6158512
5 m × 12 cm	10 St.	9055053	6158529
einzeln verpackt, mit Verbandklammern			
5 m × 6 cm	1 St.	9055126	6158541
5 m × 8 cm	1 St.	9055134	6158558
5 m × 10 cm	1 St.	9055142	6158564

Produktauswahl (Fortsetzung)

Größen	Stück/Packung	Artikel-nummer	PZN
Elasticon®/Paul Hartmann AG			
mit Verbandklammern, gedehnt 5 m lang, einzeln verpackt			
6 cm	1 Binde	9317831	0321810
8 cm	1 Binde	9317849	0321827
10 cm	1 Binde	9317858	0321833
12 cm	1 Binde	3917867	0321856
Haftelast®/Haftelast® Color/Lohmann & Rauscher			
4 m (gedehnte Länge)			
4 cm	1 St./240 St.	14450	1409783
6 cm	1 St./200 St.	14451	1409808
8 cm	1 St./240 St.	14452	1409814
10 cm	1 St./100 St.	14453	1409820
12 cm	1 St./100 St.	14454	1409837
20 m (gedehnte Länge)			
6 cm	1 St./12 St.	14446	3084380
8 cm	1 St./12 St.	14447	3084397
10 cm	1 St./12 St.	14448	3084405
12 cm	1 St./12 St.	14449	3084411
20 m (gedehnte Länge)			
6 cm blau	1 St./12 St.	16872	1144907
8 cm blau	1 St./12 St.	16873	1144942
6 cm grün	1 St./12 St.	16874	1145427
8 cm grün	1 St./12 St.	16875	1145491
6 cm rot	1 St./12 St.	16876	1143902
8 cm rot	1 St./12 St.	16877	1144132
6 cm gelb	1 St./12 St.	16878	1142995
8 cm gelb	1 St./12 St.	16879	1143279
lose im Karton			
6 cm blau	6 St./24 St.	16880	1144913
8 cm blau	6 St./24 St.	16881	1143279
6 cm rot	6 St./24 St.	16882	1143919
8 cm rot	6 St./24 St.	16883	1144557
6 cm gelb	6 St./24 St.	16884	1143262

9

Produktauswahl (Fortsetzung)

Größen	Stück/Packung	Artikel-nummer	PZN
8 cm gelb	6 St./24 St.	16885	1143486
HARTMANN Idealbinde/Paul Hartmann AG			
mit Verbandklammern, gedehnt 5 m lang, einzeln verpackt			
6 cm	1 Binde	9317551	0516086
8 cm	1 Binde	9317561	0516092
10 cm	1 Binde	9317571	0516100
12 cm	1 Binde	9317581	0516117
15 cm	1 Binde	9317591	0516123
20 cm	1 Binde	9317601	0516146
30 cm	1 Binde	9317611	0516169
ohne Verbandklammern, gedehnt 5 m lang, einzeln verpackt			
8 cm	20 Binden	4751892	3547839
10 cm	28 Binden	4751881	3547845
12 cm	28 Binden	4751871	3547851
ohne Verbandklammern, gedehnt 5 m lang, lose im Karton			
4 cm	10 Binden	9318591	0234531
6 cm	10 Binden	9318601	1574329
8 cm	10 Binden	9318611	1574387
10 cm	10 Binden	9318621	1574393
12 cm	10 Binden	9318641	3574418
15 cm	10 Binden	9318631	0234560
20 cm	10 Binden	9318651	0234614
30 cm	10 Binden	9318661	0234643
Idealbinde/Idealbinde Color/BSN medical			
5 m (gedehnte Länge), weiß, einzeln eingesiegelt			
6 cm	10 St.	01984−00	1868657
8 cm	10 St.	01985−00	1868663
10 cm	10 St.	01986−00	1868686
12 cm	10 St.	01987−00	1868692
15 cm	5 St.	01988−00	1868700
5 m (gedehnte Länge), weiß, lose im Karton			
4 cm	10 St.	01953−00	4589194
6 cm	10 St.	01954−00	4589202

Produktauswahl (Fortsetzung)

Größen	Stück/Packung	Artikel-nummer	PZN
8 cm	10 St.	01955–00	4589219
10 cm	10 St.	01956–00	4589225
12 cm	10 St.	01957–00	4589231
15 cm	6 St.	01958–00	4589248
20 cm	6 St.	01959–00	4589254
30 cm	6 St.	01960–00	4589260
color blau, einzeln eingesiegelt			
6 cm	10 St.	09245–00	0834969
8 cm	10 St.	09246–00	0835064
10 cm	10 St.	09247–00	0835087
color blau, lose im Karton			
6 cm	10 St.	09248–00	0835058
8 cm	10 St.	09249–00	0835070
10 cm	10 St.	09251–00	0835093
Idealbinde®/Lohmann & Rauscher			
5 m (gedehnte Länge), mit Verbandklammern, einzeln eingesiegelt			
4 cm	1 St./80 St.	14100	3479931
6 cm	1 St./100 St.	14101	0321885
8 cm	1 St./100 St.	14102	0321891
10 cm	1 St./60 St.	14103	0321916
12 cm	1 St./80 St.	14104	0321922
15 cm	1 St./60 St.	14105	0321939
20 cm	1 St./35 St.	14106	0321945
30 cm	1 St./15 St.	14108	0321968
5 m (gedehnte Länge), ohne Verbandklammern, lose im Karton			
4 cm	1 Kt. (10 St.)	14110	7132489
6 cm	1 Kt. (10 St.)	14111	1913949
8 cm	1 Kt. (10 St.)	14112	1913955
10 cm	1 Kt. (10 St.)	14113	1913961
12 cm	1 Kt. (10 St.)	14114	7132495
15 cm	1 Kt. (10 St.)	14115	7132503
20 cm	1 Kt. (10 St.)	14116	7132526
30 cm	1 Kt. (10 St.)	14118	7132532

9

Produktauswahl (Fortsetzung)

Größen	Stück/Packung	Artikel-nummer	PZN
Idealbinde/Noba			
5 m (gedehnte Länge)			
4 cm	10 St.	445504	7095831
6 cm	10 St.	445506	7095848
8 cm	10 St.	445508	7095854
10 cm	10 St.	445510	7095860
12 cm	10 St.	445512	7095877
15 cm	10 St.	445515	7095883
20 cm	10 St.	445520	7095908
30 cm	10 St.	445530	7095914
5 m (gedehnte Länge), mit Klammern, einzeln in Folie verpackt			
4 cm	10 St.	447504	0032276
6 cm	10 St.	447506	7742615
8 cm	10 St.	447508	7742621
10 cm	10 St.	447510	7742638
12 cm	10 St.	447512	7742644
15 cm	10 St.	447515	2740959
20 cm	10 St.	447520	4018209
Idealflex®/Paul Hartmann AG			
gedehnt 5 m lang, einzeln verpackt			
6 cm	1 Binde	9312902	7142683
8 cm	1 Binde	9312911	7142708
10 cm	1 Binde	9312929	7142714
12 cm	1 Binde	9312938	7142720
15 cm	1 Binde	9312947	7142737
20 cm	1 Binde	9312956	7142743
gedehnt 5 m lang, in Kartons			
6 cm	10 Binden	9312836	3854263
8 cm	10 Binden	9312645	3854286
10 cm	10 Binden	9312854	3854292
12 cm	10 Binden	9312863	3854300
15 cm	10 Binden	9312872	3854317
20 cm	10 Binden	9312882	3852323

Produktauswahl (Fortsetzung)

Größen	Stück/Packung	Artikel-nummer	PZN
Idealast®/Paul Hartmann AG			
mit Verbandklammern, gedehnt 5 m lang, einzeln verpackt, weiß			
6 cm	1 Binde	9311435	2152352
8 cm	1 Binde	9311444	2152369
10 cm	1 Binde	9311453	2152375
12 cm	1 Binde	9311462	2152381
15 cm	1 Binde	9311471	2152398
20 cm	1 Binde	9311481	2152406
mit Verbandklammern, gedehnt 5 m lang, einzeln verpackt, haut			
6 cm	1 Binde	9311738	2337956
8 cm	1 Binde	9311747	2337962
10 cm	1 Binde	9311756	2337979
gedehnt 5 m lang, einzeln verpackt			
6 cm	1 Binde	9311532	keine Angabe
8 cm	1 Binde	9311541	keine Angabe
10 cm	1 Binde	9311551	keine Angabe
12 cm	1 Binde	9311569	keine Angabe
ohne Verbandklammern, gedehnt 5 m lang, lose im Karton			
6 cm	10 Binden	9311337	2720968
8 cm	10 Binden	9311346	2720974
10 cm	10 Binden	9311355	2720980
Idealast®-haft/Paul Hartmann AG			
gedehnt 4 m lang, einzeln in Faltschachteln			
6 cm	1 Binde	9311104	3517413
8 cm	1 Binde	9311113	3517436
10 cm	1 Binde	9311122	3517442
12 cm	1 Binde	9311131	3517459
gedehnt 10 m lang, einzeln in Faltschachteln			
6 cm	1 Binde	9311141	3517465
8 cm	1 Binde	9311159	3517471
10 cm	1 Binde	9311168	3517488
12 cm	1 Binde	9311177	3517494

9

Produktauswahl (Fortsetzung)

Größen	Stück/Packung	Artikel-nummer	PZN
Idealast® color cohesive/Paul Hartmann AG			
blau, gedehnt 4 m lang, einzeln in Faltschachteln			
4 cm	1 Binde	9311801	0676186
6 cm	1 Binde	9311811	0676200
8 cm	1 Binde	9311821	0676217
10 cm	1 Binde	9311831	0676223
rot, gedehnt 4 m lang, einzeln in Faltschachteln			
4 cm	1 Binde	9311851	0676246
6 cm	1 Binde	9311861	0676252
8 cm	1 Binde	9311871	0676269
10 cm	1 Binde	9311881	0676275
farbig sortiert, gedehnt 4 m lang, in Faltschachteln			
4 cm	1 Binde	9311951	0676329
6 cm	1 Binde	9311961	0676335
8 cm	1 Binde	9311971	0676341
10 cm	1 Binde	9311981	0676358
Idena DIN Idealbinde/Erena			
5 m (gedehnte Länge)			
4 cm	1 St.	keine Angabe	2794837
6 cm	1 St.	keine Angabe	2794843
8 cm	1 St.	keine Angabe	2794866
10 cm	1 St.	keine Angabe	2794872
12 cm	1 St.	keine Angabe	2794889
15 cm	1 St.	keine Angabe	2794895
20 cm	1 St.	keine Angabe	2794903
30 cm	1 St.	keine Angabe	2794926
6 cm	5 St.	keine Angabe	3289389
8 cm	5 St.	keine Angabe	3289395
10 cm	5 St.	keine Angabe	3289403
12 cm	5 St.	keine Angabe	3289426
6 cm	10 St.	keine Angabe	2724854
8 cm	10 St.	keine Angabe	2724920
10 cm	10 St.	keine Angabe	2724995

Produktauswahl (Fortsetzung)

Größen	Stück/Packung	Artikel-nummer	PZN
12 cm	10 St.	keine Angabe	2725121
Idenalast Universalbinde/Erena			
5 m × 6 cm	1 St.	keine Angabe	8421729
5 m × 8 cm	1 St.	keine Angabe	8421735
5 m × 10 cm	1 St.	keine Angabe	8421741
5 m × 6 cm	10 St.	keine Angabe	8421698
5 m × 8 cm	10 St.	keine Angabe	8421706
5 m × 10 cm	10 St.	keine Angabe	8421712
Lastotel®/Paul Hartmann AG			
4 m lang gedehnt, einzeln verpackt			
4 cm	1 Binde	9316217	2060827
6 cm	1 Binde	9316235	1359335
8 cm	1 Binde	9316244	1359341
10 cm	1 Binde	9316253	1359358
12 cm	1 Binde	9316262	1879773
4 m lang gedehnt, lose in Kartons			
4 cm	20 Binden	3101317	2060199
6 cm	20 Binden	3101335	1902615
8 cm	20 Binden	3101344	1902621
10 cm	20 Binden	3101353	1902638
12 cm	20 Binden	3101362	1902644
gedehnt 4 m lang, compact verpackt			
6 cm	100 Binden	3101736	3993585
8 cm	100 Binden	3101745	3993591
10 cm	100 Binden	3101754	3993616
Lenkideal®/Lohmann & Rauscher			
5 m (gedehnte Länge) mit Verbandklammern, einzeln eingesiegelt			
4 cm	1 St./140 St	14580	7600766
6 cm	1 St./100 St.	14581	7600772
8 cm	1 St./140 St	14582	7600789
10 cm	1 St./120 St.	14583	7600795
12 cm	1 St./120 St.	14584	7600803
15 cm	1 St./120 St.	14585	7600826

9

Produktauswahl (Fortsetzung)

Größen	Stück/Packung	Artikel-nummer	PZN
5 m (gedehnte Länge) ohne Verbandklammern, lose im Karton			
4 cm	1 Kt. (10 St.)	19580	7600849
6 cm	1 Kt. (10 St.)	19581	7600855
8 cm	1 Kt. (10 St.)	19582	7600861
10 cm	1 Kt. (10 St.)	19583	7600878
12 cm	1 Kt. (10 St.)	19584	7600884
15 cm	1 Kt. (10 St.)	19585	7600890
20 cm	1 Kt. (10 St.)	19586	7600909
Lenkelast® – mittlerer Zug/Lenkelast® color/ Lohmann & Rauscher			
5 m (gedehnte Länge), weiß, einzeln eingesiegelt			
6 cm	1 St./250 St.	19460	1977607
8 cm	1 St./200 St.	19461	1977613
10 cm	1 St./240 St.	19462	1977636
12 cm	1 St./200 St.	19463	1977642
15 cm	1 St./160 St.	19464	1977659
20 cm	1 St./100 St.	19465	1977665
5 m (gedehnte Länge), weiß, lose im Karton			
6 cm	1 Kt. (10 St.)	19490	4760676
8 cm	1 Kt. (10 St.)	19491	4760682
10 cm	1 Kt. (10 St.)	19492	4760699
12 cm	1 Kt. (10 St.)	19493	4760707
15 cm	1 Kt. (10 St.)	19494	4760713
20 cm	1 Kt. (10 St.)	19495	4760736
5 m (gedehnte Länge), bunt, lose im Karton			
6 cm blau	1 Kt. (10 St.)	19446	1467444
8 cm blau	1 Kt. (10 St.)	19447	1467450
10 cm blau	1 Kt. (10 St.)	19448	1467467
6 cm grün	1 Kt. (10 St.)	19456	1467473
8 cm grün	1 Kt. (10 St.)	19457	1467496
10 cm grün	1 Kt. (10 St.)	19458	1467504
6 cm rot	1 Kt. (10 St.)	19466	1467510
8 cm rot	1 Kt. (10 St.)	19467	1467527
10 cm rot	1 Kt. (10 St.)	19468	1467533

Produktauswahl (Fortsetzung)

Größen	Stück/Packung	Artikel-nummer	PZN
Nobafix®/Noba			
4 m (gedehnte Länge), einzeln in Folie			
4 cm	20 St.	410340	7094731
6 cm	20 St.	410360	7094754
8 cm	20 St.	410380	7094777
10 cm	20 St.	410400	7094808
12 cm	20 St.	410420	7094820
4 m (gedehnte Länge), Karton			
4 cm	20 St.	410345	7094748
6 cm	20 St.	410365	7094760
8 cm	20 St.	410385	7094783
10 cm	20 St.	410405	7094814
12 cm	20 St.	410425	7094837
15 cm	20 St.	410455	7094843
4 m (gedehnte Länge), Karton			
4 cm	50 St.	410504	0032135
6 cm	50 St.	410506	0032141
8 cm	50 St.	410508	0032158
10 cm	50 St.	410510	0032170
12 cm	50 St.	410512	0032187
6 m (gedehnte Länge), Karton			
6 cm	20 St.	410665	0358842
8 cm	20 St.	410685	0358836
10 cm	20 St.	410705	0358813
8 m (gedehnte Länge), Karton			
10 cm	10 St.	411905	7384877
Nobaideal®/Noba			
5 m (gedehnte Länge), naturfarben, Karton			
4 cm	10 St.	440504	7095707
6 cm	10 St.	440506	7095713
8 cm	10 St.	440508	7095736
10 cm	10 St.	440510	7095742
12 cm	10 St.	440512	7095759

9

Produktauswahl (Fortsetzung)

Größen	Stück/Packung	Artikel-nummer	PZN
15 cm	10 St.	440515	7095765
5 m (gedehnte Länge), naturfarben, einzeln in Folie verpackt			
6 cm	10 St.	441506	7095788
8 cm	10 St.	441508	7095794
10 cm	10 St.	441510	7095802
12 cm	10 St.	441512	7095819
15 cm	10 St.	441515	7095825
Nobalastik®/Noba			
4 m (gedehnte Länge)			
6 cm	50 St.	450956	2145889
8 cm	50 St.	450958	2145895
10 cm	50 St.	450960	2145903
12 cm	50 St.	450962	2145926
15 cm	50 St.	450965	2145932
5 m (gedehnte Länge)			
4 cm	10 St.	450304	7096078
6 cm	10 St.	450306	7096084
8 cm	10 St.	450308	7096090
10 cm	10 St.	450310	7096109
12 cm	10 St.	450312	7096115
15 cm	10 St.	450315	7096121
20 cm	10 St.	450320	7096138
30 cm	10 St.	450330	2704886
10 m (gedehnte Länge)			
4 cm	6 St.	450104	2145949
6 cm	6 St.	450106	1437466
8 cm	6 St.	450108	1437449
10 cm	6 St.	450110	1437578
12 cm	6 St.	450112	1437584
15 cm	6 St.	450115	1437590
5 m (gedehnte Länge), weiß, einzeln in Folie mit Verbandklammern			
4 cm	10 St.	450204	7095989
6 cm	10 St.	450206	7095995

Produktauswahl (Fortsetzung)

Größen	Stück/Packung	Artikel-nummer	PZN
8 cm	10 St.	450208	7096003
10 cm	10 St.	450210	7096026
12 cm	10 St.	450212	7096032
15 cm	10 St.	450215	7096049
20 cm	10 St.	450220	7096055
30 cm	10 St.	450230	2704863
5 m (gedehnte Länge), braun, einzeln in Folie mit Verbandklammern			
4 cm	10 St.	450554	7096285
6 cm	10 St.	450556	7096291
8 cm	10 St.	450558	7096316
10 cm	10 St.	450560	7096322
12 cm	10 St.	450562	7096339
Nobalastik®-cohesive/Noba			
4 m (gedehnte Länge)			
6 cm	1 St.	476406	1437236
8 cm	1 St.	476408	1437242
10 cm	1 St.	476410	1437259
12 cm	1 St.	476412	1437265
7 m (gedehnte Länge)			
20 cm	1 St.	476720	0322778
10 m (gedehnte Länge)			
6 cm	1 St.	476106	1437271
8 cm	1 St.	476108	1437288
10 cm	1 St.	476110	1437294
12 cm	1 St.	476112	1437302
Nobalastik®-Hospital/Noba			
5 m (gedehnte Länge), naturfarben			
4 cm	10 St.	451304	0032282
6 cm	10 St.	451306	0032299
8 cm	10 St.	451308	0032336
10 cm	10 St.	451310	0032342
12 cm	10 St.	451312	0032359
15 cm	10 St.	451315	0032365

9

Produktauswahl (Fortsetzung)

Größen	Stück/Packung	Artikel-nummer	PZN
20 cm	10 St.	451320	0032371
30 cm	10 St.	450330	2704857
Nobalux®/Noba			
4 m (gedehnte Länge)			
4 cm	10 St.	416345	0773280
6 cm	10 St.	416365	0950724
8 cm	10 St.	416385	0950730
10 cm	10 St.	416405	0950747
12 cm	10 St.	416425	0950753
Nobastrech® – cohesive/Noba			
7 m (gedehnte Länge)			
6 cm	1 St.	477706	1437408
8 cm	1 St.	477708	1437420
10 cm	1 St.	477710	1437437
12 cm	1 St.	477712	1437443
Nobastrech® – fein/Noba			
5 m (gedehnte Länge)			
6 cm	1 St.	480506	0787951
8 cm	1 St.	480508	0787968
10 cm	1 St.	480510	0787980
12 cm	1 St.	480512	0787997
7 m (gedehnte Länge)			
6 cm	1 St.	480706	1419681
8 cm	1 St.	4080706	1419675
10 cm	1 St.	480710	1419652
12 cm	1 St.	480712	1419669
10 m (gedehnte Länge)			
6 cm	1 St.	480106	0787891
8 cm	1 St.	480108	0787916
10 cm	1 St.	480110	0787922
12 cm	1 St.	480112	0787939

Produktauswahl (Fortsetzung)

Größen	Stück/Packung	Artikel-nummer	PZN
Nobastrech® − kräftig/Noba			
7 m (gedehnte Länge)			
6 cm	1 St.	481706	1419563
8 cm	1 St.	481708	1419586
10 cm	1 St.	481710	1419592
12 cm	1 St.	481712	1419600
20 cm	1 St.	481720	0787885
Nobastrech® − ultra/Noba			
7 m (gedehnte Länge)			
8 cm	1 St.	485708	1419617
10 cm	1 St.	485710	1419623
12 cm	1 St.	485712	1419646
Nobatel®/Noba			
5 m (gedehnte Länge), Karton			
4 cm	10 St.	425504	7095357
6 cm	10 St.	425506	7095363
8 cm	10 St.	425508	7095386
10 cm	10 St.	425510	7095392
12 cm	10 St.	425512	7095400
15 cm	10 St.	425515	7095417
20 cm	10 St.	425520	7095423
5 m (gedehnte Länge), einzeln verpackt			
6 cm	10 St.	426506	7095452
8 cm	10 St.	426508	7095469
10 cm	10 St.	426510	7095475
12 cm	10 St.	426512	7095481
15 cm	10 St.	426515	7095498
20 cm	10 St.	426520	7384883
Nobatex®/Noba			
4 m (gedehnte Länge), einzeln in Folie			
4 cm	20 St.	413340	7094895
6 cm	20 St.	413360	7094926
8 cm	20 St.	413380	7094949

9

Produktauswahl (Fortsetzung)

Größen	Stück/Packung	Artikel-nummer	PZN
10 cm	20 St.	413400	7094961
12 cm	20 St.	413420	7094984
4 m (gedehnte Länge), Karton			
4 cm	20 St.	413345	7094903
6 cm	20 St.	413365	7094932
8 cm	20 St.	413385	7094955
10 cm	20 St.	413405	7094978
12 cm	20 St.	413425	7094990
4 m (gedehnte Länge), Karton			
4 cm	50 St.	413504	0273502
6 cm	50 St.	413506	0273519
8 cm	50 St.	413508	0273525
10 cm	50 St.	413510	0273531
12 cm	50 St.	413512	0273554
6 m (gedehnte Länge), Karton			
6 cm	20 St.	413665	0358902
8 cm	20 St.	413685	0358894
10 cm	20 St.	413705	0358859
Peha-crepp®/Paul Hartmann AG			
4 m lang gedehnt, einzeln verpackt			
4 cm	1 Binde	3032105	3664545
6 cm	1 Binde	3032114	3664551
8 cm	1 Binde	3032123	3664568
10 cm	1 Binde	3032132	3664574
12 cm	1 Binde	3032140	3664580
4 m lang gedehnt, lose in Kartons			
4 cm	20 Binden	3033104	3664597
6 cm	20 Binden	3033113	3664605
8 cm	20 Binden	3033122	3664611
10 cm	20 Binden	3033130	3664628
12 cm	20 Binden	3033140	3664634
4 m lang gedehnt, compact verpackt			
6 cm	100 Binden	3033514	3993556

Produktauswahl (Fortsetzung)

Größen	Stück/Packung	Artikel-nummer	PZN
8 cm	100 Binden	3033523	3993562
10 cm	100 Binden	3033532	3993579
Uniflex® Ideal/BSN			
5 m (gedehnte Länge), lose im Karton			
6 cm	10 St.	45524-00	3248433
8 cm	10 St.	45525-00	3248456
10 cm	10 St.	45526-00	3248462
12 cm	10 St.	45527-00	3248479
15 cm	5 St.	45528-00	3248485
20 cm	5 St.	45529-00	3248491
Uniflex® universal, Uniflex®color/BSN medical			
5 m (gedehnte Länge), weiß, lose im Karton			
6 cm	10 St.	02017-00	4589277
8 cm	10 St.	02018-00	4589283
10 cm	10 St.	02019-00	4589308
12 cm	10 St.	02020-00	4589314
15 cm	5 St.	02021-00	4589320
20 cm	5 St.	02023-00	4589337
color blau, 5 m, lose im Karton			
6 cm	10 St.	76973-00	8540121
8 cm	10 St.	76974-00	8540138
10 cm	10 St.	76975-00	8540144
color grün, 5 m, lose im Karton			
6 cm	10 St.	76972-00	8540090
8 cm	10 St.	76971-00	8540109
10 cm	10 St.	76970-00	8540115
color rot, 5 m, lose im Karton			
6 cm	10 St.	76976-00	8540150
8 cm	10 St.	76977-00	8540167
10 cm	10 St.	76978-00	8540173
Uniflex® universal, Uniflex®color/BSN medical			
10 m (gedehnte Länge)			
6 cm	1 St.	45896-00	3421469

9

Produktauswahl (Fortsetzung)

Größen	Stück/Packung	Artikel-nummer	PZN
8 cm	1 St.	45897−00	3421475
10 cm	1 St.	45898−00	3421481
12 cm	1 St.	45899−00	3421498
Universalbinde/Noba			
5 m (gedehnte Länge), Karton			
4 cm	10 St.	430504	7095506
6 cm	10 St.	430506	7095512
8 cm	10 St.	430508	7095529
10 cm	10 St.	430510	7095535
12 cm	10 St.	430512	7095541
15 cm	10 St.	430515	7095558
20 cm	10 St.	430520	7095564
5 m (gedehnte Länge), einzeln in Folie verpackt			
4 cm	10 St.	431504	2426766
6 cm	10 St.	431506	7095630
8 cm	10 St.	431508	7095647
10 cm	10 St.	431510	7095653
12 cm	10 St.	431512	7095676
15 cm	10 St.	431515	7095682
20 cm	10 St.	431520	1628373
Urgoflex®/Urgo			
20 m × 6 cm	1 St.	510952	8926352
20 m × 8 cm	1 St.	510953	8926369
20 m × 10 cm	1 St.	510954	8926375
20 m × 12 cm	1 St.	510955	8926381
20 m × 6 cm	6 St.	510585	8810359
20 m × 8 cm	6 St.	510586	8810365
20 m × 10 cm	6 St.	510587	8810371
20 m × 6 cm kohesiv	1 St.	510970	6955177
20 m × 8 cm kohesiv	1 St.	510971	6955183
20 m × 10 cm kohesiv	1 St.	510972	6955208
20 m × 12 cm kohesiv	1 St.	510973	6955214

Produktauswahl (Fortsetzung)

Größen	Stück/Packung	Artikel-nummer	PZN
Urgoflex® color/Urgo			
20 m × 6 cm gelb	1 St.	510924	7630916
20 m × 8 cm gelb	1 St.	510974	7630951
20 m × 6 cm grün	1 St.	510925	7630922
20 m × 8 cm grün	1 St.	510975	7630968
20 m × 6 cm blau	1 St.	510926	7630939
20 m × 8 cm blau	1 St.	510976	7630974
20 m × 6 cm rot	1 St.	510927	7630945
20 m × 8 cm rot	1 St.	510977	7630980
Urgo® Idealbinde/Urgo			
mittlerer Zug			
5 m × 4 cm	10 St.	510899	4640073
5 m × 6 cm	10 St.	510900	3925572
5 m × 8 cm	10 St.	510901	3925589
5 m × 10 cm	10 St.	510902	3925595
5 m × 12 cm	10 St.	510897	4640096
5 m × 15 cm	10 St.	510898	4640104
Urgohaft kohäsiv/Urgo			
4,5 m × 6 cm	1 St.	510910	3367391
4,5 m × 8 cm	1 St.	510911	3367416
4,5 m × 10 cm	1 St.	510912	3367422
Urgolast DIN/Urgo			
nach DIN 61632 mit kurzem Zug			
5 m × 6 cm	10 St.	510576	8753259
5 m × 8 cm	10 St.	510577	8753265
5 m × 10 cm	10 St.	510578	8753271
5 m × 12 cm	10 St.	510579	8753288
einzeln verpackt			
5 m × 8 cm	10 St.	510591	0527380
5 m × 10 cm	10 St.	510592	0527397
Urgolast forte/Urgo			
5 m × 6 cm	10 St.	510780	1227846
5 m × 8 cm	10 St.	510781	1227852

9

Produktauswahl (Fortsetzung)

Größen	Stück/Packung	Artikel-nummer	PZN
5 m × 10 cm	10 St.	510782	1227869
5 m × 12 cm	10 St.	510783	1227875
Urgolast universal/Urgo			
5 m × 6 cm	10 St.	510760	0708271
5 m × 8 cm	10 St.	510761	0708265
5 m × 10 cm	10 St.	510762	0708236
5 m × 12 cm	10 St.	510763	0708242
5 m × 15 cm	10 St.	510764	0708259
Urgolast universal/Urgo			
5 m × 6 cm	10 St.	510760	0708271
5 m × 8 cm	10 St.	510761	0708265
5 m × 10 cm	10 St.	510762	0708236
5 m × 12 cm	10 St.	510763	0708242
5 m × 15 cm	10 St.	510764	0708259
Ypsifix®, Ypsifix® color Fixierbinde/Holthaus medical			
4 m gedehnt			
4 cm	1 Binde	12604	2768432
6 cm	1 Binde	12606	2768449
8 cm	1 Binde	12608	2768455
10 cm	1 Binde	12610	2768461
12 cm	1 Binde	12612	2768478
Color			
blau			
6 cm	20 Binden	12171	6187583
8 cm	20 Binden	12172	6187608
gelb			
6 cm	20 Binden	12173	6187614
8 cm	20 Binden	12174	6187620
grün			
6 cm	20 Binden	12175	6187548
8 cm	20 Binden	12176	6187554
pink			
6 cm	20 Binden	12177	6187560
8 cm	20 Binden	12178	6187577

Produktauswahl (Fortsetzung)

Größen	Stück/Packung	Artikel-nummer	PZN
Ypsifix® haft color Fixierbinde/Holthaus medical			
20 m gedehnte Länge			
blau			
6 cm	1 Binde	12161	2860126
8 cm	1 Binde	12162	2860132
gelb			
6 cm	1 Binde	12163	2935172
8 cm	1 Binde	12164	2935350
grün			
6 cm	1 Binde	12165	2935367
8 cm	1 Binde	12166	2935568
pink			
6 cm	1 Binde	12167	2860149
8 cm	1 Binde	12168	2860155
Ypsidal Idealbinde/Holthaus medical			
5 m (gedehnte Länge), mit Verbandklammern			
6 cm	1 Binde	11226	3307704
8 cm	1 Binde	11228	3307710
10 cm	1 Binde	11230	3307727
12 cm	1 Binde	11232	3307733
Ypsidal Universalbinde/Holthaus medical			
5 m (gedehnte Länge), mit Verbandklammern			
6 cm	1 Binde	11306	4473741
8 cm	1 Binde	11308	4473758
10 cm	1 Binde	11310	4473764
12 cm	1 Binde	11312	4473770

9

9.4 **Kreppbinden**

Produktbeispiel: Papierbinde/Noba

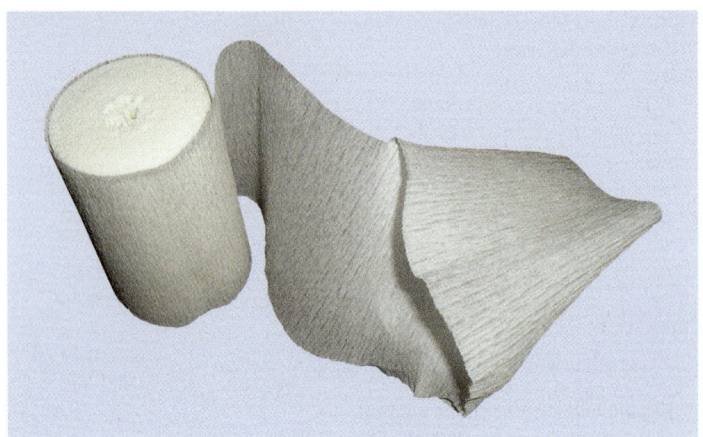

Aufbau/Eigenschaften
- Kreppbinden bestehen meistens aus 100 % Cellulose.
- Fein gekreppte Binden sind in Längsrichtung leicht dehnbar.
- Grobe Kreppbinden besitzen eine hohe Dehnbarkeit.
- Beide Papierkreppbinden sind gut abreißbar.

Gebräuchliche Handelsgrößen
- Kreppbinden sind normalerweise 4 m lang und in der Breite variabel erhältlich.
- Gängige Breiten: 4, 6, 8, 10 und 12 cm.

Anwendungsgebiete
- Zur Komprimierung von Polstermaterial unter Gipsverbänden, damit zwischen Verband und Extremität nicht zu viel Spielraum besteht.
- Verhindern bei Gipsverbänden das Eindringen von gipshaltigem Wasser in das Polstermaterial und bieten einen „Sägeschutz" bei der Gipsabnahme.

Kombinationsmöglichkeiten
Kreppbinden werden hauptsächlich über einen Schlauchverband (siehe Kap. 9.5) bzw. über Polsterwatte appliziert und mit Fixierpflaster befestigt.

Vorsichtsmaßnahmen/Kontraindikationen
Kontraindikationen sind bisher nicht bekannt. Ein Aufbringen der Binden direkt auf die Haut ohne Untermaterialien kann als Anwendungsfehler angesehen werden.

Stellenwert in der modernen Wundversorgung
Krepppapierbinden sind das klassische Abdeckmaterial unter Gipsverbänden.

Produktauswahl

Größen	Stück/Packung	Artikel-nummer	PZN
Krepppapierbinde/BSN medical			
4 m gedehnte Länge			
4 cm	1 Kt. (50 St.)	01790–00	3202543
6 cm	1 Kt. (20 St.)	01791–00	3944641
8 cm	1 Kt. (20 St.)	01792–00	3944658
10 cm	1 Kt. (20 St.)	01793–00	3944664
12 cm	1 Kt. (20 St.)	01794–00	3944670
Krepppapierbinden/Lohmann & Rauscher			
4 m gedehnte Länge			
4 cm	1 Kt. (20 St.)	14250	1225669
6 cm	1 Kt. (20 St.)	14251	1225675
8 cm	1 Kt. (20 St.)	14252	1225681
10 cm	1 Kt. (20 St.)	14253	1225698
12 cm	1 Kt. (20 St.)	14254	1225706
Krepppapierbinde/Paul Hartmann AG			
4 m gedehnte Länge			
6 cm	1 Kt. (20 St.)	9351035	7417766
8 cm	1 Kt. (20 St.)	9351044	7417772
10 cm	1 Kt. (20 St.)	9351053	7417789

9

Produktauswahl (Fortsetzung)

Größen	Stück/Packung	Artikel-nummer	PZN
12 cm	1 Kt. (20 St.)	9351062	7417795
15 cm	1 Kt. (20 St.)	9351071	7417803
Papierbinde/Noba			
gekreppt, 4 m lang			
4 cm	1 Kt. (20 St.)	505004	7096919
6 cm	1 Kt. (20 St.)	505006	7096925
8 cm	1 Kt. (20 St.)	505008	7096931
10 cm	1 Kt. (20 St.)	505010	7096948
12 cm	1 Kt. (20 St.)	505012	7096954
15 cm	1 Kt. (20 St.)	505015	7096960
Ypsiform Kreppapierbinde/Holthaus medical			
gekreppt, 4 m lang			
4 cm	4 × 50 Binden	20131	2650452
6 cm	10 × 20 Binden	20133	2650469
8 cm	10 × 20 Binden	20135	2650475
10 cm	10 × 20 Binden	20136	2650481
12 cm	10 × 20 Binden	20137	2650498
15 cm	5 × 20 Binden	20138	2650506

9.5 Schlauchverbände

Produktbeispiel: Urgotube/Urgo

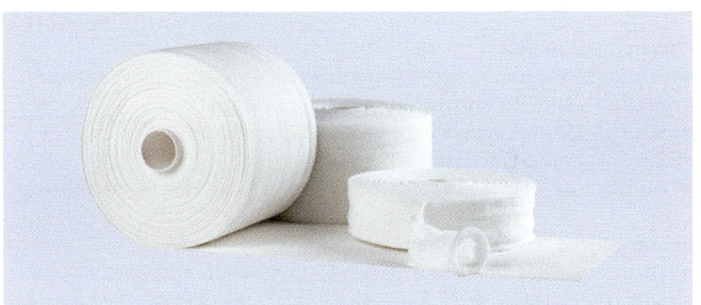

Aufbau/Eigenschaften

- Schlauchverbände sind nahtlos gestrickte Schläuche, die an jeder beliebigen Stelle durchtrennt werden können ohne dabei Laufmaschen zu bilden.
- Reduzieren bei Bewegung die Scherkräfte einer Binde.
- Unempfindlich gegen Salben und Schweiß, waschbar und sterilisierbar.
- Sicherer, faltenfreier Sitz, hautverträglich.

Stützschlauchverbände aus Baumwolle, Elastodien und Polyamid sind dauerelastisch, haben eine festere Struktur und somit einen strafferen Sitz, der eine leichte Kompression ausübt. Sie können beliebig oft angelegt und wieder abgenommen werden.

Viskosehaltige Schlauchverbände aus einem Baumwoll-Viskosegemisch sind durch ihre hohe Dehnbarkeit ohne jedes Hilfsmittel schnell und einfach applizierbar. Sie sind dünner als Stützschlauchverbände.

Klassische Trikotschlauchverbände bestehen aus 100 % Baumwolle.

Synthetische Trikotschläuche sind vor allem in der Breite elastisch und üben keine Kompression aus.

Frotteeschlauchverbände bieten eine leichte Polsterwirkung.

9

Spezielle *Schlauchverbände für Patienten mit Neurodermitis* bestehen aus Viskose, Polyamid und Elasthan. Sie können sowohl als Feuchtverband wie auch als Trockenverband verwendet werden.

Anwendungsgebiete
- Zur schnellen und sicheren Fixierung von Verbänden jeder Art und Größe an Kopf, Rumpf, Extremitäten und Fingern.
- Ideal als Hautschutz bei Zinkleim- und Gipsverbänden.
- Zur Polsterung unter Stützverbänden.
- Als Überzug- bzw. Schutzverband bei Salben- und Feuchtverbänden.

Gebräuchliche Handelsgrößen
- Verschiedenste Längen und Breiten, dem Anwendungsgebiet angepasst (z. B. Finger-, Arm-, Bein-, Kopf- oder Rumpfverbände).
- Meist in Rollenform zu 5, 10 und 20 m.

Kombinationsmöglichkeiten
- Die Enden eines Schlauchverbandes können zusätzlich mit Rollenpflasterstreifen fixiert werden.
- Da Schlauchverbände als Unterpolsterung und Fixierung ihre Anwendung finden, können sie mit allen Kompressen, Mullbinden und sonstigen Verbandstoffen kombiniert angewendet werden.

Vorsichtsmaßnahmen/Kontraindikationen
Wird eine zu enge Ausführung gewählt, kann der Verband abschnüren und auch bei der Applikation Schmerzen verursachen.

Stellenwert in der modernen Wundversorgung
In der modernen Wundversorgung wird ein rascher, schmerzarmer Verbandwechsel gefordert. Durch die einfache und schonende Anwendung der Schlauchverbände verkürzt sich in vielen Fällen die Zeit des Verbandwechsels im Sinne des Patienten. Der Schlauchverband als Fixierung, Hautschutz oder Unterpolsterung kommt bei vielen modernen Wundversorgungen zur Anwendung.

Produktauswahl

Größen	Stück/Packung	Artikel-nummer	PZN
3M™ Trikotschlauch			
2,5 cm × 23 m	1 Rolle	MS01	3888411
5,0 cm × 23 m	1 Rolle	MS02	3888428
7,5 cm × 23 m	1 Rolle	MS03	3888434
10,0 cm × 23 m	1 Rolle	MS04	3888440
15,0 cm × 23 m	1 Rolle	MS06	3888457
20,0 cm × 23 m	1 Rolle	MS08	3888463
25,0 cm × 23 m	1 Rolle	MS10	3888486
Askina® Stockinette/B. Braun			
2,5 cm × 23 m	1 St.	9043403	7370102
5,0 cm × 23 m	1 St.	9043411	7370119
7,5 cm × 23 m	1 St.	9043420	7370125
10,0 cm × 23 m	1 St.	9043438	7370131
Askina® TS-Bandage/B. Braun			
Gr. 1 20 m × 2,5 cm (Finger, Zehen mit größerer Wundauflage)	1 St.	9043314	6874792
Gr. 2 20 m × 4,0 cm (Kinderarm, geschiente Fingerverbände)	1 St.	9043322	6874800
Gr. 3 20 m × 6,0 cm (Kinderbein, Unterschenkel und Arm für Erwachsene)	1 St.	9043330	6874817
Gr. 4 20 m × 8,0 cm (Oberschenkel, kleiner Kopfverband)	1 St.	9043349	6874823
Gr. 5 20 m × 10,0 cm (Oberschenkel, mittlerer Kopfverband)	1 St.	9043357	6874846
Gr. 6 20 m × 12,0 cm (starker Oberschenkel, Kinderrumpf, großer Kopfverband)	1 St.	9043365	6874852
Gr. 7 10 m × 16,0 cm (Desault, Rumpf bis Konfektionsgröße 40)	1 St.	9043373	6874869
Coverflex®/Paul Hartmann AG			
10 m Rollen, weiß			
Gr. 1 Farbcode rot Umfang 8–15 cm bei Kinderarm, -fuß	1 Rolle	9325701	2417075
Gr. 2 Farbcode grün	1 Rolle	9325711	2417218

9

Produktauswahl (Fortsetzung)

Größen	Stück/Packung	Artikel-nummer	PZN
Umfang 10–25 cm bei Kinderbein, Arm			
Gr. 3 Farbcode blau	1 Rolle	9325721	2417224
Umfang 20–45 cm bei Kinderkopf, Arm, Unterschenkel			
Gr. 4 Farbcode gelb	1 Rolle	9325731	2417253
Umfang 35–65 cm bei Kinderkopf, –rumpf, Kopf, Bein			
Gr. 5 Farbcode beige	1 Rolle	9325741	2417276
Umfang 50–120 cm bei Rumpf			
Acrylbox mit Gr. 1–5		9325751	2704828
Delta Terry-Net® C Frotteeschlauch/BSN medical			
5,0 cm × 13,7 m	1 St.	72305–00	0855428
7,6 cm × 13,7 m	1 St.	72305–01	0855434
10,1 cm × 13,7 m	1 St.	72305–02	0855440
12,7 cm × 13,7 m	1 St.	72305–03	0855799
15,2 cm × 13,7 m	1 St.	72305–04	0855807
Delta Terry-Net® S synthetischer Frotteeschlauch/BSN medical			
5,0 cm × 13,7 m	1 St.	72306–00	0855813
7,6 cm × 13,7 m	2 St.	72306–01	0855919
10,1 cm × 13,7 m	1 St.	72306–02	0855925
12,7 cm × 13,7 m	1 St.	72306–03	0855954
15,2 cm × 13,7 m	1 St.	72306–04	0855960
Delta Terry-Net® mit Daumeneinschluss			
7,6 cm × 38,0 cm	10 St.	72308–00	2176157
7,6 cm × 46,0 cm	10 St.	72308–01	2176387
5,0 cm × 38,0 cm	10 St.	72308–02	2176111
5,0 cm × 46,0 cm	10 St.	72308–03	2176134
Lastogrip®/Paul Hartmann AG			
10 m Rollen, weiß			
Gr. A 4,2 cm	1 Rolle	9321709	3765594
Kinderhand– und Kinderarmverbände			
Gr. B 6,25 cm	1 Rolle	9321718	3765602
kleine Hand–, Arm– und Fußverbände			
Gr. C 6,75 cm	1 Rolle	9321727	3765619
mittelgroße Hand–, Arm–, Fuß– und Unterschenkelverbände			

Produktauswahl (Fortsetzung)

Größen	Stück/Packung	Artikel-nummer	PZN
Gr. D 7,5 cm	1 Rolle	9321736	3765625
große Hand-, Arm-, Fuß- und Unterschenkelverbände			
Gr. E 8,75 cm	1 Rolle	9321745	3765631
Beinverbände, große Arm- und kleine Oberschenkelverbände			
Gr. F 10 cm	1 Rolle	9321754	3765648
Bein- und Oberschenkelverbände			
Gr. G 12 cm	1 Rolle	9321763	3765654
große Oberschenkelverbände			
Gr. J 17,5 cm	1 Rolle	9321772	376566
kleine Rumpfverbände			
Gr. K 21,5 cm	1 Rolle	9321781	3765677
mittelgroße Rumpfverbände			
Gr. L 32,5 cm	1 Rolle	9321791	3765683
große Rumpfverbände			
Gr. M 37,5 cm	1 Rolle	9321807	3765708
sehr große Rumpfverbände			
10 m Rollen, hautfarben			
Gr. B 6,25 cm	1 Rolle	9321914	3765720
Gr. C 6,75 cm	1 Rolle	9321923	3765737
Gr. D 7,5 cm	1 Rolle	9321932	3765743
Gr. E 8,75 cm	1 Rolle	9321941	3765766
Gr. F 10 cm	1 Rolle	9321951	3765772
Gr. G 12 cm	1 Rolle	9321969	3765789
Nobafast®/Noba			
gerollt 10 m lang mit Farbfaden			
rot ca. 3,5 cm	1 Rolle	330030	2156841
grün ca. 5 cm	1 Rolle	330050	0963276
blau ca. 7 cm	1 Rolle	330070	0963282
gelb ca. 12,5 cm	1 Rolle	330100	0963299
beige ca. 17,5 cm	1 Rolle	3301090	1121183

9

Produktauswahl (Fortsetzung)

Größen	Stück/Packung	Artikel-nummer	PZN
Nobafrott®/Noba			
gerollt 5 m lang			
4 cm Kinderextremitäten	1 Rolle	350054	0532725
6 cm Unterarme	1 Rolle	350056	7094323
8 cm Oberarme	1 Rolle	350058	7094346
10 cm Oberschenkel	1 Rolle	350060	7094352
12 cm große Oberschenkel	1 Rolle	350062	7571728
gerollt 3 m lang			
22 cm kleiner Thorax	1 Rolle	350072	7742578
35 cm großer Thorax	1 Rolle	350085	0032023
Nobatricot®/Noba			
gerollt 20 m lang			
1,5 cm kl. Finger, Zeh	1 Rolle	320201	7093884
2,5 cm gr. Finger, Zeh	1 Rolle	320202	7093890
4 cm Hand, Kinderarm	1 Rolle	320203	7093909
6 cm Hand, Arm, Fuß	1 Rolle	320204	7093915
7 cm Oberarm, Fuß	1 Rolle	320270	7094027
8 cm Oberschenkel, Kinderkopf	1 Rolle	320205	7093921
10 cm Oberschenkel, gr. Kopf	1 Rolle	320206	7093938

Produktauswahl (Fortsetzung)

Größen	Stück/Packung	Artikel-nummer	PZN
12 cm Rumpf, Kind	1 Rolle	320207	7093944
16 cm Rumpf Jugendlicher	1 Rolle	320208	7093950
21 cm Rumpf groß	1 Rolle	320209	7093967
24 cm übergroßer Rumpf	1 Rolle	320210	7093973
Nobatub®/Noba			
gerollt 10 m lang, braun			
B 6,25 cm Finger	1 Rolle	341102	0031928
C 6,75 cm Hand, Arm, Fuß	1 Rolle	341103	0031934
D 7,5 cm Oberarm	1 Rolle	341104	0031940
E 8,75 cm Unterschenkel, dünner Oberschenkel	1 Rolle	341105	0031957
F 10 cm Knie, Oberschenkel	1 Rolle	341106	0031963
G 12 cm dicker Oberschenkel	1 Rolle	341107	0031986
J 17,5 cm Rumpf, Kind	1 Rolle	341110	0031992
K 21,5 cm Rumpf Jugendlicher	1 Rolle	341111	0032000
L 32,5 cm Rumpf Erwachsener	1 Rolle	341112	0032017
gerollt 10 m lang, weiß			
A 4 cm Zehe	1 Rolle	340101	2480814
B 6,25 cm Finger	1 Rolle	340102	0273465

9

Produktauswahl (Fortsetzung)

Größen	Stück/Packung	Artikel-nummer	PZN
C 6,75 cm Hand, Arm, Fuß	1 Rolle	340103	0273471
D 7,5 cm Oberarm	1 Rolle	340104	7094145
E 8,75 cm Unterschenkel, dünner Oberschenkel	1 Rolle	340105	7094151
F 10 cm Knie, Oberschenkel	1 Rolle	340106	7094168
G 12 cm dicker Oberschenkel	1 Rolle	340107	7094174
J 17,5 cm Rumpf, Kind	1 Rolle	340110	7094180
K 21,5 cm Rump, Jugendlicher	1 Rolle	340111	7094197
L 32,5 cm Rumpf, Erwachsender	1 Rolle	340112	7094205
M 36 cm Rumpf groß	1 Rolle	340113	7094211
Silvertube® Schlauchverband/Holthaus medical			
20 m gedehnte Länge			
Gr. 5 6 cm Hand/Arm/Fuß	1 Rolle	25805	keine Angabe
Gr. 6 8 cm Bein/Kinderkopf	1 Rolle	25806	keine Angabe
Gr. 7 10 cm Kopf/Oberschenkel	1 Rolle	25807	keine Angabe
Stülpa® Rollen/Paul Hartmann AG			
15 m lang, in Entnahmekartons			
Gr. 0 1,5 cm Kinderfinger- und Zehenverbände		4271103	0982894
Gr. 1 2,5 cm Fingerverbände	1 Rolle	4271112	0982948
Gr. 2 6 cm	1 Rolle	4271121	0982960

Produktauswahl (Fortsetzung)

Größen	Stück/Packung	Artikel-nummer	PZN
Hand/Arm/Kinderbein u. –fuß			
Gr. 3 8 cm	1 Rolle	4271130	0982037
Hand–, Fuß– und Beinverbände, Kinderkopf– und Achselhöhlenverbände			
Gr. 4 10 cm	1 Rolle	4271140	0982095
Kopf–, Bein– und Achselhöhlenverbände, Gesichtsmasken			
Gr. 5 12 cm	1 Rolle	4271158	0982103
Kinderrumpf–, Kopf–, Oberschenkel– und Achselhöhlenverbände, Streckverbände			
6 m lang, in Entnahmekartons			
Gr. 6 15 cm	1 Rolle	4271461	1310412
Kinderrumpf– und Oberschenkelverbände			
Gr. 7 21 cm	1 Rolle	4271470	0983126
Desault–, Rumpf– und übergroße Oberschenkelverbände			
Gr. 8 24 cm	1 Rolle	4271489	0983132
Desault– und Rumpfverbände			
tg® Schlauchverband/Lohmann & Rauscher			
5 m lang, gerollt im Spenderkarton			
Gr. 1 1,4 cm	1 Rll./80 Rll.	24020	1020157
für Finger, Zehe			
Gr. 2 2,3 cm	1 Rll./50 Rll.	24021	1020192
für Finger und Zehen			
Gr. 3 3 cm	1 Rll./40 Rll.	24022	1020223
für mehrere Finger, Kinderarm			
Gr. 5 5,5 cm	1 Rll./40 Rll.	24023	1020252
für Arm, Unterschenkel, Kinderbein			
Gr. 6 6,5 cm	1 Rll./40 Rll.	24024	1020275
für Arm, Bein (mittel)			
Gr. 7 7 cm	1 Rll./40 Rll.	24025	1020298
für Arm (groß), Bein, Kinderkopf			
20 m lang, gerollt im Spenderkarton			
Gr. 1 1,4 cm	1 Rll./20 Rll.	24000	1020186
für Finger, Zehe			
Gr. 2 2,3 cm	1 Rll./20 Rll.	24001	1020217
für Finger und Zehen			

9

Produktauswahl (Fortsetzung)

Größen	Stück/Packung	Artikel-nummer	PZN
Gr. 3 3 cm für mehrere Finger, Kinderarm	1 Rll./10 Rll.	24002	1020246
Gr. 5 5,5 cm für Arm, Unterschenkel, Kinderbein	1 Rll./10 Rll.	24003	1020269
Gr. 6 6,5 cm für Arm, Bein (mittel)	1 Rll./10 Rll.	24004	1020281
Gr. 7 7 cm für Arm (groß), Bein, Kinderkopf	1 Rll./18 Rll.	24005	1020306
Gr. 9 8,5 cm für Oberschenkel (groß), Kopf, Achselhöhle	1 Rll./12 Rll.	24006	1020312
Gr. 12 12 cm für Oberschenkel (extra groß), Kopf (groß), Kinderrumpf	1 Rll./12 Rll.	24007	1309343
Tricodur® Tubular/BSN medical			
B = 10,0 m × 6,0 cm	1 St.	09445–00	2153989
C = 10,0 m × 6,5 cm	1 St.	09446–00	2153995
D = 10,0 m × 7,5 cm	1 St.	09447–00	2154003
E = 10,0 m × 8,75 cm	1 St.	09448–00	2154026
F = 10,0 m × 10,0 cm	1 St.	09449–00	2154032
G = 10,0 m × 12,0 cm	1 St.	09450–00	2154049
H = 10,0 m × 15,0 cm	1 St.	09841–00	3315951
J = 10,0 m × 17,5 cm	1 St.	09451–00	2154055
K = 10,0 m × 21,5 cm	1 St.	09452–00	2154061
L = 10,0 m × 32,5cm	1 St.	09453–00	2154078
M = 10,0 m × 37,5cm	1 St.	09842–00	2368767
Tricofix® Tricotschlauchverband/BSN medical			
A/1: Finger und Zehen 20,0 m × 1,5 cm	1 St.	02191–00	1868930
B/2: Finger, Zehen und geschiente Finger 20,0 m × 2,5 cm	1 St.	02192–00	1868947
C/3: Hände und Kinderarme 20,0 m × 4,0 cm	1 St.	02193–00	1868953
D/5: Hände, Arme, Füße und Unterschenkel Erwachsener 20,0 m × 6,0 cm	1 St.	02195–00	1868976

Produktauswahl (Fortsetzung)

Größen	Stück/Packung	Artikel-nummer	PZN
E/6: Oberschenkel und kleine Köpfe			
20,0 m × 8,0 cm	1 St.	02197–00	1868982
F/7: Oberschenkel und große Köpfe			
20,0 m × 10,0 cm	1 St.	02198–00	1868999
G/9: starke Oberschenkel und Kinderrümpfe			
20,0 m × 12,0 cm	1 St.	02199–00	2059606
K: kleine Rümpfe			
10,0 m × 16,0 cm	1 St.	02201–00	1869007
L: große Rümpfe wie Mamma-, Hüft- und Höschenverband			
10,0 m × 21,0 cm	1 St.	02202–00	1869013
Tricofix® Fingerverband, gebrauchsfertig			
Karton mit 50 St.	1 St.	02184–00	2059612
Trikotschlauch/Trikotschlauchbinden/Lohmann & Rauscher			
Trikotschlauch 25 m-Rolle, einzeln in Folienbeutel			
6 cm	1 Rll./10 Rll.	14820	keine Angabe
8 cm	1 Rll./10 Rll.	14821	keine Angabe
10 cm	1 Rll./5 Rll.	14822	keine Angabe
12 cm	1 Rll./5 Rll.	14823	keine Angabe
15 cm	1 Rll./6 Rll.	14824	keine Angabe
20 cm	1 Rll./3 Rll.	14825	keine Angabe
25 cm	1 Rll./3 Rll.	14826	keine Angabe
30 cm	1 Rll./3 Rll.	14827	keine Angabe
35 cm	1 Rll./3 Rll.	14828	keine Angabe
Trikotschlauchbinden DIN 61633, 4 m, einzeln eingesiegelt			
4 cm	1 St./110 St.	14799	1232304
6 cm	1 St./80 St.	14800	1048948
8 cm	1 St./48 St.	14801	1048954
10 cm	1 St./40 St.	14802	1048960
12 cm	1 St./32 St.	14803	1048977
15 cm	1 St./24 St.	14804	1048983
20 cm	1 St./20 St.	14805	1232327
25 cm	1 St./18 St.	14806	1232379

9

Produktauswahl (Fortsetzung)

Größen	Stück/Packung	Artikel-nummer	PZN
Trikotschlauchbinde®/Noba			
unsteril, 4 m lang, naturfarben			
4 cm	1 Rolle	320404	1866753
6 cm	1 Rolle	320406	1410875
8 cm	1 Rolle	320408	1410881
10 cm	1 Rolle	320410	1410898
12 cm	1 Rolle	320412	1410906
15 cm	1 Rolle	320415	1410912
20 cm	1 Rolle	320420	1410929
einzeln steril, 4 m lang, naturfarben			
6 cm	3 Rollen	731706	7386103
8 cm	3 Rollen	731708	7386126
10 cm	3 Rollen	731710	7386132
12 cm	3 Rollen	731712	7386149
15 cm	3 Rollen	731715	7386155
20 cm	3 Rollen	731720	7386161
Urgotube/Urgo			
1A – 1,5 cm × 20 m Finger/Zehen	1 St.	510800	1227728
2B – 2,5 cm × 20 m Finger/kleine Hände	1 St.	510801	1227734
3C – 4 cm × 20 m Hände/Kinder-Arme	1 St.	510802	1227740
5D – 6 cm × 20 m Arme/Füße	1 St.	510803	1227757
6E – 8 cm × 20 m Beine	1 St.	510804	1227763
7F – 10 cm × 20 m Oberschenkel/kl. Köpfe	1 St.	510805	1227786
9G – 12 cm × 20 m Oberschenkel/gr. Köpfe	1 St.	510806	1227792
K – 16 cm × 10 m kleine Rümpfe	1 St.	510807	1227800

Produktauswahl (Fortsetzung)

Größen	Stück/Packung	Artikel-nummer	PZN
L – 21 cm × 10 m große Rümpfe	1 St.	510808	1227817
Ypselast® Schlauchverband/Holthaus medical			
20 m gedehnte Länge			
Gr. 1 1,5 cm Kinderfinger	1 Rolle	25601	4473787
Gr. 2 2,5 cm Finger/Zehen	1 Rolle	25602	4473793
Gr. 3 4 cm Kinderarm/-hand	1 Rolle	25603	4473801
Gr. 5 6 cm Hand/Arm/Fuß	1 Rolle	25605	4473818
Gr. 6 8 cm Bein/Kinderkopf	1 Rolle	25606	4473824
Gr. 7 10 cm Kopf/Oberschenkel	1 Rolle	25607	4473830
Gr. 9 12 cm Kinderrümpfe	1 Rolle	25609	2651747

9

9.6 Netzschlauchverbände

Produktbeispiel: Urgofix® Cotton/Urgo

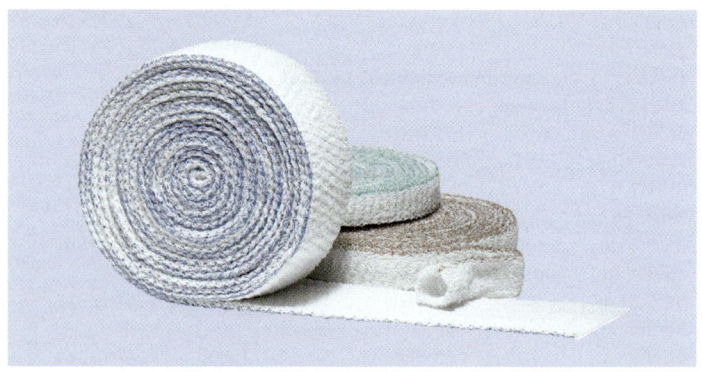

Aufbau/Eigenschaften
- Bestehend aus Baumwolle, Polyamid und Elastodien oder Polyurethan, in einer netzartigen Struktur zusammengefügt.
- Im Gegensatz zum Schlauchverband hochelastische Eigenschaften.
- Einfache, schnelle und materialsparende Möglichkeit der Verbandstofffixierung.
- Gute Anpassung an die Körperoberfläche (besonders bei schwierigen Konturen wie Kopf, Extremitäten, Rumpf), keine Abschnürung.
- Leichte Erreichbarkeit der Wundauflage, ermöglicht problemlosen Verbandwechsel und vereinfachte Wundinspektion.
- An jeder beliebigen Stelle und in jeder Richtung durchtrennbar, ohne einzureißen oder auszufransen.

Anwendungsgebiete
Netzschlauchverbände werden zur Fixierung von Verbänden an Kopf, Rumpf, Extremitäten und Fingern verwendet.

Gebräuchliche Handelsgrößen
- Netzschlauchverbände stehen in vielen Längen – angepasst an das Einsatzgebiet – zur Verfügung.
- Meist in Rollenform zu 5, 10 und 20 m.

Kombinationsmöglichkeiten und Fixierung
Die Enden eines Netzschlauchverbandes können zusätzlich auch mit Rollenpflasterstreifen fixiert werden. Ebenso können Sie mit allen Verbandstoffen kombiniert werden.

Vorsichtsmaßnahmen/Kontraindikationen
- Zu klein gewählte Netzschlauchverbände schnüren ein; zu groß gewählte fixieren unzureichend.
- In Einzelfällen ist zu beachten, dass Netzschlauchverbände latexhaltig sind, worauf manche Kunden allergisch reagieren können.

Stellenwert in der modernen Wundversorgung
Der Netzschlauchverband bietet jederzeit bei Körperstellen wie z. B. Kopf, Rumpf eine gute Fixierungsmöglichkeit für Verbandstoffe.

Produktauswahl

Größen	Stück/Packung	Artikel-nummer	PZN
Elastofix®/BSN medical			
25 m gedehnt			
Gr. A	1 St.	02140–00	1647583
für kleine Extremitäten und Finger			
Gr. B	1 St.	02141–00	1647608
für große Extremitäten und kleine Köpfe			
Gr. C	1 St.	02142–00	1647614
für kleinen und mittleren Rumpf und große Köpfe			
Gr. D	1 St.	02143–00	1647620
für großen Rumpf			
Nobanetz®-plus/Noba			
Gr. A	1 Rolle	301250	7093789
Finger			

9

Produktauswahl (Fortsetzung)

Größen	Stück/Packung	Artikel-nummer	PZN
Gr. B Hand, Arm, Fuß	1 Rolle	301251	7093795
Gr. C Bein, Kinderkopf	1 Rolle	301252	7093803
Gr. D Kinderrumpf, Kopf	1 Rolle	301253	7093826
Gr. E Rumpf	1 Rolle	301254	7093832
Gr. F Rumpf übergroß	1 Rolle	301255	7093624
Nobanetz®/Noba			
Gr. 0 Finger	1 Rolle	302000	7571579
Gr. 0,5 Zehe	1 Rolle	302005	7571585
Gr. 1 Hand	1 Rolle	302010	7571591
Gr. 2 Oberarm	1 Rolle	302020	7571616
Gr. 3 Unterschenkel	1 Rolle	302030	7571622
Gr. 4 Knie	1 Rolle	302040	7571639
Gr. 5 Kopf	1 Rolle	302050	7571645
Gr. 5,5 Oberschenkel	1 Rolle	302055	7571651
Gr. 6 Rumpf, Kind	1 Rolle	302060	0031696
Gr. 7 Rumpf, Jugendlicher	1 Rolle	302070	0031704
Gr. 8 Rumpf, Erwachsener	1 Rolle	302080	0031710

Produktauswahl (Fortsetzung)

Größen	Stück/Packung	Artikel-nummer	PZN
Gr. 9 Rumpf groß	1 Rolle	302090	0031727
Gr. 10 Rumpf extragroß	1 Rolle	302100	0031733
Stülpa®-fix Netzschlauchverband/Paul Hartmann AG			
25 m gedehnte Länge			
Gr. 1 Fingerverbände	1 Rolle	9325411	2175399
Gr. 2 Hand/Arm/Kinderbein u. –fuß	1 Rolle	9325420	2175407
Gr. 3 Bein- u. Fußverbände/Kinderkopf	1 Rolle	9325439	2175413
Gr. 4 Kopf/Kinderrumpf	1 Rolle	9325448	2175436
Gr. 5 Rumpfverbände	1 Rolle	9325457	2175442
Gr. 6 große Rumpfverbände	1 Rolle	9325466	3404850
Gr. 7 übergroße Rumpfverbände	1 Rolle	9325475	1609708
tg® fix Netzverband/Lohmann & Rauscher			
weiß, 4 m (gedehnte Länge) gefaltet in Faltschachtel			
A für Finger	1 St./100 St.	24240	0537272
B für kleine Extremität	1 St./100 St.	24241	0537289
C für große Extremität	1 St./98 St.	24242	0537295
D für großen Kopf, kleinen Rumpf	1 St./58 St.	24243	0537303
E für großen Rumpf, Hüfte, Achselhöhle	1 St./28 St.	24244	0537326

9

Produktauswahl (Fortsetzung)

Größen	Stück/Packung	Artikel-nummer	PZN
25 m (gedehnte Länge) gefaltet im Spenderkarton			
A	1 St./66 St.	24250	0537332
für Finger			
B	1 St./20 St.	24251	0537349
für kleine Extremität			
C	1 St./16 St.	24252	0537355
für große Extremität			
D	1 St./16 St.	24253	0537361
für großen Kopf, kleinen Rumpf			
E	1 St./12 St.	24254	0537378
für großen Rumpf, Hüfte, Achselhöhle			
Urgofix® Cotton/Urgo			
Gr. 2	Rolle à 25 m	510885	4023937
Hand/kleiner Arm			
Gr. 3	Rolle à 25 m	510886	4023943
Arm			
Gr. 4	Rolle à 25 m	510887	4023989
Fuß/kleines Bein			
Gr. 5	Rolle à 25 m	510888	4023995
Bein/Kopf/Fuß			
Gr. 6	Rolle à 25 m	510889	4024003
kl. Rumpf/gr. Kopf			
Gr. 7	Rolle à 25 m	510890	4024026
Rumpf mittel			
Gr. 8	Rolle à 25 m	510891	4024078
Rumpf groß			
Ypsinetz Netzschlauchverband/Holthaus medical			
4 m gedehnte Länge			
Gr. 3	1 St. im Beutel	25403	2770995
20 m gedehnte Länge/Spenderbox			
Gr. 1	1 Schachtel	25501	3541759
Finger			
Gr. 2	1 Schachtel	25502	3541765
Hand/Arm/Fuß			

Produktauswahl (Fortsetzung)

Größen	Stück/Packung	Artikel-nummer	PZN
Gr. 3 Bein/Kinderkopf	1 Schachtel	25503	3541771
Gr. 4 Kopf/Kinderrumpf	1 Schachtel	25504	3541788
Gr. 5 Rumpfverbände	1 Schachtel	25505	3541794

9

9.7 Fertigverbände und Hemden

Produktbeispiel: Fertigverband Fingerling/Holthaus medical

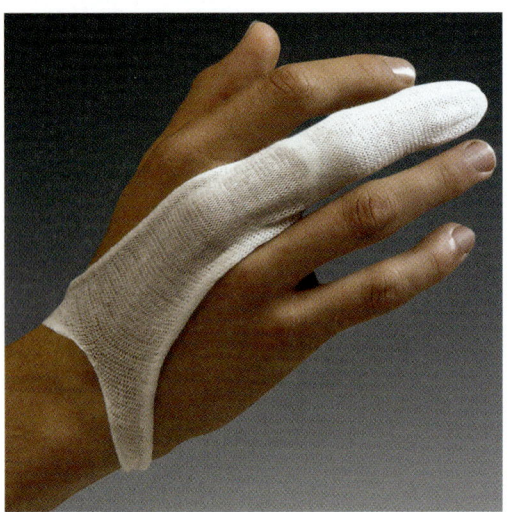

Aufbau/Eigenschaften
- Umfasst alle Sonderformen von schlauchartigen Verbänden.
- Materialien siehe unter Kapitel 9.5 Schlauchverbände.
- Erleichtern das Fixieren von großflächigen und schwierigen Verbänden.
- Sehr hautfreundlich, dauerelastisch, nicht rutschend, feuchtigkeitsregulierend.
- Waschbar.

Anwendungsgebiete
- Besonders für schwer zu verbindende Körperregionen (Finger, Hand).
- Als Fertigunterzug bei Gipsverbänden.
- Zur Abdeckung von dermatologischen Erkrankungen bzw. als Kratzschutz.

Gebräuchliche Handelsgrößen

Es werden gebrauchsfertige Verbände in Form von Hemden, Fingerlingen, Handschuhen, Fuß- und Kopfverbände angeboten.

Kombinationsmöglichkeiten

Ein Fertigverband (z. B. Fingerverband) kann am Ende ggf. mit einem Pflasterstreifen zusätzlich befestigt werden.

Stellenwert in der modernen Wundversorgung

Bei großflächigen Wunden bzw. Verletzungen an oben aufgeführten Körperregionen sind sie als Erleichterung des Verbandwechsels nicht zu entbehren.

Produktauswahl

Größen	Stück/Packung	Artikel-nummer	PZN
Erena Fertigverband/Noba			
Nr. 1 Finger	1 St.	1410040	8421244
Nr. 2 Fuß	1 St.	1410041	8421250
Nr. 3 Kopf	1 St.	1410042	8421267
Nr. 1 Finger	50 St.	1410043	8421215
Nr. 2 Fuß	50 St.	1410044	8421221
Nr. 3 Kopf	50 St.	1410045	8421238
Fingerlinge/Holthaus medical			
lose im Karton	50 St. im Karton	25630	keine Angabe
Nobafrott® Frotteeunterzug/Noba			
m. Daumeneinschluss			
Unterarm	1 St.	350635	7384771
Oberarm	1 St.	350850	7571734
m. Einsatz am Oberschenkel			
mittel	1 St.	351090	7384788
groß	1 St.	351110	7384794
NOBA® Handschuh/Noba			
Kinder	1 Paar	324749	0031880
Erwachsene			
klein, 6–7	1 Paar	324750	0031897

9

Produktauswahl (Fortsetzung)

Größen	Stück/Packung	Artikel-nummer	PZN
mittel, 7,5–8,5	1 Paar	324751	0031905
groß, 9,5–10	1 Paar	324752	0031911
NOBA® Hemd/Noba			
Kinder			
groß bis Gr. 122–158	1 Hemd	324042	0031779
groß bis Gr. 92–134	1 Hemd	324043	0031785
Erwachsene			
klein	1 Hemd	324044	0031791
Damen bis Gr. 44, Herren bis Gr. 50			
groß	1 Hemd	324045	0031816
Damen bis Gr. 46, Herren bis Gr. 52			
NOBA® Hose/Noba			
Kinder			
klein bis Gr. 92	1 Hose	324046	0031822
klein bis Gr. 116	1 Hose	324047	0031839
Erwachsene			
klein	1 Hose	324048	0031845
Kinder ab Gr. 134, Damen bis Gr. 36, Herren bis Gr. 42			
groß	1 Hose	324049	0031851
Kinder ab Gr. 170 Damen ab Gr. 38, Herren ab Gr. 44			
Nobalinge®/Noba			
Fingerlinge	50 St.	320250	7571711
Nobatricot®/Noba			
Finger	50 St.	320252	7093996
gr. Finger	50 St.	320253	1102501
Fuß	10 St.	320255	7094004
Kopf	10 St.	320256	7094010
Stülpa® Fingerverband/Paul Hartmann AG			
Gr. 1 einzeln verpackt	1 St.	4272112	0982919
Gr. 1 lose in Kartons	50 St.	4272611	0982925
Stülpa® Hand/Fuß/Beinverbände, Kinderkopf- und Achselhöhlenverband/ Paul Hartmann AG			
Gr. 3 einzeln verpackt	1 St.	4272139	0982983
Gr. 3 lose in Kartons	10 St.	4272530	0083014

Produktauswahl (Fortsetzung)

Größen	Stück/Packung	Artikel-nummer	PZN
Stülpa® Kopf-, Bein- Achselhöhlen, Gesichtsmaske/Paul Hartmann AG			
Gr. 4 einzeln verpackt	1 St.	4272148	0983043
Gr. 4 lose in Kartons	10 St.	4272549	0983072
tg® Fäustling/Lohmann & Rauscher			
klein (Säugling)	1 Paar/100 Paar	24746	1495825
groß (Kleinkind)	1 Paar/100 Paar	24747	1495831
tg® Fingerling/Lohmann & Rauscher			
einzeln im Beutel	1 St./250 St.	24080	1019993
50 St. im Karton	50 St./750 St.	24081	1020016
tg® Hand-/Fußverband/Lohmann & Rauscher			
einzeln im Beutel	1 St./200 St.	24084	1309515
10 St. im Karton	10 St./200 St.	24085	1309521
tg® Handschuh/Lohmann & Rauscher			
für Kinder	1 Paar/100 Paar	24749	1311417
für Erwachsene			
Gr. 6–7 (klein)	1 Paar/50 Paar	24750	1020022
Gr. 7 ½ 8 ½ (mittel)	1 Paar/50 Paar	24751	1020039
Gr. 9–10 (groß)	1 Paar/50 Paar	24752	1020045
tg® Kopfverband/Lohmann & Rauscher			
einzeln im Beutel	1 St./160 St.	24082	1309490
10 St. im Karton	10 St./200 St.	24083	1309509
Ypsinetz Kopfbandage/Holthaus medical			
einzeln in Entnahme-beutel	1 St.	25420	3121709
Spenderbox	25 St.	25425	3121833
Spenderbox	20 St.	25435	1686442

9

In diesem Kapitel werden unterschiedliche Binden inkl. Zubehör zur Kompressionstherapie beschrieben. Die unterschiedlichen Kompressionsstärken richten sich nach der Grunderkrankung des Kunden.

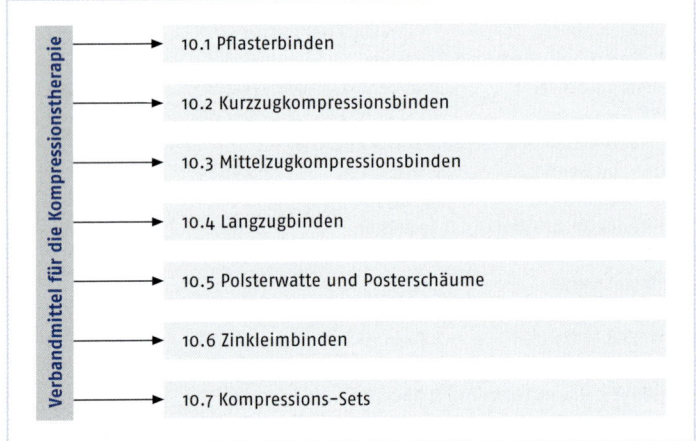

Verbandmittel für die Kompressionstherapie

- 10.1 Pflasterbinden
- 10.2 Kurzzugkompressionsbinden
- 10.3 Mittelzugkompressionsbinden
- 10.4 Langzugbinden
- 10.5 Polsterwatte und Posterschäume
- 10.6 Zinkleimbinden
- 10.7 Kompressions-Sets

Anwendungsgebiete

- Verbandmittel zur Kompressionstherapie werden eingesetzt bei Venen- und Lymphgefäßerkrankungen, vor allem bei Thrombosen, Varikosis, chronischer Veneninsuffizienz und bei Ulcus cruris. Die Kompression bewirkt, dass der venöse oder lymphatische Rückfluss verbessert wird. Dadurch können die Stoffwechsellage des Gewebes verbessert, Ödeme verringert und auch Wundheilungsstörungen verhindert werden.
- Sie werden auch zur Thromboseprophylaxe bei immobilen Kunden und als Ergänzungstherapie nach Operationen wie z.B. Venenstripping eingesetzt.

Kontraindikationen für den Einsatz einer Kompressionstherapie
- Schlecht eingestellte oder dekompensierte Herzinsuffizienz.
- Septische Venenentzündung (Phlebitis).
- Periphere arterielle Verschlusskrankheit Stadium III und IV.
- Thrombose aller Venen einer Extremität (bei Thrombosen ist eine sofortige chirurgische Intervention unumgänglich).
- Auch bei infektiösen Wunden im Kompressionsbereich sollte, zumindest vorübergehend, auf eine Kompression verzichtet werden.

Vorsicht ist geboten bei Sensibilitätsstörungen in der Extremität und bei Materialunverträglichkeiten. Hier muss geprüft werden, ob der Nutzen der Kompressionstherapie höher ist als der zu befürchtende Schaden.

Kompressionsbinden sind als typische Verbandmittel zur Kompressionstherapie beständiger und druckstärker als Fixierbinden.
Bei der Materialauswahl sollte darauf geachtet werden, wie und ob der Kunde die Kompression fehlerfrei selbst anlegen kann. Nur wenige Kunden können den Verband mit der richtigen Technik und der vom Arzt gewünschten Druckstärke anlegen.
In diesen Fällen ist es sinnvoll, den Verband durch einen Pflegedienst anlegen zu lassen.

Pflege der Kompressionsbinden
Zuhause können die Kunden nichthaftende Kompressionsbinden ca. 15-mal problemlos bei 60 °C (siehe Herstellerangaben) in der Waschmaschine waschen – am besten in einem Wäschebeutel. Es ist möglich, die Binden zu bügeln, wobei sie aber – wie auch beim Aufwickeln – nicht gedehnt werden dürfen.
In stationären Einrichtungen werden sie bei 60 °C einer Desinfektionswäsche zugeführt und im Wäschesack in den Trockner gegeben. Auch hier gilt: Nicht dehnen!
Kompressionsbinden müssen ersetzt werden, wenn sie nur noch wenig Elastizität aufweisen oder beschädigt sind.
Wiederverwendbare Binden dürfen nicht gekürzt werden, da in den beiden Enden der Binden elastische Fäden fixiert sind, die sich bei der Kürzung in die Binde hineinziehen und sie somit unbrauchbar machen.

10

Neben den Verbandmaterialien sind Kompressionspumpen mit integrierter Kompression erhältlich, die auch ambulant zur Selbstanwendung geordert werden können. Diese sind bei lang andauernden, chronischen Wunden mit z. B. Lymphabflussstörungen indiziert.

Merke:
Kompressionsstrümpfe sind in vielen Fällen eine gute und praktikable Alternative zu den Kompressionsbinden.

10.1 Pflasterbinden

Produktbeispiel: Porelast®/Lohmann & Rauscher

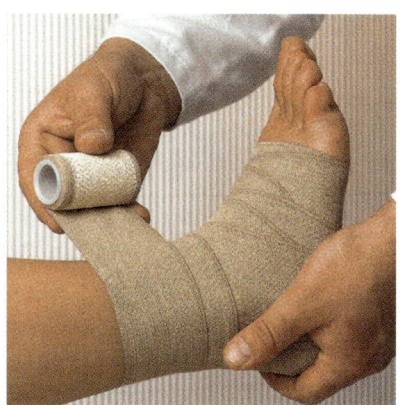

Aufbau/Eigenschaften:
- Pflasterbinden sind adhäsive (klebende) Binden, zumeist aus 100 % Baumwolle (wenige Ausnahmen aus Baumwoll-Viskosegemisch).
- Haftgrundlage: Kräftig haftender Synthesekautschuk-Kleber oder Polyacrylatkleber
- Verkleben mit der Haut und haften auf sich selbst.
- Korrekt angelegte Verbände sitzen manipulationssicher und werden daher in der Regel als Dauerverband eingesetzt.
- Besitzen eine Längselastizität von 60–80 %. In der Querrichtung sind nur einige Produkte dehnbar mit 30–45 %.
- Hautfreundlich, luft- und wasserdampfdurchlässig.

Gebräuchliche Handelsgrößen
Gängige Größen: 6, 8, 10 cm Breite und 2,5 bis 5 m Länge.

Anwendungsgebiete
- Als Dauerverbände zur Kompressionsbehandlung von Krampfadern und Ulcus cruris.

10

- Als Entlastungsverbände bei Luxationen und Distorsionen.
- Als Stützverband bei Sportverletzungen am Band- oder Halteapparat.
- Als Nachsorge von Gipsverbänden.
- Binden mit dehnbarer Querrichtung eignen sich besonders für die Gelenkbereiche.

Kombinationsmöglichkeiten
- Bei instabilen Gelenken (z. B. Sprunggelenk) können unelastische Klebebinden (sog. Tapes) diesen Bereich vor ungewollten Bewegungen schützen.
- Eine weitere Fixierung benötigen Klebebinden aufgrund der eigenen Klebekraft nicht.

Vorsichtsmaßnahmen/Kontraindikationen
- Bei unklaren bzw. schlechten Durchblutungsverhältnissen in den betroffenen Regionen nicht anwenden!
- Binden nicht waschen.

Stellenwert in der modernen Wundversorgung
Klebebinden werden als manipulationssichere Dauerverbände zur Kompressionstherapie und für andere Indikationen (siehe Anwendungsgebiete) in der modernen Wundversorgung häufig angewendet.

Produktauswahl

Größen	Stück/Packung	Artikel-nummer	PZN
Haftan®/Lohmann & Rauscher			
0,8 mm stark			
7 cm × 27,5 m	6 St./60 St.	22315	1342725
10 cm × 27,5 m	6 St./60 St.	22316	1342731
Hypolastic®/Paul Hartmann AG			
Einzelbinde in Faltschachtel			
2,5 m × 6,0 cm	1 Binde	5124031	keine Angabe
2,5 m × 8,0 cm	1 Binde	5124049	4318153
2,5 m × 10,0 cm	1 Binde	5124058	4318176

Produktauswahl (Fortsetzung)

Größen	Stück/Packung	Artikel-nummer	PZN
Optiplaste®-C/BSN medical			
1 Binde in Faltschachtel			
2,5 m × 6,0 cm	1 St.	02506-00	3576261
2,5 m × 8,0 cm	1 St.	02508-00	3576278
2,5 m × 10,0 cm	1 St.	02510-00	3576284
Einzelbinde lose im Karton			
2,5 m × 6,0 cm	12 St.	47186-00	3576290
2,5 m × 8,0 cm	12 St.	47187-00	3576309
2,5 m × 10,0 cm	12 St.	47188-00	3576315
Panelast®/Panelast® PrO2/Lohmann & Rauscher			
2,5 m (ungedehnte Länge)			
6 cm	1 St./50 St.	30270	0761791
8 cm	1 St./50 St.	30271	0761816
10 cm	1 St./50 St.	30272	0761822
PrO2			
2,5 m (ungedehnte Länge)			
6 cm	1 St./50 St.	33690	2087548
8 cm	1 St./50 St.	33691	2087583
10 cm	1 St./50 St.	33692	2087614
Porodress® Pflasterbinde/Lohmann & Rauscher			
2,5 m lang (längs nicht dehnbar)			
6 cm	1 St./50 St.	30240	0826473
8 cm	1 St./50 St.	30241	0826496
10 cm	1 St./50 St.	30242	0826504
Porelast®/Porelast® PrO2/Lohmann & Rauscher			
2,5 m (ungedehnte Länge)			
6 cm	1 St./50 St.	30210	0826355
8 cm	1 St./50 St.	30211	0826361
10 cm	1 St./50 St.	30212	0826378
6 cm	10 St./50 St.	30213	7189911
8 cm	10 St./50 St.	30214	7189928
10 cm	10 St./50 St	30215	7189934

10

Produktauswahl (Fortsetzung)

Größen	Stück/Packung	Artikel-nummer	PZN
PrO2			
2,5 m (ungedehnte Länge)			
6 cm	1 St./50 St.	30220	2087784
8 cm	1 St./50 St.	30221	2087809
10 cm	1 St./50 St.	30222	2087821
6 cm	10 St./50 St.	30223	2087844
8 cm	10 St./50 St.	30224	2087850
10 cm	10 St./50 St.	30225	2087873
Rudalastik®/Noba			
2,5 m × 6,0 cm	1 Binde	095506	1436194
2,5 m × 8,0 cm	1 Binde	095508	1436225
2,5 m × 10,0 cm	1 Binde	095510	1436231
Rudalastoplast®/Noba			
2,5 m × 6,0 cm	1 Binde	092506	1435970
2,5 m × 8,0 cm	1 Binde	092508	1435993
2,5 m × 10,0 cm	1 Binde	092510	1436018
Urgostrapping®/Urgo			
2,5 m × 3 cm	OP à 1 St.	501883	8449366
2,5 m × 6 cm	OP à 1 St.	501884	8449372
2,5 m × 8 cm	OP à 1 St.	501885	8449389
2,5 m × 10 cm	OP à 1 St.	501886	8449395
2,5 m × 6 cm	AP à 10 St.	511815	8449403
2,5 m × 8 cm	AP à 10 St.	511816	8449426
2,5 m × 10 cm	AP à 10 St.	511817	8449432
Tricoplast®/BSN medical			
Einzelbinde in Faltschachtel			
2,5 m × 6,0 cm	1 St.	02306−00	1414548
2,5 m × 8,0 cm	1 St.	02308−00	1414554
2,5 m × 10,0 cm	1 St.	02310−00	1414560
Einzelbinde lose im Karton			
2,5 m × 6,0 cm	12 St.	47261−00	4777748
2,5 m × 8,0 cm	12 St.	47262−00	4777754
2,5 m × 10,0 cm	12 St.	47264−00	4777760

Produktauswahl (Fortsetzung)

Größen	Stück/Packung	Artikel-nummer	PZN
Ypsipor® Pflasterbinde/Holthaus medical			
Einzelbinde in Faltschachtel			
2,5 m × 6,0 cm	10 St.	22106	4043561
2,5 m × 8,0 cm	10 St.	22108	4043578
2,5 m × 10,0 cm	10 St.	22110	4043590

10

10.2 Kurzzugkompressionsbinden

Produktbeispiel: Comprihaft®/BSN medical

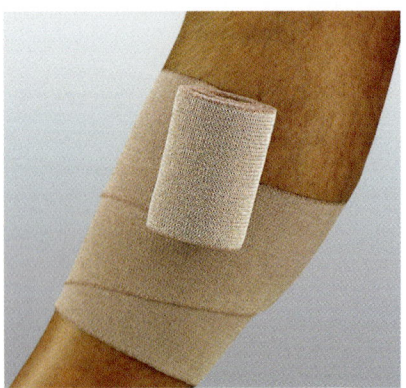

Aufbau/Eigenschaften

- Kurzzugbinden bestehen aus Baumwollgewebe, das in einigen Fällen mit Polyamid oder Viskose gemischt ist.
- Dehnungsfähigkeit: 30–90 %.
- Niedriger Ruhedruck (Druck der Binde in Ruhe auf das Gewebe).
- Hoher Arbeitsdruck (Druck der Binde während Bewegung).
- *Kohäsive Kurzzugbinden* (aus 100 % Baumwolle mit mikroporösem Latex oder Polyacrylatkleber beschichtet) haften aufeinander und stabilisieren so den Verband.

Anwendungsgebiete

Hauptsächlich angewendet als Dauerverbände in der Akutversorgung von
- Thrombophlebitis,
- Phlebothrombose,
- chronischer Veneninsuffizienz,
- Ulcus cruris venosum,
- Lymphödemen und nach
- Venenoperation oder -verödung.

Gebräuchliche Handelsgrößen

Gängige Breiten: 6, 8, 10 und 12 cm mit einer gedehnten Länge von 5 m.

Kombinationsmöglichkeiten

Unter einem Kompressionsverband kann eine Wundversorgung angebracht werden. Hier sollten jedoch Verbandmaterialien verwendet werden, die unter Kompression das aufgenommene Wundexsudat nicht wieder in die Wunde zurückgeben. Daher eignen sich vor allem Schaumstoffverbände mit Retentionsschutz.

Die beiden Enden einer Kurzzugbinde können mit Verbandklammern oder Pflaster fixiert werden. Pflaster sind zu favorisieren, da es ohne ausreichende Unterpolsterung durch die Metallspitzen der Fixiernadeln mitunter zu Verletzungen kommen kann.

Vorsichtsmaßnahmen/Kontraindikationen

Kompressionsverbände sollten bei zunehmenden, starken Schmerzen, Kribbeln und auch bei Taubheitsgefühlen sofort entfernt werden. Weitere Gründe zum Entfernen des Verbandes sind auch bei Bewegung bleibende bläulich/weiße Hautfarbe der Zehen und Schwellungen. Weitere Kontraindikationen siehe Einleitung Seite 311.

Stellenwert in der modernen Wundversorgung

Die Kombination von Kurzzugkompressionsbinden mit moderner, feuchter Wundversorgung mit Retentionsschutz fördert die Heilung von Ulcus cruris venosum und zählt daher zur Standardtherapie bei venösen Ulcera. Im Gegensatz zu Kompressionsstrümpfen erfordern Kompressionsverbände jedoch differenzierte Kenntnisse über die richtige Anlagetechnik, sodass Kompressionsverbände daher häufiger im stationären Bereich beheimatet sind.

10

Produktauswahl

Größen	Stück/Packung	Artikel-nummer	PZN
Askina® Forte/B. Braun			
8 cm × 4,5 m	10 St.	9057013	7286407
10 cm × 4,5 m	10 St.	9057021	7286413
Compridur®/BSN medical			
5,0 m × 6,0 cm	1 St.	01054−00	2059629
5,0 m × 8,0 cm	1 St.	01055−00	2059635
5,0 m × 10,0 cm	1 St.	01056−00	2059641
5,0 m × 12,0 cm	1 St.	01057−00	2059658
Einzelbinde lose im Karton			
5,0 m × 6,0 cm	10 St.	45391−00	4592612
5,0 m × 8,0 cm	10 St.	45392−00	4592629
5,0 m × 10,0 cm	10 St.	45393−00	4592635
5,0 m × 12,0 cm	10 St.	45450−00	4592641
Compridur®-Kombi			
Faltschachtel mit 2 Binden			
8,0 cm und 10,0 cm	1 St.	01063−00	3209456
Comprihaft®/BSN medical			
1 Binde in Faltschachtel			
5,0 m × 6,0 cm	1 St.	45957−00	3442164
5,0 m × 8,0 cm	1 St.	45958−00	3442170
5,0 m × 10,0 cm	1 St.	45959−00	3442187
5,0 m × 12,0 cm	1 St.	45960−00	3442193
Comprilan®/BSN medical			
5,0 m × 6,0 cm	1 St.	01026−00	2059664
5,0 m × 8,0 cm	1 St.	01027−00	2059670
5,0 m × 10,0 cm	1 St.	01028−00	2059687
5,0 m × 12,0 cm	1 St.	01029−00	2059693
Einzelbinde lose im Karton			
5,0 m × 6,0 cm	10 St.	45381−00	4592575
5,0 m × 8,0 cm	10 St.	45382−00	4592581
5,0 m × 10,0 cm	10 St.	45383−00	4592598
5,0 m × 12,0 cm	10 St.	45384−00	4592606

Produktauswahl (Fortsetzung)

Größen	Stück/Packung	Artikel-nummer	PZN
Comprilan®-Verband mit 2 Binden in Faltschachtel			
5,0 m × 10,0 cm	1 St.	01030–00	2059701
Cottonelast®/Holthaus medical			
5 m (gedehnte Länge) mit Verbandklammern			
6 cm	24 St.	11706	1356360
8 cm	24 St.	11708	1356377
10 cm	24 St.	11710	1356590
12 cm	24 St.	11712	0564145
Cottonelast® haft/Holthaus medical			
5 m (gedehnte Länge) mit Verbandklammern			
8 cm	10 St.	12008	4442692
10 cm	10 St.	12010	4442717
Durelast®-Binde/Lohmann & Rauscher			
5 m (gedehnte Länge) mit Verbandklammern einzeln in Faltschachtel			
6 cm	1 St./108 St.	22100	0310232
8 cm	1 St./108 St.	22101	0310226
10 cm	1 St./90 St.	22102	0310249
12 cm	1 St./54 St.	22103	0310255
5 m (gedehnte Länge) mit Verbandklammern			
6 cm	10 St./160 St.	22150	6967341
8 cm	10 St./80 St.	22151	6967358
10 cm	10 St./120 St.	22152	6967364
12 cm	10 St./80 St.	22153	6967370
Combi			
5 m (gedehnte Länge) mit Verbandklammern			
8 cm + 10 cm	1 Pck./30 Pck	22110	3954059
Idealhaft®/Paul Hartmann AG			
gedehnt 5 m lang, einzeln in Faltschachteln			
6 cm	1 Binde	9316939	3542546
8 cm	1 Binde	9316948	3542552
10 cm	1 Binde	9316957	3542569
12 cm	1 Binde	9316966	3517502

10

Produktauswahl (Fortsetzung)

Größen	Stück/Packung	Artikel-nummer	PZN
gedehnt 7 m lang, einzeln in Faltschachteln			
20 cm	1 Binde	9316984	3542575
Lastobind®/Paul Hartmann AG			
mit Verbandklammern, gedehnt 5 m lang			
6 cm	1 Binde	9316431	0641433
8 cm	1 Binde	9316441	0614156
10 cm	1 Binde	9316459	0614162
12 cm	1 Binde	9316468	0614179
Duo mit Verbandklammern, gedehnt 5 m lang			
8/10 cm	2 Binden	9316486	3469246
Nobalan®/Noba			
gedehnt 5 m lang			
6 cm	1 Binde	405506	1328903
8 cm	1 Binde	405508	1328926
10 cm	1 Binde	405510	1328932
12 cm	1 Binde	408512	1328949
gedehnt 7 m lang			
8 cm	1 Binde	405708	1328955
10 cm	1 Binde	405710	1328961
12 cm	1 Binde	405712	1328978
Nobadur®-cohesive/Noba			
gedehnt 5 m lang			
6 cm	1 Binde	473506	1437348
8 cm	1 Binde	473508	1437354
10 cm	1 Binde	473510	1437360
12 cm	1 Binde	473512	1437383
Nobarip®/Noba			
gedehnt 4,5 m lang			
6 cm	1 Binde	475506	1437153
8 cm	1 Binde	475508	1437176
10 cm	1 Binde	475510	1437182
12 cm	1 Binde	475512	1437199

Produktauswahl (Fortsetzung)

Größen	Stück/Packung	Artikel-nummer	PZN
Rosidal® haft/Lohmann & Rauscher			
5 m (gedehnte Länge)			
6 cm	1 St./60 St.	22270	8699933
8 cm	1 St./40 St.	22271	8699956
10 cm	1 St./40 St.	22272	8699962
12 cm	1 St./30 St.	22273	8699979
Rosidal® K/Lohmann & Rauscher			
5 m (gedehnte Länge) mit Verbandklammern einzeln in Faltschachtel			
4 cm	1 St./125 St.	22199	2663963
6 cm	1 St./108 St.	22200	0885961
8 cm	1 St./108 St.	22201	0885978
10 cm	1 St./90 St.	22202	0885984
12 cm	1 St./54 St.	22203	0885990
5 m (gedehnte Länge) mit Verbandklammern			
8 cm	10 St./140 St.	22250	4847176
10 cm	10 St./140 St.	22251	4847182
12 cm	10 St./120 St.	22252	4906364
10 m (gedehnte Länge)			
10 cm	1 St./60 St.	22206	2663986
12 cm	1 St./40 St.	22207	3773582
Urgoband®/Urgo			
5 m × 6 cm	OP à 1 St.	510993	8494645
5 m × 8 cm	OP à 1 St.	510961	3844773
5 m × 10 cm	OP à 1 St.	510962	3415262
5 m × 12 cm	OP à 1 St.	510965	4554675
5 m × 6 cm	AP à 10 St.	510989	2400034
5 m × 8 cm	AP à 10 St.	510990	4997220
5 m × 10 cm	AP à 10 St.	510991	4997237
5 m × 12 cm	AP à 10 St.	510992	4997243
Urgoband® kohäsiv/Urgo			
5 m × 8 cm	OP à 1 St.	510963	3844767
5 m × 10 cm	OP à 1 St.	510964	3767038

10

Produktauswahl (Fortsetzung)

Größen	Stück/Packung	Artikel-nummer	PZN
Urgoband® duo/Urgo			
sehr kurzer Zug			
5 m × 10 cm	OP à 2 St.	510956	1232770

10.3 Mittelzugbinden

Produktbeispiel: Nobaheban®/Noba

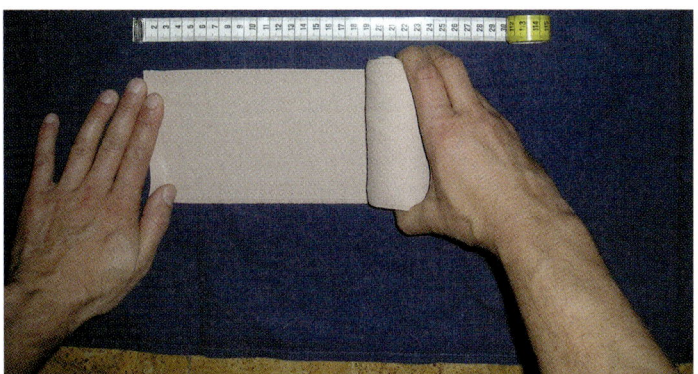

Aufbau/Eigenschaften:

- Mittelzugbinden bestehen aus Baumwolle mit Elasthan-Anteil.
- Dehnungsfähigkeit: 90–140 %.
- Ausgeglichener mittlerer Ruhe- und Arbeitsdruck (siehe dazu Kap. 10.2).

Gebräuchliche Handelsgrößen

- Generell wenig gebräuchlich.
- Gängige Breiten: 8, 10 und 12 cm mit einer gedehnten Länge von 6 m.
- Einzeln und auch lose in Kartons zu 10 Stück.

Anwendungsgebiete

- Für Stütz- und Entlastungsverbände am Band- und Halteapparat.
- Als Kompressionsverbände zur Nachbehandlung von Venenerkrankungen.
- Zum Abbau von posttraumatischen Ödemen.

10

Kombinationsmöglichkeiten
Die Kombinationsmöglichkeiten und die Fixierung sind mit denen der Kurzzugbinden (siehe Kap. 10.2) identisch.

Vorsichtsmaßnahmen/Kontraindikationen
Zu Anwendungsfehlern und Kontraindikationen sind bei den Kurzzug-kompressionsbinden erläutert (siehe Kap. 10.2).

Stellenwert in der modernen Wundversorgung
Zur Unterstützung einer Kompressionstherapie werden Kurzzug- oder Langzugbinden bevorzugt eingesetzt. Hierbei spielen die gewollten Ruhe- und Arbeitsdruckverhältnisse dieser Binden eine Rolle. Bei eher immo-bilen Kunden sind niedrigere Ruhedrücke (Kurzzugbinde) und bei eher aktiven Kunden sind höhere Ruhedrücke (Langzugbinde) erwünscht. Da dies nicht immer sicher einzuschätzen ist, kann hier die Mittelzugbinde eine Alternative darstellen.
Der Einsatz der entsprechenden Binde ist vorsorglich mit dem Phlebolo-gen bzw. einem Gefäßspezialisten abzuklären, zumindest mit dem Haus-arzt sollte Rücksprache gehalten werden.

Produktauswahl

Größen	Stück/Packung	Artikel-nummer	PZN
Eloflex® Lycra/BSN medical			
6,0 m × 8,0 cm	1 St.	02388−00	1154975
6,0 m × 10,0 cm	1 St.	02390−00	1154981
6,0 m × 12,0 cm	1 St.	02392−00	1154998
Nobaheban®/Noba			
4,5 m lang gedehnt			
5 cm	10 Binden	457405	2709694
7,5 cm	10 Binden	457407	2709725
10 cm	10 Binden	457410	2709748

10.4 Langzugbinden

Produktbeispiel: Elodur® fine/BSN medical

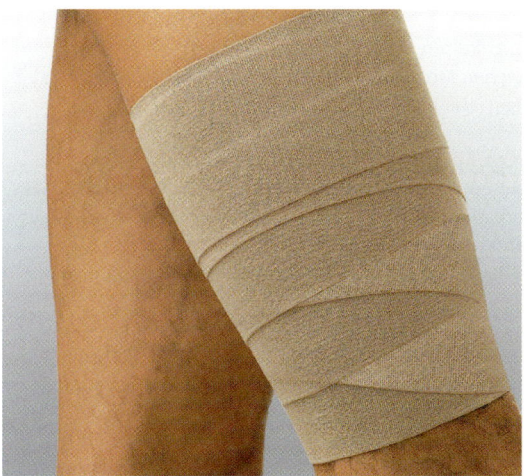

Aufbau/Eigenschaften
- Langzugbinden bestehen aus einem hohen Baumwollanteil mit geringeren Anteilen von Elasthan und Polyamid.
- Dehnungsfähigkeit: 140–200 %.
- Hoher Ruhedruck, niedrigerer Arbeitsdruck (siehe dazu Kap. 10.2).
- Die Kompressionswirkung ist aufgrund des langen Zuges bei der Anlage eines Stützverbandes sehr variabel.

Anwendungsgebiete
- Für Stütz- und Entlastungsverbände bei Erkrankungen des Band- und Halteapparates.
- Als Sportbandagen, z. B. bei Muskelfaserrissen.
- Für Kontusionen (Prellungen, Quetschungen).
- Bei Tendovaginitis (Sehnenscheidenentzündung).
- Als Kompressionsverbände bei posttraumatischen Ödemen.
- Zur phlebologischen OP Nachsorge.

10

Gebräuchliche Handelsgrößen
- Gängige Breiten: 6, 8, 10 und 12 cm mit einer gedehnten Länge von 7 m.
- Einzeln und auch lose in Kartons zu 10 Stück.

Kombinationsmöglichkeiten
Hier finden die gleichen Möglichkeiten wie bei den Kurz- und Mittelzug-binden Anwendung (siehe Kap. 10.2 und 10.3).

Vorsichtsmaßnahmen/Kontraindikationen
Es besteht die Gefahr eines Ruheschmerzes wegen des hohen Ruhedrucks. Daher muss der Verband nachts oder bei einer längeren mehrstündigen Ruhelage des Patienten abgenommen werden.
Sonstige Kontraindikationen siehe unter Kurzzugbinden Kapitel 10.2.

Stellenwert in der modernen Wundversorgung
Bei richtiger Applikation haben Langzugbinden bei aktiven Kunden eine große Wirkung auf den venösen Blutrückfluss zur Unterstützung der Wundversorgung.
Es existieren Empfehlungen, eine Kurzzugbinde und tagsüber eine Lang-zugbinde darüber zu wickeln, um die physiologischen Blutflussverhält-nisse zu unterstützen (siehe dazu auch Kap. 10.7 Kompressionssets).

Produktauswahl

Größen	Stück/Packung	Artikel-nummer	PZN
Elodur® fine/BSN medical			
7 m × 6,0 cm	1 St.	01775−00	1945889
7 m × 8,0 cm	1 St.	01776−00	1945895
7 m × 10,0 cm	1 St.	01777−00	1945903
7 m × 12,0 cm	1 St.	01778−00	1945926
Elodur® forte/BSN medical			
7 m × 6,0 cm	1 St.	01765−00	1976246
7 m × 8,0 cm	1 St.	01766−00	1976252
7 m × 10,0 cm	1 St.	01767−00	1976269
7 m × 12,0 cm	1 St.	01768−00	1976275

Produktauswahl (Fortsetzung)

Größen	Stück/Packung	Artikel-nummer	PZN
Eloflex®/BSN medical			
1 Binde in Faltschachtel			
7 m × 8,0 cm	1 St.	02488−00	0330588
7 m × 10,0 cm	1 St.	02490−00	0330602
7 m × 12,0 cm	1 St.	02492−00	0330619
Einzelbinde lose im Karton			
7 m × 8,0 cm	10 St.	47553−00	4692006
7 m × 10,0 cm	10 St.	47554−00	4692012
7 m × 12,0 cm	10 St.	47555−00	4692029
Gelenkbinde			
3,5 m × 6,0 cm	1 St.	02476−00	0330559
3,5 m × 8,0 cm	1 St.	02478−00	0330571
Idena Dur®/Erena			
7 m × 8,0 cm	1 Binde	keine Angabe	8421468
7 m × 10,0 cm	1 Binde	keine Angabe	8421474
7 m × 12,0 cm	1 Binde	keine Angabe	8421480
Lastodur®/Paul Hartmann AG			
weich/soft			
gedehnt 7 m lang, einzeln in Faltschachteln			
6 cm	1 Binde	9316537	0614280
8 cm	1 Binde	9316547	0614297
10 cm	1 Binde	9316556	0614305
12 cm	1 Binde	9316565	0614311
gedehnt 7 m lang, in Kartons			
6 cm	10 Binden	9316351	1852604
8 cm	10 Binden	9316361	1852662
10 cm	10 Binden	9316382	1852685
12 cm	10 Binden	9316371	1852716
straff/strong			
gedehnt 7 m lang, einzeln in Faltschachteln			
6 cm	1 Binde	9316636	0614245
8 cm	1 Binde	9316645	0614251
10 cm	1 Binde	9316654	0614268

10

Produktauswahl (Fortsetzung)

Größen	Stück/Packung	Artikel-nummer	PZN
12 cm	1 Binde	9316663	0614274
20 cm	1 Binde	9316682	1332649
gedehnt 7 m lang, in Kartons			
6 cm	10 Binden	9316311	1852538
8 cm	10 Binden	9316322	1852509
10 cm	10 Binden	9316332	1852515
12 cm	10 Binden	9316342	1852521
gedehnt 14 m lang, einzeln in Faltschachteln			
10 cm	1 Binde	9316291	2459346
gedehnt 3,5 m lang, einzeln in Faltschachteln			
Gelenkverband			
6 cm	1 Binde	9316734	0614216
8 cm	1 Binde	9316741	0614222
10 cm	1 Binde	9316751	0614239
Perfekta kohäsiv/Lohmann & Rauscher			
5 m (gedehnte Länge)			
6 cm	1 St./50 St.	20106 PH65	2742929
8 cm	1 St./50 St.	20107 PH85	2742935
10 cm	1 St./50 St.	20104 PH105	2742941
12 cm	1 St./50 St	20105 PH125	2742958
Perfekta kohäsiv/Lohmann & Rauscher			
5 m (gedehnte Länge)			
6 cm	1 St./50 St.	20106 PH65	2742929
8 cm	1 St./50 St.	20107 PH85	2742935
10 cm	1 St./50 St.	20104 PH105	2742941
12 cm	1 St./50 St	20105 PH125	2742958
Ypsistrech/Holthaus medical			
7 m (gedehnte Länge) fein			
6 cm	24 St.	11606	3989276
8 cm	24 St.	11608	3989282
10 cm	24 St.	11610	3989299
12 cm	24 St.	11612	3989307

Produktauswahl (Fortsetzung)

Größen	Stück/Packung	Artikel-nummer	PZN
7 m (gedehnte Länge) kräftig			
6 cm	24 St.	11626	6605425
8 cm	24 St.	11628	6605431
10 cm	24 St.	11630	6605448
12 cm	24 St.	11632	6605454

10

10.5 Polsterwatte und Polsterschäume

Produktbeispiel: Artiflex® Randpolsterschaum Delta Terry/BSN medical

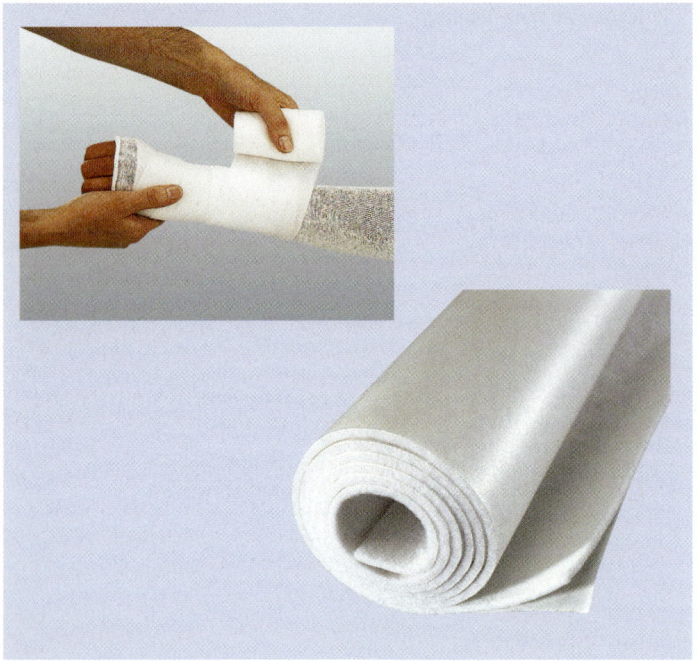

Aufbau/Eigenschaften

Polsterwatte
- Synthetische Form: 100 % Polyester.
- Natürliche Watte: Baumwolle/Viskose.
- Weiche Oberfläche, gute Luftdurchlässigkeit, daher sehr hautfreundlich.
- Wärme- und sekretdurchlässig.

- Durch die bauschige, elastische Struktur haften die einzelnen Binden-touren aufeinander und gewährleisten so eine gute, auch länger an-haltende Polsterwirkung.
- Kleine Falten werden durch die darüber liegende Kompressionsbinde ohne Druckstellengefahr ausgeglichen.

Polsterschäume
- Aus PU-Schaum oder synthetischem Latex hergestellt.
- Die rutschfeste Oberfläche bietet einem darüber gelegenen Verband guten Halt.
- Es gibt auch Polsterschäume in vorgefertigten oder schneidbaren Formteilen, deren spezielle Oberfläche eine sanfte Mikro-Massage-wirkung hat, die verhärtete Gewebeabschnitte z.B. beim Lymphödem lockern kann. Diese Teile werden unter die Polsterbinde oder direkt unter die Kompressionsbinde appliziert. (z.B. Mediven Lympads, Kom-prex II L & R).

Gebräuchliche Handelsgrößen
Synthetische Polsterwatte wird in Bindenform angeboten. Gebräuchliche Breiten sind 6, 10 und 15 cm (bis zu 20 cm), Länge 3 m.
Natürliche Watte wird außerdem in Form von Großrollen vertrieben. Diese sind bis zu 50 cm breit und 8 m lang und für Zuschnitte geeignet.
Polsterschäume sind in verschiedenen Formen und Dicken erhältlich. Es werden Binden, fertige Zuschnitte und Platten in unterschiedlichen Größen angeboten.

Anwendungsgebiete
Polsterbinden/Polsterschäume
- Zur Unterpolsterung für starre oder halbstarre Verbände (Gips- oder Zinkleimverbände).
- Als Polsterung unter Kompressions-, Stütz- und Tapeverbänden. Bei einer Kompressionsunterpolsterung wird der Druck der Kompressions-binde gleichmäßiger auf das Gewebe verteilt und leichte Hautein-schnürungen durch die Binden vermieden.
- Reduktion von Ödemen und Verhinderung einer erneuten Ödembil-dung.

10

Kombinationsmöglichkeiten

Fixiert werden Unterpolsterungen durch die darüber liegenden Binden. Die Enden der Polsterung können aber auch mit Pflaster vorfixiert werden, damit sie nicht verrutschen.

Bei starker Exsudation bzw. sehr starkem Schwitzen sind Polyesterbinden zu bevorzugen, da Baumwolle die Flüssigkeit aufsaugt und es ggf. zu Verklumpungen in der Polsterbinde kommen kann.

Vorsichtsmaßnahmen/Kontraindikationen

- Wichtig ist bei allen Polsterbinden, dass sie ohne Zug, mindestens 2-lagig, besser 3-lagig, locker angelegt werden.
- Bei den speziellen „Massagepolsterformen" ist darauf zu achten, dass die Schaumstoffteile immer in Längsrichtung zur Extremität auszurichten. Sonst könnte der Lymphabfluss durch die gestreifte Struktur behindert werden.

Stellenwert in der modernen Wundversorgung

Ein exakt angelegter Kompressionsverband sollte heute nur noch mit Unterpolsterung appliziert werden. Um vorher eine Hautpflege durchführen zu können, sollte unter der Unterpolsterung noch ein Schlauchverband angebracht werden (siehe Kap. 9.5).

Polsterwatte – Produktauswahl

Größen	Stück/Packung	Artikelnummer	PZN
3M™ Scotchcast™ Polsterwatte			
5 cm × 2,7 m	12 Binden	MW02	3198391
7,5 cm × 2,7 m	12 Binden	MW03	3198416
10 cm × 2,7 m	12 Binden	MW04	3198422
15 cm × 2,7 m	12 Binden	MW06	3198439
Artiflex®/BSN medical			
Einzelbinde lose im Karton			
3 m × 6 cm	50 St.	09044−00	7154350
3 m × 10 cm	30 St.	09046−00	7154367
3 m × 15 cm	20 St.	09047−00	7154373
3 m × 20 cm	15 St.	09048−00	7154396

Polsterwatte – Produktauswahl (Fortsetzung)

Größen	Stück/Packung	Artikelnummer	PZN
Artiflex® Soft			
Einzelbinde lose im Karton			
3 m × 6 cm	50 St.	72860–00	7154427
3 m × 8 cm	40 St.	72861–00	0196049
3 m × 10 cm	30 St.	72862–00	7154433
3 m × 15 cm	20 St.	72863–00	7154456
3 m × 20 cm	15 St.	72864–00	7154462
Artiflex® Steril			
einzeln steril eingesiegelt			
3 m × 6 cm	36 St.	72853–00	0196090
3 m × 8 cm	24 St.	72854–00	0196115
3 m × 10 cm	24 St.	72855–00	0196138
3 m × 15 cm	12 St.	72856–00	0196150
Artiflex® Natur			
Einzelbinde lose im Karton			
2,7 m × 5 cm	70 St.	72870–00	0196173
2,7 m × 7,5 cm	50 St.	72871–00	0196210
2,7 m × 10 cm	30 St.	72872–00	0196345
2,7 m × 15 cm	20 St.	72873–00	0196546
2,7 m × 20 cm	15 St.	72874–00	0196552
Askina® Polsterwatte/B. Braun			
5 cm × 2,7 m	12 St.	9071008	3233615
7,5 cm × 2,7 m	12 St.	9071016	3234804
10 cm × 2,7 m	12 St.	9071024	3234810
15 cm × 2,7 m	12 St.	9071032	3234827
Cellona® Synthetikwatte/Lohmann & Rauscher			
6 cm × 3 m	6 Rll./60 Rll.	10 686	2765451
10 cm × 3 m	4 Rll./40 Rll.	10 687	2765468
40 cm × 10 m	1 Rll./4 Rll.	10 697	2754200
4 cm × 3 m	108 Rll.	10 690	2754157
6 cm × 3 m	72 Rll.	10 692	2754163
10 cm × 3 m	48 Rll.	10 694	2754186
15 cm × 3 m	36 Rll.	10 695	2754192
20 cm × 3 m	24 Rll.	10 696	7732628

10

Polsterwatte – Produktauswahl (Fortsetzung)

Größen	Stück/Packung	Artikel-nummer	PZN
Delta-Dry® Polsterwatte/BSN medical			
5 cm × 2,4 m	1 St.	73443-00	0593336
7,5 cm × 2,4 m	1 St.	73443-01	0613180
10 cm × 2,4 m	1 St.	73443-02	0615492
Delta-rol®/BSN medical			
5 cm × 2,75 m	12 St.	72310-00	2743426
7,5 cm × 2,75 m	12 St.	72310-01	2743432
10 cm × 2,75 m	12 St.	72310-02	2743449
15 cm × 2,75 m	12 St.	72310-03	2743455
Delta-rol S®/BSN medical			
5 cm × 2,75 m	12 St.	72322-00	8654238
7,5 cm × 2,75 m	12 St.	72322-01	8654250
10 cm × 2,75 m	12 St.	72322-02	8654273
15 cm × 2,75 m	12 St.	72322-03	8654304
Erena Polsterwattebinde – soft			
3 m × 6 cm	OP à 6 St.	keine Angabe	8436837
3 m × 10 cm	OP à 6 St.	keine Angabe	8436843
3 m × 15 cm	OP à 4 St.	keine Angabe	8436866
3 m × 6 cm	OP à 50 St.	keine Angabe	8436872
3 m × 10 cm	OP à 30 St.	keine Angabe	8436889
3 m × 15 cm	OP à 20 St.	keine Angabe	8436895
Nobapad®/Noba			
3 m lang, ohne Banderole			
4 cm	20 Binden	600804	7097876
6 cm	20 Binden	600806	7097882
8 cm	20 Binden	600808	7097899
10 cm	20 Binden	600810	7097907
12 cm	20 Binden	600812	0620286
15 cm	20 Binden	600812	7097913
20 cm	20 Binden	600820	7097936

Polsterwatte – Produktauswahl (Fortsetzung)

Größen	Stück/Packung	Artikel-nummer	PZN
einzeln in Folie verpackt			
6 cm	20 Binden	600906	7097942
8 cm	20 Binden	600908	7572024
10 cm	20 Binden	600910	7097959
12 cm	20 Binden	600915	7097965
20 cm	10 Binden	600920	0032810
steril, einzeln verpackt			
6 cm	4 Binden	601806	4127246
10 cm	4 Binden	600810	4127252
15 cm	4 Binden	600815	4127269
Nobapad®-Standard/Noba			
3 m lang			
6 cm	20 Binden	600306	7097830
10 cm	20 Binden	600310	7097847
15 cm	20 Binden	600315	7097853
Nobapad®-Natur/Noba			
3 m lang			
6 cm	20 Binden	602806	7097994
8 cm	20 Binden	602808	7098002
10 cm	20 Binden	602810	7098019
12 cm	20 Binden	602812	7098025
15 cm	20 Binden	602815	7098031
20 cm	20 Binden	602820	0032817
Nobapad®-plus/Noba			
3 m lang			
6 cm	20 Binden	600506	0626515
10 cm	20 Binden	600510	0627555
15 cm	20 Binden	600515	0629749

10

Polsterschäume – Produktauswahl

Größen	Stück/Packung	Artikel-nummer	PZN
3M™ Microfoam™ (Schaum)			
5 m gedehnte Länge, 3 m ungedehnt			
2,5 cm	12 Binden	1528–1	2024269
5 cm	6 Binden	1528–2	2024275
7,5 cm	4 Binden	1528–3	2024281
10 cm	3 Binden	1528–4	2024298
3M™ Reston™ (Schaum)			
20 × 30 × 1,25 cm	10 Platten	1560M	1169238
20 × 30 × 2,5 cm	5 Platten	1561H	1593456
4,6 m × 10 cm × 0,5 cm	1 Binde	1563L	3257076
Cellona® Polster/Lohmann & Rauscher (Schaum)			
5 mm stark, selbstklebend, weiß, im Folienbeutel			
19 × 38 cm	10 St./60 St.	50810	2191412
2 mm stark, selbstklebend, weiß, gerollt			
58 cm × 1 m	1 St./10 St.	50811	2765497
28 cm × 10 m	1 Rll./11 Rll.	50813	8426365
Cellona® Randpolster/Lohmann & Rauscher (Schaum)			
selbstklebend, weiß			
2 mm stark, gerollt, im Spenderkarton			
8 cm × 5 m	1 St./24 St.	50812	3674236
CompriFoam®/BSN medical (Schaum)			
1 Rolle pro Box			
10 cm × 2,5 m × 0,3 cm	1 St.	75294–01	0831103
10 cm × 2,5 m × 0,4 cm	1 St.	75294–00	0831072
12 cm × 2,5 m × 0,4 cm	1 St.	75295–00	0831089
15 cm × 2,5 m × 0,4 cm	1 St.	75296–00	0831095
Delta Terry-Net®/BSN medical (Schaum)			
selbstklebendes Filzpolster			
58 cm × 1 m	1 St.	72295–05	2177205
selbstklebendes Schaumpolster			
58 cm × 1 m	1 St.	72295–06	2177085

Polsterschäume – Produktauswahl (Fortsetzung)

Größen	Stück/Packung	Artikel-nummer	PZN
Randpolster			
weiß			
3,2 cm × 13,7 m	1 St.	72295−07	2176631
blau			
3,2 cm × 13,7 m	1 St.	72295−08	1416955
JobstFoam®/BSN medical (Schaum)			
5 cm × 9 cm	1 St.	78496−00	0775735
10 cm × 1 m × 1 cm	1 St.	78497−00	0775729
Komprex® Schaumgummi/Lohmann & Rauscher (Schaum)			
Kompressen			
00 oval, 10 mm stark			
9 cm × 6,5 cm	1 St./60 St.	22300	0591018
0 nierenförmig, 10 mm stark			
9 cm × 5 cm	1 St./75 St.	22301	0591024
1 nierenförmig, 12 mm stark			
12 cm × 6,5 cm	1 St./30 St.	22302	0591030
2 rechteckig, 12 mm stark			
17 cm × 13 cm	1 St./25 St.	22303	0591047
3 rechteckig, 10 mm stark			
25 cm × 20 cm	1 St./25 St.	22304	0591053
4 trapezförmig, 5 mm stark			
39/22 cm × 33 cm	1 St./20 St.	22305	0591076
Binden			
8 cm × 1 m × 5 mm	1 St./30 St.	22310	0590964
8 cm × 1 m × 10 mm	1 St./20 St.	22311	0590970
10 cm × 1 m × 10 mm	1 St./20 St.	22312	0590987
8 cm × 2 m × 5 mm	1 St./30 St.	22313	0590993
8 cm × 2 m × 10 mm	1 St./15 St.	22314	0591001
Platte			
100 × 50 cm × 10 mm	1 St./10 St.	22320	0591082
Komprex® II/Lohmann & Rauscher (Schaum)			
65 cm × 65 cm	1 St./6 St.	16985	2006722

10

Polsterschäume – Produktauswahl (Fortsetzung)

Größen	Stück/Packung	Artikel-nummer	PZN
NOBA® – Pretape/Noba (Schaum)			
27,5 m lang			
7 cm	1 Binde	506007	4152422
10 cm	1 Binde	506010	4152439
Rosidal®soft/Lohmann & Rauscher (Schaum)			
2,5 m einzeln in Faltschachtel (mit Verbandklammern)			
10 cm × 0,3 cm	1 St./30 St.	23110	0886854
10 cm × 0,4 cm	1 St./24 St.	23111	0886860
12 cm × 0,4 cm	1 St./16 St.	23112	0886877
15 cm × 0,4 cm	1 St./14 St.	23113	0886883
lose im Karton (mit Verbandklammern)			
10 cm × 0,3 cm	36 St.	23100	0886819
10 cm × 0,4 cm	24 St.	23101	0886825
12 cm × 0,4 cm	18 St.	23102	0886831
15 cm × 0,4 cm	14 St.	23103	0886848
2,0 m paarweise in Faltschachtel (mit Verbandklammern)			
10 cm × 0,2 cm	1 Pck./22 Pck.	13016	084 998 8
Specialist®/BSN medical (Schaum)			
5 cm × 3,6 m	24 St.	72304–00	2268801
7,6 cm × 3,6 m	12 St.	72304–01	2268824
10,1 cm × 3,6 m	12 St.	72304–02	2268847
15,2 cm × 3,6 m	6 St.	72304–03	2268876
Tensoban®/BSN medical (Schaum)			
7 cm × 20 m	12 St.	71500–08	3918336
Urgo® Undertape/Urgo (Schaum)			
30 m × 7 cm	1 St.	510949	6187979

10.6 Zinkleimbinden

Produktbeispiel: Urgozink® elast/Urgo

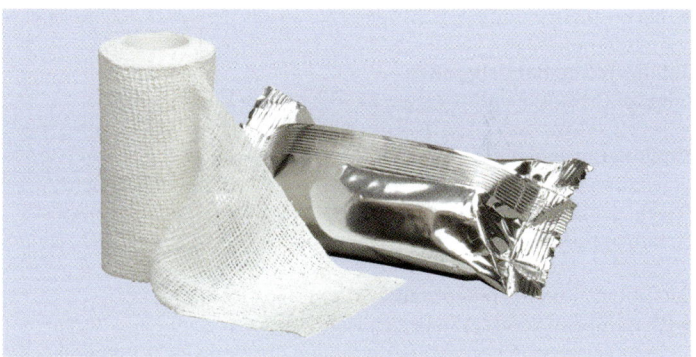

Aufbau/Bestandteile

- Zinkleimbinden bestehen aus Baumwolle oder einer Viskose-Polyamid-mischung und sind mit Zinkoxid und synthetischen Polymeren imprägniert.
- Die Binden sind einzeln eingesiegelt und erhärten nach dem Trocknen. Daher werden Sie auch als Steifverbände bezeichnet.
- Im Handel sind komplett unelastische Zinkleimbinden, welche x-förmig überlappend zur gleichmäßigen Stabilisierung aufgebracht werden sollten sowie längs- und querelastische Binden.
- Leicht elastische Binden können gleichmäßig von unten nach oben anmodelliert werden.
- Bei der Auswahl der Binde muss berücksichtigt werden, ob leichte Längs- und Querbewegungen erwünscht sind oder eine möglichst komplette Bewegungseinschränkung im Vordergrund steht.
- Zinkleimbinden üben keinen Ruhedruck aus, erzeugen aber bei Bewegung einen sehr hohen Arbeitsdruck (siehe dazu Kap. 10.2).

Anwendungsgebiete

- Zinkleimverbände werden als dauerhafte Verbände eingesetzt.
- Als Kompressionsverbände bei phlebologischen Indikationen.

10

- Zur schnellen Entstauung bei Ödemen.
- Bei Muskelfaserrissen, Muskelzerrungen.
- Bei Kontusionen, Distorsionen.
- Bei arteriellen und venösen Ulcera bei ausreichender Durchblutung.

Gebräuchliche Handelsgrößen
Gängige Größen: 8 und 10 cm Breite und 5–10 m Länge.

Kombinationsmöglichkeiten
Eine zusätzliche Fixierung ist nicht nötig, der Verband hält in sich.
Gegebenenfalls kann ein Schlauchverband oder eine Mullkompresse als
Schmutzschutz darüber appliziert werden.

Vorsichtsmaßnahmen/Kontraindikationen
- Der Zinkleimverband zieht sich beim Trocknen noch etwas zusammen, sodass nur anmodelliert wird und die Binde nicht unter Zug angebracht werden darf. Ausnahme: Alginatleimbindenverband (z. B. Allegro medical). Dieser zieht sich nach dem Trocknen nicht mehr zusammen und kann somit auch bei niedrigeren Durchblutungswerten appliziert werden.
- Bei infizierten Wunden ist ein Zinkleimdauerverband kontraindiziert, da hier häufig eine Wundkontrolle notwendig ist. Man kann den Wundbereich allerdings auch mit einem Fenster versehen, dies bedarf aber einiger Übung des Anwenders.

Stellenwert in der modernen Wundversorgung
Zinkleimverbände sind in der heutigen Zeit eine gute Ergänzung in der
orthopädischen Versorgung.
Bei der modernen Wundversorgung werden sie nur gezielt bei speziellen
Indikationen wie z. B. bei hartnäckigen Ödemen, chronischen Kompressionsstörungen oder auch als Manipulationsschutz eingesetzt.
Als standardmäßige Kompressionstherapie werden Zinkleimbinden nur
vereinzelt angewandt.

Produktauswahl

Größen	Stück/Packung	Artikel-nummer	PZN
Gelocast®/BSN medical			
einzeln in Aluminiumschutzfolie			
7 m × 10 cm	1 St.	01078-00	2470856
10 m × 10 cm	1 St.	01079-00	2470862
Gelocast® elastic			
in Aluminiumschutzfolie lose im Karton			
7 m × 8 cm	10 St.	45090-00	0062521
10 m × 8 cm	10 St.	45091-00	0062544
7 m × 10 cm	10 St.	45092-00	0062538
10 m × 10 cm	10 St.	45094-00	0062550
Gelostretch®/BSN medical			
5 m × 10 cm	1 St.	45292-00	4525780
7 m × 8 cm	1 St.	45043-00	4850439
7 m × 10 cm	1 St.	45293-00	4525797
10 m × 10 cm	1 St.	45294-00	4525805
Einzelbinde lose im Karton			
5 m × 10 cm	10 St.	45295-00	4525811
7 m × 8 cm	10 St.	45291-00	4850422
7 m × 10 cm	10 St.	45296-00	4525828
10 m × 10 cm	10 St.	45297-00	4525834
Ideal-Varix®/Paul Hartmann AG			
8 cm × 5 m	1 Binde	3514247	0516442
Nobavaro®/Noba			
gedehnte Länge			
8 cm × 5 m	1 Binde	517805	7097184
8 cm × 7 m	1 Binde	517807	2259469
8 cm × 10 m	1 Binde	517810	7097190
10 cm × 5 m	1 Binde	517205	7097155
10 cm × 7 m	1 Binde	517207	7097161
10 cm × 10 m	1 Binde	517210	7097178
Nobazinkulast®/Noba			
10 cm × 5 m	1 Binde	517105	2259452
10 cm × 7 m	1 Binde	517107	7097132

10

Produktauswahl (Fortsetzung)

Größen	Stück/Packung	Artikel-nummer	PZN
10 cm × 10 m	1 Binde	517110	7097149
Urgozink® elast/Urgo			
Längs dehnbare Zinkleimbinde			
5 m × 8 cm	OP à 10 St.	510504	1313439
7 m × 8 cm	OP à 10 St.	510505	1313445
10 m × 8 cm	OP à 10 St.	510506	1313451
5 m × 10 cm	OP à 10 St.	510507	0754928
7 m × 10 cm	OP à 10 St.	510508	0754934
10 m × 10 cm	OP à 10 St.	510509	0754940
Urgozink® sensitive Bi-elast/Urgo			
Längs und quer dehnbare Zinkleimbinde			
7 m × 8 cm	AP à 10 St.	510560	4948842
5 m × 10 cm	AP à 10 St.	510556	4402480
7 m × 10 cm	AP à 10 St.	510557	4918769
10 m × 10 cm	AP à 10 St.	510558	4948836
7 m × 10 cm	OP à 1 St.	510562	4948859
Urgozink® sensitive/Urgo			
Längs dehnbare Zinkleimbinde			
7 m × 8 cm	AP à 10 St.	510595	1659014
5 m × 10 cm	AP à 10 St.	510597	1658983
7 m × 10 cm	AP à 10 St.	510598	1658954
10 m × 10 cm	AP à 10 St.	510599	1658960
7 m × 10 cm	OP à 1 St.	510569	1667798
Varix®/Paul Hartmann AG			
10 cm × 5 m	1 Binde	3504258	1074615
10 cm × 7 m	1 Binde	3504356	1074621
10 cm × 10 m	1 Binde	3504454	1074638
Varicex® Zinkleimbinden/Lohmann & Rauscher			
Varicex® S			
Bi-elastische, gewirkte Binde, einzeln im Alubeutel (gedehnte Länge)			
10 cm × 5 m	1 St./80 St.	20630	6621246
10 cm × 7 m	1 St./60 St.	20631	6621252
10 cm × 10 m	1 St./30 St.	20632	6621269

Produktauswahl (Fortsetzung)

Größen	Stück/Packung	Artikel-nummer	PZN
Varicex® E			
Elastische, gekreppte Binde einzeln im Alubeutel			
8 cm × 5 m	1 St./60 St.	20620	1074029
Varicex® F			
Auf Mullbindenbasis einzeln im Alubeutel, wenig Feuchtigkeit			
10 cm × 5 m	1 St./80 St.	20600	1074035
10 cm × 7 m	1 St./60 St.	20601	1074041
10 cm × 10 m	1 St./50 St.	20602	1074058
Varicex® T			
Auf Mullbindenbasis einzeln im Alubeutel, hoher Feuchtigkeit			
10 cm × 10 m	1 St./50 St.	20612	1074087
Varolast®/Paul Hartmann AG			
einzeln in Faltschachteln			
10 cm × 5 m	1 Binde	9315744	2388385
10 cm × 7 m	1 Binde	9315735	2381453
10 cm × 10 m	1 Binde	9315753	2388379
einzeln verpackt			
10 cm × 5 m	16 Binden	9315763	4569961
10 cm × 7 m	20 Binden	9315773	4569987
10 cm × 10 m	20 Binden	9315783	4569984
Varolast® Plus/Paul Hartmann AG			
einzeln in Faltschachteln			
8 cm × 5 m	1 Binde	9315826	2667234
10 cm × 7 m	1 Binde	9315835	2667257
10 cm × 10 m	1 Binde	9315853	2667286
einzeln verpackt			
8 cm × 5 m	16 Binden	9315893	2667240
10 cm × 7 m	20 Binden	9315873	2667263
10 cm × 10 m	20 Binden	9315883	2667292
Ypsiform® Zinkleimbinde/Holthaus medical			
10 cm × 5 m	10 St.	21135	1464865
10 cm × 7 m	10 St.	21137	1464871
10 cm × 10 m	10 St.	21140	1464888

10

Produktauswahl (Fortsetzung)

Größen	Stück/Packung	Artikel-nummer	PZN
Zinkleimbinde/Noba			
10 cm × 7 m	1 Binde	517007	2259564
10 cm × 10 m	1 Binde	517010	2259558

10.7 Kompressionssets

Produktbeispiel: Rosidal® sys/Lohmann & Rauscher

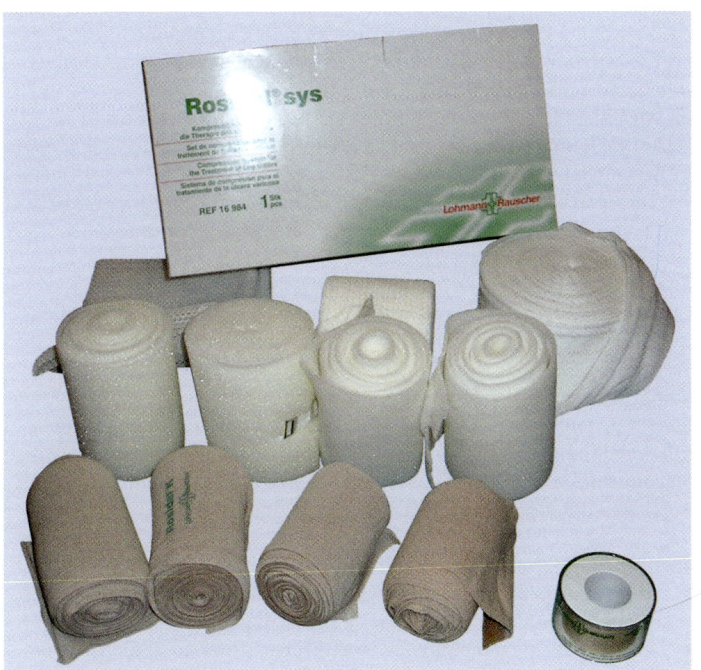

Aufbau/Eigenschaften

Gebrauchsfertige Kompressionssets beinhalten in der Regel alle Materialien, welche für einen Kompressionsverband benötigt werden:

- 1 Schlauchverband als Hautschutz,
- 1 Polsterbinde zur besseren Druckverteilung,
- 1–4 Kompressionsbinden unterschiedlicher Dehnungsfähigkeit,
- meist Heftpflaster oder Heftklammern zur Fixierung der Binden,

10

- evtl. 1 breite kohäsive Fixierbinde, welche zum Schluss, als Manipulations- bzw. Verrutschungsschutz, appliziert werden soll,
- evtl. 1 Schaumstoffverband für die Wundversorgung.

Die meisten Hersteller bestücken ihre Sets mit Kurzzugbinden zur Kompressionstherapie. Es werden mittlerweile aber auch Kombinationssets mit Kurz- und Langzugbinden angeboten.
Im Vorfeld ist zu klären, wie weit (unterhalb des Knies oder bis in die Leiste) die Kompression angelegt werden soll – entsprechend viele Binden sollten im Set enthalten sein.
Für Dauerverbände gibt es Binden mit integrierten Gummifasern (halten Ruhe- und Arbeitsdruck auch über Tage, ohne einzuschnüren).

Anwendungsgebiete
Die Anwendungsgebiete entsprechen den Indikationen der Kurz-, Mittel-, und Langzugkompressionsbinden (siehe Kap. 10.2, 10.3, 10.4).

Kombinationsmöglichkeiten und Fixierung
Bei der primären Wundauflage muss darauf geachtet werden, ob diese mit einer Kompressionstherapie kombiniert werden kann. Dies ist z. B. bei Schaumstoffen mit Retentionsschutz der Fall. Ansonsten kommt es zum Auslaufen der Wunde durch den Kompressionsverband.

Vorsichtsmaßnahmen/Kontraindikationen
- Die Kontraindikationen einer Kompressionstherapie sollten im Vorfeld ausgeschlossen worden sein (siehe Einleitung Kap. 10).
- Der Kunde sollte auf eine gute Eigenbeobachtung im Kompressionsbereich hingewiesen werden und die Alarmsignale (siehe Vorsichtsmaßnahmen bei Kurzzugbinden Kap. 10.2) rechtzeitig erkennen können.

Stellenwert in der modernen Wundversorgung
Kompressionssets sind für den ambulanten Bereich sehr sinnvoll, da man mit einer Verordnung alle notwendigen Materialien für eine moderne Kompressionstherapie zur Verfügung hat.
Den Sets liegen auch oft praktische Anwenderhinweise bei, z. B. zum Anlegen der Binden.

Günstig sind Binden, auf denen eine Markierung sichtbar ist, wie weit man diese beim Anlegen dehnen darf (z. B. Proguide von Smith & Nephew).
Die Sets sind für das mehrtägige Tragen der Verbände konzipiert. Um unwirtschaftlichen Einsatz zu vermeiden, sollte man die Kunden dementsprechend anleiten.

Produktauswahl

Größen	Stück/Packung	Artikel-nummer	PZN
3M™ Coban™			
Schaumstoffbinde 10 cm × 2,7 m	je 1 Rolle	2094	1529955
Kurzzugbinde 10 cm × 4,7 m (gedehnt)			
Elko®-Rosidal® K/Lohmann & Rauscher			
2 Rosidal Kurzzugbinden paarweise in Faltschachtel	1 Pck./30 Pck.	22 225	1226284
5 m (gedehnte Länge) mit Verbandklammern			
10 cm			
Jobst® LymphCARE/BSN medical			
Arm	1 Set	78639−00	3378963
Unterschenkel	1 Set	78641−00	3378992
Bein	1 Set	78642−00	3378986
Nobalan® − Verband (Pütter)/Noba			
10 cm	1 P. à 2 Binden	405210	7094688
Profore®/Smith & Nephew			
Fesselumfang			
< 18 cm	1 Set	66000015	1214513
	4 × 1 Set	66000015	1214536
18 cm − 25 cm	1 Set	66000016	1214499
	8 × 1 Set	66000016	1214507
25 cm − 30 cm	1 Set	66000017	1214542
	8 × 1 Set	66000017	1214559
> 30 cm	1 Set	66000018	1214565
	8 × 1 Set	66000018	1214571

10

Produktauswahl (Fortsetzung)

Größen	Stück/Packung	Artikel-nummer	PZN
latexfrei			
18 cm – 25 cm	1 Set	66000770	1528602
	8 × 1 Set	66000770	1866109
Profore® light/Smith & Nephew			
Fesselumfang			
alle Größen	1 Set	66000415	1214588
	8 × 1 Set	66000415	1214594
alle Größen, latexfrei	1 Set	66000771	1528542
	8 × 1 Set	66000771	1866115
Proguide®/Smith & Nephew			
Fesselumfang			
18–22 cm, klein	1 Set	66000780	3215623
	8 × 1 Set	66000780	0021260
22–28 cm, mittel	1 Set	66000781	3215646
	8 × 1 Set	66000781	0021278
28–32 cm, groß	1 Set	66000782	3215652
	8 × 1 Set	66000782	0021290
Komponenten einzeln nachbestellbar			
Pütter-Verband®/Paul Hartmann AG			
mit Verbandklammern, gedehnt 5 m lang, 2 Binden in Folienbeutel			
10 cm	1 Beutel	9318011	0844815
Rosidal® Lymphcare/Lohmann & Rauscher			
mit Polsterwatte			
Set 1 Bein klein	1 St.	59795	0666762
Set 2 Bein groß	1 St.	59795	0666779
Set 3 Arm klein	1 St.	59795	0666785
Set 4 Arm groß	1 St.	59795	0666791
mit Schaumstoffbinde			
Set 5 Bein klein	1 St.	16838	1059484
Set 6 Bein groß	1 St.	16838	1059490
Rosidal® sys/Lohmann & Rauscher			
Set	1 St./4 St.	16984	0849971

Produktauswahl (Fortsetzung)

Größen	Stück/Packung	Artikelnummer	PZN
Urgo® Lymph-Kit/Urgo			
Urgo Lymph-Kit Arm groß	1 Set	511002	0115789
Urgo Lymph-Kit Bein	1 Set	511000	0115915
Urgo Lymph-Kit Bein groß	1 Set	511001	0115950

10

In diesem Kapitel werden unterschiedliche Kompressen zur Auflage auf verschiedene Körperregionen vorgestellt. Die Kompressen werden ambulant und stationär zum Schutz und zur Reinigung einer Wunde eingesetzt.

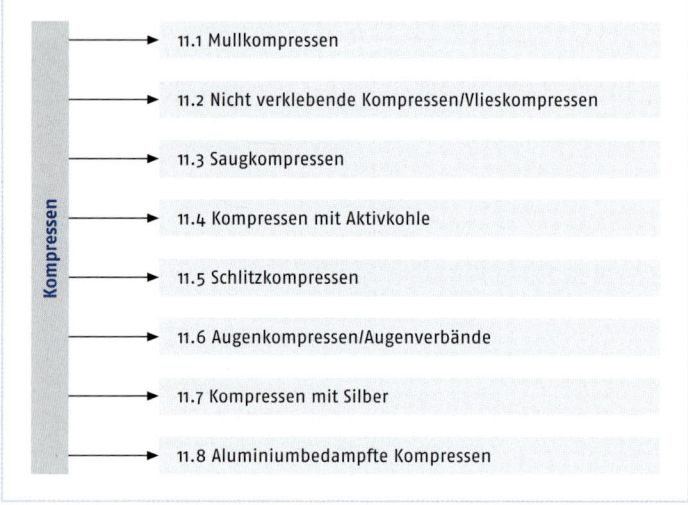

11.1 Mullkompressen

11.2 Nicht verklebende Kompressen/Vlieskompressen

11.3 Saugkompressen

11.4 Kompressen mit Aktivkohle

11.5 Schlitzkompressen

11.6 Augenkompressen/Augenverbände

11.7 Kompressen mit Silber

11.8 Aluminiumbedampfte Kompressen

11.1 Mullkompressen/Verbandmull

Produktbeispiel: Mullkompressen 12-fach unsteril/Noba

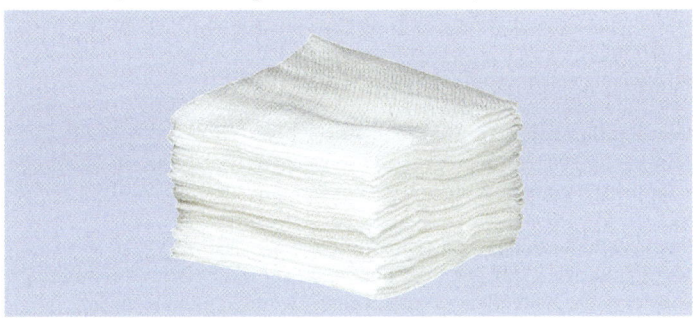

Aufbau/Eigenschaften
- Mullkompressen bzw. Verbandmull bestehen überwiegend aus 17–20-fädigem, reinem Baumwollmull in verschiedenen Lagenzahlen (z. B. 8-fache Lagerung oder 12-fache Lagerung). Je höher die Lagenzahl, desto saugfähiger ist die Mullkompresse.
- Eingeschlagene Schnittkanten (daher der Name „ES"-Kompresse) stellen sicher, dass keine Fäden des Baumwollgitters in die Wunde gelangen können.
- Nach Bedarf auch mit Röntgenkontraststreifen verfügbar (kein Entfernen des Verbandes vor dem Röntgen nötig).

Anwendungsgebiete
- Zur Reinigung der Wunde im Rahmen des Verbandwechsels (evtl. zuvor mit einer Wundspüllösung tränken). Durch das im Vergleich zu Saug- oder Vlieskompressen eher grobe Gewebe können leicht haftende Beläge auf dem Wundgrund, Fremdkörper oder abgestorbene Zellen gut entfernt werden.
- Zur Versorgung primär heilender Akutwunden. Achtung: Grundsätzlich zuerst prüfen, ob mit Artikeln der modernen Wundversorgung wie z. B. dünnen Hydrokolloiden oder dünnen Schäumen nicht ein besseres kosmetisches Ergebnis erzielt werden kann!
- Als Trägerstoff für Salbenverbände (besonders in Rollenform).

11

Gebräuchliche Handelsgrößen

- In unterschiedlichsten Größen und Abpackungen steril (zu je 2 Stück eingesiegelt) und unsteril im Handel.
- Gängige Größen: 5 cm × 5 cm, 10 cm × 20 cm und vor allem 10 cm × 10 cm.
- Auch als Verbandmull in Rollenform verfügbar.

Kombinationsmöglichkeiten

Mullkompressen können sehr gut mit Flächenpflaster wie z. B. Fixomull® oder mittels einer Mullbinde befestigt werden.

Vorsichtsmaßnahmen/Kontraindikationen

Mullkompressen sind grundsätzlich nicht zur dauerhaften Versorgung von sekundär heilenden Wunden wie Bisswunden, Dekubitus usw. geeignet:

- In der Exsudationsphase bleibt die Saugkraft der Mullkompresse hinter der Saugkraft einer Saugkompresse zurück, sodass im Rahmen der konventionellen Wundversorgung Saugkompressen sinnvoller und kostengünstiger sind. Außerdem verlieren durchgeschlagene Mullkompressen ihre Fähigkeit, äußere Keime vor dem Eindringen in die Wunde zu schützen.
- In der Granulations- und Epithelisierungsphase droht die Mullkompresse mit dem Wundgrund zu verkleben. Vlieskompressen vermeiden diesen Effekt. Ausnahme: wenn ein Verklebungseffekt therapeutisch gewünscht, so z. B., wenn ein Wundgrund von oberflächlichen Belägen befreit werden soll. Die Wunde wird dann durch Mullkompressen, die mit dem Wundgrund verbacken, angefrischt und heilt schneller.

Merke:
Mullkompressen zählen zu den Artikeln in der Wundversorgung, die am häufigsten falsch eingesetzt werden.

Stellenwert in der modernen Wundversorgung

Mullkompressen gehören zum traditionellen Werkzeug der Wundversorgung. Sie sollten heute jedoch bevorzugt zur Reinigung von Wunden eingesetzt werden.

Produktauswahl

Größen	Stück/Packung	Artikel-nummer	PZN
Askina® Mullkompressen/B. Braun			
unsteril			
5 × 5 cm 8 lag.	100 St.	9031308	6874510
10 × 10 cm 12 lag.	100 St.	9031324	6874533
10 × 10 cm 8 lag.	100 St.	9033025	6874579
steril à 2 Kompressen			
5 × 5 cm 8 lag.	25 × 2 St.	9031200	6874467
10 × 10 cm 8 lag.	25 × 2 St.	9031227	6874496
Cutisoft® Mullkompressen/BSN medical			
unsteril			
8-fach, 17-fädig			
5 × 5 cm	100 St.	72223−00	1499349
7,5 × 7,5 cm	100 St.	72223−01	1499355
10 × 10 cm	100 St.	72223−02	1499361
10 × 20 cm	100 St.	72223−03	3896853
20 × 20 cm	100 St.	72223−04	3896876
12-fach, 17-fädig			
5 × 5 cm	100 St.	72223−05	3896882
7,5 × 7,5 cm	100 St.	72223−06	3896899
10 × 10 cm	100 St.	72223−07	3896907
10 × 12,5 cm	100 St.	72223−08	3896913
10 × 20 cm	100 St.	72223−09	3896971
16-fach, 17-fädig			
5 × 5 cm	100 St.	72223−10	3896988
7,5 × 7,5 cm	100 St.	72223−11	3896994
10 × 10 cm	100 St.	72223−12	3897002
10 × 20 cm	100 St.	72223−13	3897019
steril			
8-fach, 17-fädig			
5 × 5 cm	25 × 2 St.	72226−03	1563389
7,5 × 7,5 cm	25 × 2 St.	72226−04	1563395
10 × 10 cm	25 × 2 St.	72226−05	1563403
10 × 20 cm	25 × 2 St.	72226−06	3896706

11

Produktauswahl (Fortsetzung)

Größen	Stück/Packung	Artikel-nummer	PZN
12-fach, 17-fädig			
5 × 5 cm	25 × 2 St.	72226–07	3896712
7,5 × 7,5 cm	25 × 2 St.	72226–08	3896729
10 × 10 cm	25 × 2 St.	72226–09	3896770
10 × 20 cm	25 × 2 St.	72226–10	3896787
8-fach, 17-fädig			
5 × 5 cm	25 × 5 St.	72623–00	6477720
7,5 × 7,5 cm	25 × 5 St.	72623–01	6477743
10 × 10 cm	25 × 5 St.	72623–02	6477772
10 × 20 cm	25 × 5 St.	72623–03	6477789
12-fach, 17-fädig			
5 × 5 cm	20 × 5 St.	72623–04	6477795
7,5 × 7,5 cm	20 × 5 St.	72623–05	6477803
10 × 10 cm	20 × 5 St.	72623–06	6477832
10 × 20 cm	20 × 5 St.	72623–07	6477849
16-fach, 17-fädig			
10 × 10 cm	15 × 5 St.	72623–08	6477861
Curity Mullkompressen/Covidien – Kendall			
unsteril			
5 × 5 cm 8 lag.	200 St.	keine Angabe	4998366
10 × 10 cm 8 lag.	200 St.	keine Angabe	4998403
10 × 10 cm 12 lag.	200 St.	keine Angabe	4998432
steril			
5 × 5 cm 8 lag.	50 × 2 St.	keine Angabe	4997958
10 × 10 cm 8 lag.	25 × 2 St.	keine Angabe	4998254
10 × 10 cm 12 lag.	25 × 2 St.	keine Angabe	4998260
Erena steril Mullkompresse/Erena			
8-fach, steril			
5 × 5 cm	5 × 2 St.	keine Angabe	3305332
7,5 × 10 cm	5 × 2 St.	keine Angabe	3305349
10 × 10 cm	5 × 2 St.	keine Angabe	3305496
10 × 20 cm	5 × 2 St.	keine Angabe	8871935
5 × 5 cm	25 × 2 St.	keine Angabe	3305361

Produktauswahl (Fortsetzung)

Größen	Stück/Packung	Artikel-nummer	PZN
7,5 × 10 cm	25 × 2 St.	keine Angabe	3305378
10 × 10 cm	25 × 2 St.	keine Angabe	3305384
10 × 20 cm	25 × 2 St.	keine Angabe	3520527
ES-Kompressen/Paul Hartmann AG			
steril, in Folienbeuteln			
eingesiegelt zu 2 St., 8-fach			
5 × 5 cm	5 × 2 St.	4016211	1407100
7,5 × 7,5 cm	5 × 2 St.	4016238	1407117
10 × 10 cm	5 × 2 St.	4016256	1407123
10 × 20 cm	5 × 2 St.	4016452	1407146
steril, in Faltschachteln			
eingesiegelt zu 2 St., 8-fach			
5 × 5 cm	25 × 2 St.	4017219	1407057
7,5 × 7,5 cm	25 × 2 St.	4017237	1407063
10 × 10 cm	25 × 2 St.	4017255	1407086
10 × 20 cm	25 × 2 St.	4017451	1407092
unsteril, in sterilisierbaren Papierbeuteln			
8-fach			
5 × 5 cm	100 St.	4018217	1447157
7,5 × 7,5 cm	100 St.	4018236	1447192
10 × 10 cm	100 St.	4018256	1447223
unsteril, in sterilisierbaren Papierbeuteln			
12-fach			
5 × 5 cm	100 St.	4018316	1447163
7,5 × 7,5 cm	100 St.	4018336	1447200
10 × 10 cm	100 St.	4018356	1447246
10 × 12,5 cm	100 St.	4018366	1808974
10 × 20 cm	100 St.	4018376	1808997
unsteril, in sterilisierbaren Papierbeuteln			
16-fach			
5 × 5 cm	100 St.	4018416	1447186
7,5 × 7,5 cm	100 St.	4018436	1447217
10 × 10 cm	100 St.	4018456	1447252
10 × 12,5 cm	100 St.	4018466	1808980

11

Produktauswahl (Fortsetzung)

Größen	Stück/Packung	Artikel-nummer	PZN
Gazin® Mullkompressen/Lohmann & Rauscher			
steril			
Packungen à 2 Kompressen			
8-fach			
5 × 5 cm	10 St./600 St.	13600	3448965
7,5 × 7,5 cm	10 St./540 St.	13601	3448971
10 × 10 cm	10 St./560 St.	13602	3448988
10 × 20 cm	10 St./320 St.	13603	3448994
5 × 5 cm	50 St./600 St.	13610	3449002
7,5 × 7,5 cm	50 St./500 St.	13611	3449019
10 × 10 cm	50 St./900 St.	13612	3449025
10 × 20 cm	50 St./500 St.	13613	3449031
5 × 5 cm	100 St./1800 St.	13620	3449048
7,5 × 7,5 cm	100 St./1800 St.	13621	3449054
10 × 10 cm	100 St./2000 St.	13622	3449060
10 × 20 cm	100 St./800 St.	13623	3449077
12-fach			
5 × 5 cm	80 St./1440 St.	13690	1511688
7,5 × 7,5 cm	80 St./1440 St.	13691	1511694
10 × 10 cm	80 St./1600 St.	13692	1511702
10 × 20 cm	80 St./640 St.	13694	1511725
Packungen à 5 Kompressen			
12-fach			
5 × 5 cm	100 St./2100 St.	13695	8788909
7,5 × 7,5 cm	100 St./800 St.	13696	8788915
10 × 10 cm	100 St./600 St.	13697	8788921
10 × 20 cm	100 St./400 St.	13699	8788938
unsteril			
8-fach 5 × 5 cm	100 St./1000 St.	18500	3959358
12-fach 5 × 5 cm	100 St./1000 St.	18501	3959364
16-fach 5 × 5 cm	100 St./1000 St.	18502	3959370
8-fach 7,5 × 7,5 cm	100 St./1000 St.	18503	3959387
12-fach 7,5 × 7,5 cm	100 St./1000 St.	18504	3959393

Produktauswahl (Fortsetzung)

Größen	Stück/Packung	Artikel-nummer	PZN
16–fach 7,5 × 7,5 cm	100 St./1000 St.	18505	3959401
8–fach 10 × 10 cm	100 St./1000 St.	18506	3959418
12–fach 10 × 10 cm	100 St./1000 St.	18507	3959424
16–fach 10 × 10 cm	100 St./1000 St.	18508	3959430
12–fach 10 × 12,5 cm	100 St./1000 St.	18509	3959447
12–fach 10 × 20 cm	100 St./1000 St.	18510	3959453
Mullkompresse/Erena			
8–fach, unsteril			
5 × 5 cm	100 St.	keine Angabe	3305390
7,5 × 7,5 cm	100 St.	keine Angabe	3305409
10 × 10 cm	100 St.	keine Angabe	3305415
12–fach, unsteril			
5 × 5 cm	100 St.	keine Angabe	3305421
7,5 × 10 cm	100 St.	keine Angabe	3305438
10 × 10 cm	100 St.	keine Angabe	3305444
10 × 20 cm	100 St.	keine Angabe	3305950
16–fach, unsteril			
5 × 5 cm	100 St.	keine Angabe	3305450
7,5 × 7,5 cm	100 St.	keine Angabe	3305467
10 × 10 cm	100 St.	keine Angabe	3305473
Mullkompresse/Noba			
8–fach, unsteril			
5 × 5 cm	100 St.	863055	7099651
7,5 × 7,5 cm	100 St.	863075	7099668
10 × 10 cm	100 St.	863110	7099674
10 × 20 cm	100 St.	863120	7099680
20 × 20 cm	100 St.	863220	7099697
12–fach, unsteril			
5 × 5 cm	100 St.	856055	7099295
7,5 × 7,5 cm	100 St.	856075	7099303
7,5 × 10 cm	100 St.	856107	7099495
10 × 10 cm	100 St.	856110	7099332
10 × 12,5 cm	100 St.	856113	7099349

11

Produktauswahl (Fortsetzung)

Größen	Stück/Packung	Artikel-nummer	PZN
10 × 20 cm	100 St.	856120	7099355
30 × 40 cm	100 St.	856340	7099523
16-fach, unsteril			
5 × 5 cm	100 St.	857055	7099361
6 × 6 cm	100 St.	857066	0214847
7,5 × 7,5 cm	100 St.	857075	7099384
9 × 7,5 cm	100 St.	857097	2685025
10 × 10 cm	100 St.	857110	7099390
10 × 12,5 cm	100 St.	857113	7099409
10 × 20 cm	100 St.	857120	7099415
20 × 25 cm	100 St.	857225	0214853
8-fach, steril			
5 × 5 cm	20 × 5 St.	708505	7385776
5 × 5 cm	50 × 2 St.	708205	7385724
7,5 × 7,5 cm	20 × 5 St.	708507	7385782
7,5 × 7,5 cm	50 × 2 St.	708207	7385730
10 × 10 cm	20 × 5 St.	708510	7385799
10 × 10 cm	50 × 2 St.	708210	7385747
12-fach, steril			
5 × 5 cm	20 × 5 St.	712505	7385865
5 × 5 cm	40 × 2 St.	712205	7098580
7,5 × 7,5 cm	20 × 5 St.	712507	7385871
7,5 × 7,5 cm	40 × 2 St.	715207	7098597
10 × 10 cm	20 × 5 St.	712510	7385894
10 × 10 cm	40 × 2 St.	712210	7098605
16-fach, steril			
5 × 5 cm	15 × 5 St.	716505	0032939
5 × 5 cm	35 × 2 St.	716205	7385925
7,5 × 7,5 cm	15 × 5 St.	716507	0032945
7,5 × 7,5 cm	35 × 2 St.	716207	7385931
10 × 10 cm	15 × 5 St.	716510	0032968
10 × 10 cm	35 × 2 St.	716210	7385948

Produktauswahl (Fortsetzung)

Größen	Stück/Packung	Artikel-nummer	PZN
Topper/Johnson & Johnson			
(Auswahl einiger Größen)			
unsteril			
5 × 5 cm 8 lag.	100 St.	M50405	3420464
5 × 5 cm 12 lag.	200 St.	M53605N	3420381
10 × 10 cm 8 lag.	200 St.	M53410	3420487
10 × 10 cm 12 lag.	200 St.	M53610N	3420406
steril à 2 Kompressen			
5 × 5 cm 8 lag.	60 × 2 St.	TS8052	8821245
5 × 5 cm 12 lag.	45 × 2 St.	TS1052	8821280
10 × 10 cm 8 lag.	75 × 2 St.	TS8102	8821251
10 × 10 cm 12 lag.	70 × 2 St.	TS1202	8821305
Urgo® Mullkompressen/Urgo			
unsteril			
8-lagig			
5 × 5 cm	100 St.	510729	6187904
7,5 cm × 7,5 cm	100 St.	510730	6187910
10 × 10 cm	100 St.	510731	6187927
steril à 2 Kompressen			
5 × 5 cm	25 × 2 St.	510732	7237840
7,5 cm × 7,5 cm	25 × 2 St.	510733	7237857
10 × 10 cm .	25 × 2 St.	510734	7237863
Ypsipad/Holthaus			
unsteril			
5 × 5 cm 8 lag.	100 St.	13231	3262829
10 × 10 cm 8 lag.	100 St.	13233	3262841
steril à 2 Kompressen			
5 × 5 cm 8 lag.	25 × 2 St.	13221	3214919
10 × 10 cm 8 lag.	25 × 2 St.	13223	3214902
Ypsipad Mullkompresse/Holthaus medical			
12-fach, steril			
5 × 5 cm	25 × 2 St.	13201 T	4493577
7,5 × 7,5 cm	25 × 2 St.	13202 T	4643143
10 × 10 cm	25 × 2 St.	13203 T	4643166
10 × 20 cm	25 × 2 St.	13204 T	4643172

11

11.2 Nicht verklebende Kompressen/Vlieskompressen

Produktbeispiel: Vliwasoft®/Lohmann & Rauscher

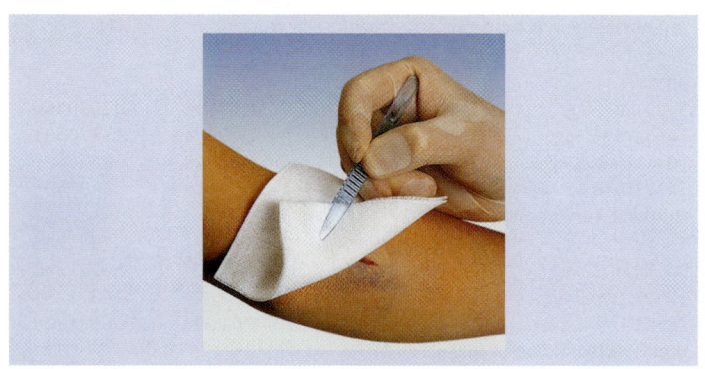

Aufbau/Eigenschaften

- Bestehend aus Gemischen von Baumwolle, Viskose oder synthetischen Fasern wie z. B. Polyester, Polyamid, Polypropylen.
- Feinporige, nichtfasernde Struktur, daher gut anschmiegsam und weich.
- Höheres Saugvermögen als Baumwollkompressen.
- Weisen einen (kleinen) Polsterungseffekt auf.
- *Nicht mit der Wunde verklebenden Vlieskompressen:* Häufig zusätzlich ein- oder zweiseitig mit einer fein perforierten Polyesterfolie oder fein aluminiumbedampften Folie (siehe Kap. 11.8) bedeckt. Wundsekrete werden durch die Perforation der Folien schnell aufgenommen, nur selten Antrocknen oder Verkleben der Kompressen am Wundgrund.
- Einige Produkte mit Imprägnierung von Natriumchloridlösung.

Gebräuchliche Handelsgrößen

- Gängige Größen: 5 × 5 cm und vor allem 10 × 10 cm.
- In Rollenform (unsteril, unbeschichtet) zu 10 m mit 10–30 cm Breite.

Anwendungsgebiete
- Überwiegend zur Versorgung von oberflächlichen, akuten Wunden mit leichter bis mäßiger Exsudation wie z.B. Schnittwunden, leicht nässende postoperative Wunden oder Verbrennungen bis 2. Grades eingesetzt.
- Als Salbenträger (bes. geeignet: Rollenform).
- Die mit Natriumchloridlösung imprägnierten Kompressen können als Wundreinigungsmöglichkeit in der modernen Wundversorgung bei stark exsudierenden Wunden eingesetzt werden (z.B. Mesalt-Kompresse von Mölnlycke oder Curasalt von Convidien).

Merke:
Anders als viele Artikel der modernen, feuchten Wundversorgung verhindern Vlieskompressen nicht, dass Keime in die Wunde eindringen! Grundsätzlich ist zu prüfen, ob mit Artikeln der modernen Wundversorgung wie z.B. dünnen Hydrokolloiden oder dünnen Schäumen nicht ein besseres kosmetisches Ergebnis erreicht werden kann.

Kombinationsmöglichkeiten
Vlieskompressen können wie Mullkompressen gut mit Flächenpflaster wie z.B. Fixomull® oder mittels einer Mullbinde befestigt werden. Sie lassen sich besonders bei exsudierenden Wunden auch zusätzlich mit Saugkompressen abdecken.

Vorsichtsmaßnahmen/Kontraindikationen
- Achtung! Nicht verklebende Kompressen richtig applizieren! Wird die Kompresse fälschlicherweise z.B. mit der Polyesterfolie nach oben gelegt, verhindert die Vliesseite das befürchtete Verkleben der Kompresse bei mäßig exsudierender Wunde nicht ausreichend.
- Praktische Alternative: *Doppelseitig beschichtete* Kompressen.
- Bei nicht beschichteten Kompressen: Antrocknen bzw. Verkleben mit der Wunde durch rechtzeitigen Verbandwechsel verhindern.
- Strenge Kontraindikationen für Vlieskompressen gibt es nicht.
- Bei stark exsudierenden bzw. blutenden Wunden sollten Vlieskompressen mit Saugkompressen kombiniert werden oder vollständig durch Saugkompressen ersetzt werden.

11

Stellenwert in der modernen Wundversorgung

Die preisgünstigen Vlieskompressen gehören wie Mullkompressen zum
traditionellen Werkzeug der Wundversorgung. Sie können gut als Alternative zu den Mullkompressen oder auch zu den modernen Verbandstoffen bei akuten, oberflächlichen Wunden in der Epithelisierungsphase
eingesetzt werden.

Produktauswahl

Größen	Stück/Packung	Artikel-nummer	PZN
Askina® Pad/B. Braun			
steril			
5 × 5 cm	100 St.	9024018	6647346
10 × 10 cm	100 St.	9024034	6647352
Cutisoft ®/BSN medical			
unsteril			
5 × 5 cm	100 St.	45844–00	4894833
10 × 10 cm	100 St.	45846–00	4894862
steril à 2 Kompressen			
5 × 5 cm	50 × 2 St.	45847–00	4894879
10 × 10 cm	50 × 2 St.	45849–00	4894891
Erena Vlieskompressen			
steril			
10 × 10 cm	2 St.	keine Angabe	8891286
Fil–Zellin/Paul Hartmann AG			
10 cm × 10 m	1 Rolle	4561129	0383544
Medicomp®/Paul Hartmann AG			
unsteril			
5 × 5 cm 4 lag.	100 St.	4218216	4783832
10 × 10 cm 4 lag.	100 St.	4218236	4783855
steril			
5 × 5 cm 8 lag.	25 × 2 St.	4110740	4783878
10 × 10 cm 4 lag.	25 × 2 St.	4110640	4783803
Medicomp® extra/Paul Hartmann AG			
unsteril			
5 × 5 cm 6 lag.	100 St.	4212314	4783915

Produktauswahl (Fortsetzung)

Größen	Stück/Packung	Artikel-nummer	PZN
10 × 10 cm 6 lag.	100 St.	4218352	4783938
steril à 2 Kompressen			
5 × 5 cm 6 lag.	25 × 2 St.	4110780	4783878
10 × 10 cm 6 lag.	25 × 2 St.	4110770	4783890
Melolin® steril/Smith & Nephew			
5 × 5 cm	100 St.	66974940	2782337
10 × 10cm	100 St.	66974941	2782343
Nobatop/Noba			
unsteril 8 lag.			
5 × 5 cm	100 St.	854006	7099160
5 × 5 cm	200 St.	854006	7099160
7,5 × 7,5 cm	100 St.	854009	7099183
7,5 × 7,5 cm	200 St.	854007	7099177
10 × 10 cm	100 St.	854012	7099214
10 × 10 cm	200 St.	854010	7099208
unsteril 12 lag.			
5 × 5 cm	200 St.	856005	7099243
7,5 × 7,5 cm	200 St.	856007	7099266
10 × 10 cm	200 St.	856010	7099272
unsteril 16 lag.			
5 × 5 cm	100 St.	858005	7099438
7,5 × 7,5 cm	100 St.	858007	7099444
10 × 10 cm	100 St.	858010	7099450
steril 8 lag.			
5 × 5 cm	25 × 5 St.	704505	7385612
5 × 5 cm	60 × 2 St.	704205	7385575
7,5 × 7,5 cm	60 × 2 St.	704207	7385581
10 × 10 cm	60 × 2 St.	704210	7385598
steril 12 lag.			
5 × 5 cm	20 × 5 St.	706505	7385693
5 × 5 cm	50 × 2 St.	706205	7385658
7,5 × 7,5 cm	20 × 5 St.	706507	7385701
7,5 × 7,5 cm	50 × 2 St.	706207	7385664

11

Produktauswahl (Fortsetzung)

Größen	Stück/Packung	Artikel-nummer	PZN
10 × 10 cm	20 × 5 St.	706510	7385718
10 × 10 cm	50 × 2 St.	706210	7385670
Solvaline® N/Lohmann & Rauscher			
unsteril			
5 × 5 cm	200 St.	23230	3626065
10 × 10 cm	150 St.	23231	3626071
steril à 2 Kompressen			
5 × 5 cm	100 St.	23220	3741033
10 × 10 cm	100 St.	23221	3741056
Temedia®/Holthaus medical/(Temedia GmbH)			
5 × 5 cm	100 St.	13731T	7280712
10 × 10 cm	100 St.	13733T	7280735
Urgo® WaboDrain/Urgo			
10 m × 10 cm	Rolle	511120	3472076
Vliwasoft®/Lohmann & Rauscher			
unsteril 4 lag.			
5 × 5 cm	100 St.	12075	3806910
5 × 5 cm	100 St.	12078	8900915
unsteril 6 lag.			
10 × 10 cm	100 St.	12064	3806933
10 × 10 cm	100 St.	12067	8900938
steril à 2 Kompressen 4 lag.			
5 × 5 cm	75 × 2 St.	12076	6325565
10 × 10 cm	75 × 2 St.	12065	6325588
steril à 2 Kompressen 6 lag.			
5 × 5 cm	50 × 2 St.	12079	8900878
10 × 10 cm	50 × 2 St.	12068	8900890
Ypsisan/Holthaus medical			
steril à 2 Kompressen			
10 × 10 cm	25 × 2	13342	3146796
Ypsisan blue m. Schutzfolie			
steril à 1 Kompresse			
10 × 10 cm	25 × 1	13365	8796748

Produktauswahl (Fortsetzung)

Größen	Stück/Packung	Artikel-nummer	PZN
Ypsivil/Holthaus medical			
steril			
10 × 10 cm	25 × 1 St.	17210	3672912
unsteril			
10 cm × 10 m	1 Rolle	17010	3551657
Zemuko®/Lohmann & Rauscher			
unsteril			
10 cm × 10 m	1 Rolle im Beutel	23512	1144066
10 cm × 1 m	1 Rolle im Spender	23502	1144008
steril			
10 × 10 cm	10 × 1 St.	23802	1144178

11

11.3 Saugkompressen

Produktbeispiel: Vliwin®/Lohmann & Rauscher

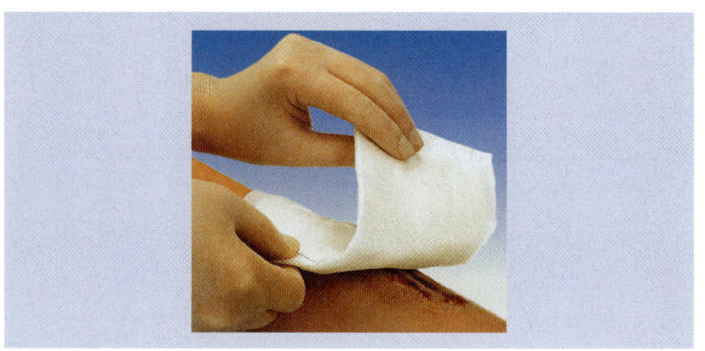

Aufbau/Eigenschaften

- Saugkompressen bestehen aus mehreren, aufeinander abgestimmten Schichten und sind somit im Aufbau dicker als herkömmliche Kompressen.
- Innerer Aufbau: Saugkörper, meist aus Zellstoff, Watte oder Mull.
- Umhüllung: Nicht verklebende Vliesseideschicht, häufig mit einer feuchtigkeitsabweisenden Lage aus z.B. Polypropylen auf der Rückseite. Diese letzte Außenlage ist oftmals farbig oder mit einem Streifen abgesetzt. Sie verhindert, dass Wundsekret nach außen dringen kann.
- Schnelle Ableitung des Wundsekrets in die Zellstoffsaugschicht. Die Aufnahmekapazität beträgt ein Vielfaches der herkömmlichen Mull- oder Vlieskompressen.
- Evtl. zusätzlich Polypropylengewebe auch auf der Wundseite, um ein gewebeschonendes Ablösen beim Verbandwechsel zu ermöglichen (siehe Packungsbeilagen und Anwendungshinweise).
- Besonders saugstark: Kompressen mit Zellstoff- oder Zellulosekern sowie superabsorbierenden Polyacrylaten im Inneren (z.B. Zetuvit plus®).
- *Saugkompressen mit Superabsorber*: Nehmen Wundexsudat auch unter dem Druck eines Kompressionsstrumpfes oder eines Kompressionsver-

bandes auf und geben das einmal aufgenommene Exsudat nicht mehr nach außen ab (Retentionsschutz, z. B bei. Sorbion sachet S® von Sorbion, Vliwasorb® von Lohmann & Rauscher, Zetuvit® von Hartmann).

Anwendungsgebiete
- Zur Aufnahme des Wundsekrets bei Wunden mit sehr starker Exsudation.
- Zusätzlich Polsterung von Wunden, Schutz vor äußerem Druck.
- Bestimmte Produkte auch für Wunden unter Kompressionsverbänden.

Gebräuchliche Handelsgrößen
Steril und unsteril in Größen von 10 × 10 cm bis 10 × 40 cm.
Gängigste Größen: 10 × 10 cm und 10 × 20 cm.

Kombinationsmöglichkeiten
Saugkompressen werden am besten mit einer Mullbinde fixiert. Ist dies aus anatomischen Gründen nicht möglich, können sie auch gut mit Flächenpflaster wie z.B. Fixomull® fixiert werden.

Vorsichtsmaßnahmen/Kontraindikationen
- Da Saugkompressen viel Flüssigkeit aufnehmen sollen, ist es wichtig, dass sie nicht zu straff anmodeliert bzw. fixiert werden.
- Vor allem aufquellende Kompressen sollten nicht in kleine, schlecht einsehbare Gebiete appliziert werden.
- Saugkompressen sollten nicht zerschnitten werden, da sich sonst die Saugkörperbestandteile (Watte, Superabsorber, Zellstoff) in der Wunde verteilen.
- Saugkompressen sind meist nicht zur dauerhaften Wundversorgung geeignet. Heilt die Wunde, lässt häufig die Exsudatbildung nach. Dann besteht die Gefahr, dass die Saugkompresse die Wunde zu stark austrocknet und mit dem Wundgrund verklebt.
- Bei nachlassendem Wundexsudat sollte man auf Saugkompressen bzw. Vlieskompressen mit nicht verklebender Beschichtung übergehen.

Stellenwert in der modernen Wundversorgung
Saugkompressen gehören zu den traditionellen Werkzeugen der Wundversorgung,

11

Sie spielen eine entscheidende Rolle bei akuten oder auch chronischen Wunden mit starker Exsudation (z.B. Ulcus Cruris).

Saugkompressen sind in der exsudativen Phase der Wundheilung im Vergleich zu vielen Artikeln der modernen Wundversorgung wie z.B. dünnen Schäumen oder Hydrokolloiden ausgesprochen wirtschaftlich.

Als Alternative zu Saugkompressen sollte jedoch immer geprüft werden, ob stark aufsaugende Artikel der modernen Wundversorgung wie dickere Schäume mit oder ohne Polyacrylatanteil günstiger sind (z.B. Biatain®, Tielle plus®).

Produktauswahl

Größen	Stück/Packung	Artikel-nummer	PZN
Cutisorb®/BSN medical			
einzeln, steril eingesiegelt			
10 cm × 10 cm	25 St.	09762–00	2536851
10 cm × 20 cm	25 St.	09763–00	2536874
15 cm × 25 cm	15 St.	09764–00	2536897
20 cm × 20 cm	25 St.	09765–00	2536911
20 cm × 40 cm	12 St.	09766–00	2536934
unsteril, Packung mit 100 Kompressen			
10 cm × 10 cm	1 St.	09767–00	2536868
10 cm × 20 cm	1 St.	09768–00	2536880
15 cm × 25 cm	1 St.	09769–00	2536905
20 cm × 20 cm	1 St.	09770–00	2536928
unsteril, Karton mit 50 Kompressen			
20 cm × 40 cm	50 St.	09771–00	2536940
Fil-Zellin®/Paul Hartmann AG			
Rollen zu 10 m			
10 cm	1 Rolle	4561129	0383544
15 cm	1 Rolle	4561138	0383550
30 cm	1 Rolle	4561147	0383567
Fil-Zellin®-Box	leer	9968546	1479312
Mesorb®/Mölnlycke			
10 × 10 cm	50 St.	677001	3218484
10 × 15 cm	50 St.	677201	3916254

Produktauswahl (Fortsetzung)

Größen	Stück/Packung	Artikel-nummer	PZN
10 × 20 cm	50 St.	677401	8595694
15 × 20 cm	50 St.	677601	8595719
25 × 20 cm	30 St.	677701	8595731
30 × 20 cm	30 St.	677801	8595754
Nobasorb®/Noba			
unsteril			
10 × 10 cm	25 St.	845011	1866776
10 × 20 cm	25 St.	845012	1866782
15 × 25 cm	25 St.	845015	1866807
20 × 20 cm	25 St.	845022	1866813
20 × 40 cm	25 St.	845024	1866836
steril			
10 × 10 cm	25 St.	745111	7742897
10 × 20 cm	25 St.	745112	7742905
15 × 25 cm	25 St.	745115	7742911
20 × 20 cm	25 St.	745122	7742928
20 × 40 cm	15 St.	745124	7742934
Saugkompresse/Noba			
unsteril			
10 × 10 cm	25 St.	840011	7099102
10 × 20 cm	25 St.	840012	7099119
10 × 15 cm	25 St.	840013	0776976
15 × 25 cm	25 St.	840014	0776982
15 × 20 cm	25 St.	840015	7099125
20 × 20 cm	25 St.	840022	7099131
20 × 30 cm	25 St.	840023	0776999
20 × 40 cm	25 St.	840024	7099148
steril			
10 × 10 cm	25 St.	740111	7098947
10 × 20 cm	25 St.	740112	7098953
15 × 25 cm	25 St.	740115	7098976
20 × 20 cm	25 St.	740122	7098982
20 × 40 cm	15 St.	740124	7098999

11

Produktauswahl (Fortsetzung)

Größen	Stück/Packung	Artikelnummer	PZN
Urgo-Pad®/Urgo			
10 × 10 cm	25 St.	511050	1667338
10 × 20 cm	25 St.	511050	1667901
Vliwasorb®/Lohmann & Rauscher			
10 × 10 cm	10 St./360 St.	24501	5974681
10 × 20 cm	10 St./340 St.	24502	5974698
20 × 20 cm	10 St./300 St.	24503	5974706
Vliwazell®/Lohmann & Rauscher			
steril, einzeln eingesiegelt			
10 × 10 cm	25 St./400 St.	20320	0809575
10 × 20 cm	25 St./250 St.	20321	0809581
20 × 20 cm	25 St./200 St.	20324	0809612
20 × 40 cm	12 St./96 St.	20326	0809635
unsteril			
10 × 10 cm	100 St./900 St.	20340	0809641
10 × 20 cm	100 St./600 St.	20341	0809658
20 × 20 cm	100 St./300 St.	20344	0809687
20 × 40 cm	50 St./150 St.	20346	0809701
unsteril, à 25 St.			
10 × 10 cm	25 St./900 St.	20350	2232708
10 × 20 cm	25 St./600 St.	20351	2232826
20 × 20 cm	25 St./300 St.	20354	2232855
20 × 40 cm	25 St./150 St.	20356	2232884
Vliwin®/Lohmann & Rauscher			
unsteril, 100 St. im Papierbeutel			
10 × 10 cm	1100 St./900 St.	12815	4464239
10 × 20 cm	100 St./600 St.	12816	4464245
15 × 25 cm	100 St./200 St.	12818	4464251
20 × 20 cm	100 St./300 St.	12817	4464268
50 St. im Papierbeutel			
20 × 40 cm	50 St./150 St.	12819	4464274
steril, einzeln eingesiegelt			
10 × 10 cm	25 St./400 St.	12810	4464179

Produktauswahl (Fortsetzung)

Größen	Stück/Packung	Artikel-nummer	PZN
10 × 20 cm	25 St./250 St.	12811	4464185
20 × 20 cm	25 St./200 St.	12812	4464216
15 × 25 cm	15 St./135 St.	12813	4464191
20 × 40 cm	12 St./96 St.	12814	4464222
Ypsisoft/Holthaus medical			
unsteril			
10 × 10 cm	30 St.	13510	3262918
10 × 20 cm	30 St.	13515	3262924
Zetuvit®, Zetuvit® Plus/Paul Hartmann AG			
unsteril			
10 × 10 cm	30 St.	4128016	1905507
10 × 20 cm	30 St.	4138025	1905513
13,5 × 25 cm	30 St.	4138052	1905536
20 × 20 cm	30 St.	4138034	1981661
20 × 40 cm	30 St.	4138043	3242695
steril			
10 × 10 cm	25 St.	4137081	2724334
10 × 20 cm	25 St.	4127091	2724340
13,5 × 25 cm	10 St.	4137054	2724357
20 × 20 cm	15 St.	4137037	2724363
20 × 40 cm	5 St.	4137044	3242689
Plus			
steril, einzeln eingesiegelt			
10 × 10 cm	10 St.	4137101	2536259
10 × 20 cm	10 St.	4137111	2536265
20 × 20 cm	10 St.	4137131	2536644
20 × 40 cm	5 St.	4137141	2537170

11

11.4 Kompressen mit Aktivkohle

Produktbeispiel: Askina® Carbosorb/B. Braun

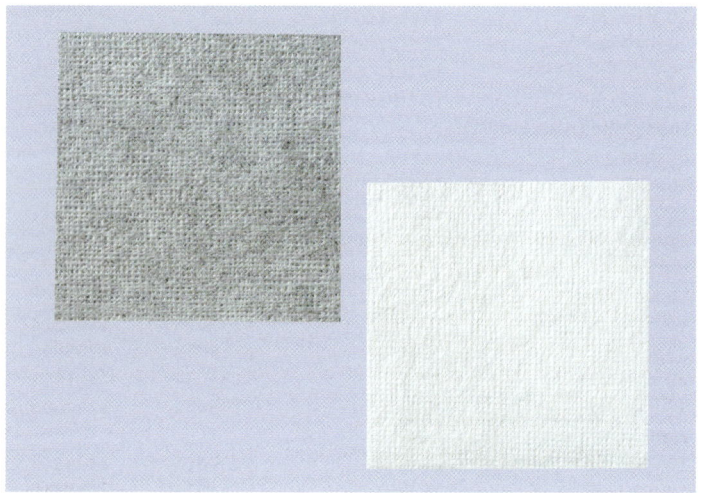

Aufbau/Eigenschaften

- Aktivkohlekompressen sind mehrschichtig in unterschiedlichster Ausführung aufgebaut.
- Sie bestehen aus einer saugfähigen Vlieskompresse.
- Zur Außenseite hin befindet sich eine Aktivkohleschicht, welche noch mit einem dünnen Wäscheschutz aus z.B. Polyamid- oder Polypropylenmaterial abgedeckt ist.
- Alternativ ist die Aktivkohleschicht in die Mitte des Verbandstoffes eingearbeitet, d.h. beidseits von einer Vlieshülle umgeben.
- Säubern die Wunde wie eine Kläranlage, d.h. sie binden den Wundgeruch und die Eiweißmoleküle an sich. Bakterien werden gebunden, aber nicht – wie bei den silberhaltigen Kompressen – abgetötet.
- Weich, tamponierbar und anschmiegsam.
- Direkt locker in eine Wundhöhle oder auf die Wunde applizierbar.

Anwendungsgebiete

Für alle Wunden, die mit einem unangenehmen Geruch und Sekretion einhergehen, z.B.

- fäkale Fisteln,
- infizierte Wunden,
- Tumorwunden,
- chronische Wunden wie Ulcus cruris.

Gebräuchliche Handelsgrößen

Steril in verschiedenen Größen und Formen im Handel.
Gängigste Größen: 10 × 10 cm und 10 × 20 cm.

Kombinationsmöglichkeiten

Saugkompressen mit Aktivkohle können gut mit Flächenpflaster wie z.B. Fixomull® stretch oder mittels einer Mullbinde befestigt werden. Sie eignen sich gut als Sekundärauflage in Kombination mit Verbandstoffen der modernen Wundversorgung wie Alginaten oder wundfüllenden Schaumstoffen.

Vorsichtsmaßnahmen/Kontraindikationen

- Saugkompressen mit einer *eingebetteten* Aktivkohleschicht dürfen nicht zerschnitten werden.
- Befindet sich die Aktivkohleschicht nur auf einer Seite, muss die Applikation nach Herstellerangaben erfolgen. Die Aktivkohleschicht ist dann immer außen, sonst kann die Geruchsbindung nicht wirken.
- Strenge Kontraindikationen für diese Verbandstoffgruppe sind nicht bekannt.

Stellenwert in der modernen Wundversorgung

Aktivkohlekompressen gibt es schon seit den 1980er Jahren. Sie gehören zu den traditionellen Werkzeugen der Wundbehandlung. In der modernen Wundversorgung bieten Sie, neben der chirurgischen Intervention bei infizierten bzw. stark riechenden Wunden, eine gute Ergänzung zur Verbesserung der Lebensqualität des Betroffenen, da sie den unangenehmen Wundgeruch bannen.

11

Produktauswahl

Größen	Stück/Packung	Artikel-nummer	PZN
Askina® Carbosorb/B. Braun			
10 × 10 cm	10 St.	9025006	7267077
10 × 20 cm	10 St.	9025014	7267383
ACTISORB SILVER 220/Johnson & Johnson			
9,5 × 6,5 cm	10 St.	MAS065	1098768
10,5 × 10,5 cm	10 St.	MAS105	1098774
19,0 × 10,5 cm	10 St.	MAS190	1098780
Carboflex®/Convatec			
10 × 10 cm	10 St.	8591153	8591153
8 × 15 cm	5 St.	8591176	8591176
15 × 20 cm	5 St.	8591182	8591182
Carbonet®/Smith & Nephew			
10 × 10 cm	10 St.	7064	3390740
10 × 20 cm	10 St.	7065	3390757
Nobacarbon®/Noba			
10 × 10 cm	20 St.	760111	7099036
10 × 20 cm	20 St.	760112	7099042
Vliwaktiv®/Lohmann & Rauscher			
10 × 10 cm	20 St./400 St.	20254	4464280
10 × 20 cm	20 St./200 St.	20255	4464297

11.5 Schlitzkompressen

Produktbeispiel: Vliwasoft® Schlitzkompresse/Lohmann & Rauscher

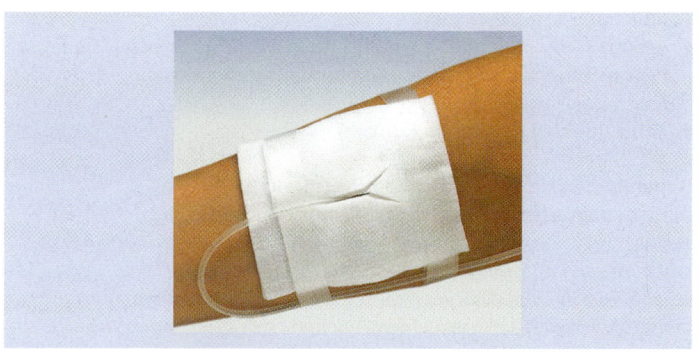

Aufbau/Bestandteile/Eigenschaften
Schlitzkompressen sind klassische Kompressen mit eingeschlagener Schnittkante, die aus Mull, Vlies oder Vlies mit zusätzlicher Beschichtung bestehen. Schlitzkompressen besitzen einen sogenannten Y-Schnitt, durch den sich z. B. Kanülen gut fixieren lassen.

Anwendungsgebiete
Zur Abdeckung von Drainagen, Kanülen oder Extensionen.

Gebräuchliche Handelsgrößen
Steril und unsteril im Handel erhältlich.
Gängige Größen: 5 cm × 5 cm, 7,5 cm × 7,5 cm und vor allem 10 cm × 10 cm.

Kombinationsmöglichkeiten
Schlitzkompressen können gut mit Flächenpflaster wie z. B. Fixomull® oder mittels einer Mullbinde befestigt werden.

11

Vorsichtsmaßnahmen/Kontraindikationen

- Die Schlitzöffnung der Kompresse sollte bei mobilen Menschen möglichst „nach unten" appliziert werden, da es trotz Fixierung zur Verschiebung kommen kann.
- Bei stark sezernierenden Körperöffnungen (z. B. Tracheostomaanlagen, PEG) nicht verklebende bzw. stärker saugende Schlitzkompressen wählen.
- Keine direkten Kontraindikationen.

Stellenwert in der modernen Wundversorgung

Schlitzkompressen gehören zum traditionellen Werkzeug der Wundversorgung und genügen zur Abdeckung bei reizlosen Wunden oder Tracheostomaanlagen.

Bei infizierten oder stark sezernierenden Öffnungen sollten alternativ moderne Verbandstoffe mit einem Y-Schnitt gewählt werden (z. B. Schaumstoffe mit und ohne Silber).

Produktauswahl

Größen	Stück/Packung	Artikelnummer	PZN
Askina® Pad S/B. Braun			
5 × 5 cm	30 St.	9024069	0323536
7,5 × 7,5 cm	30 St.	9024050	0323542
Bio Patch/Johnson & Johnson			
mit Chlorhexidingluconat			
1,9 cm (1,5 mm Loch)	40 St.	3151	2563345
2,5 cm (4 mm Loch)	40 St.	3150	2563322
2,5 cm (7 mm Loch)	40 St.	3152	2563339
Cutisoft® Cotton/BSN medical			
5 × 5 cm	50 × 2 St.	72226−00	3898912
7,5 × 7,5 cm	50 × 2 St.	72226−01	3898935
EXCILON AMD Vlies−Schlitzkompresse/Tyco Healthcare			
imprägniert mit Polyhexamethylene Biguanide			
5 × 5 cm	70 St.	7089	3928234
10 × 10 cm	50 St.	7088	3928228

Produktauswahl (Fortsetzung)

Größen	Stück/Packung	Artikel-nummer	PZN
Gazin® Schlitzkompressen/Lohmann & Rauscher			
7,5 × 7,5 cm	100 St./1800 St.	13521	1511731
10 × 10 cm	100 St./2000 St.	13522	1511748
Medicomp® Drain/Paul Hartmann AG			
7,5 × 7,5 cm	25 × 2 St.	4215334	4783950
10 × 10 cm	25 × 2 St.	4215352	4783967
Nobatop S/Noba			
unsteril			
5 × 5 cm	100 St.	855005	0748974
7,5 × 7,5 cm	100 St.	855007	0748980
10 × 10 cm	100 St.	855010	0748997
steril			
5 × 5 cm	50 × 2 St.	750205	7386238
7,5 × 7,5 cm	50 × 2 St.	750207	7386244
10 × 10 cm	50 × 2 St.	750210	7386250
Peha® Schlitzkompressen/Paul Hartmann AG			
7,5 × 7,5 cm	25 × 2 St.	4015034	2725032
10 × 10 cm	25 × 2 St.	4015052	2343744

11

11.6 Augenkompressen/Augenverbände

Produktbeispiele: Askina® Ocula®/B. Braun,
Pro-ophta® Augenverband S/Lohmann & Rauscher

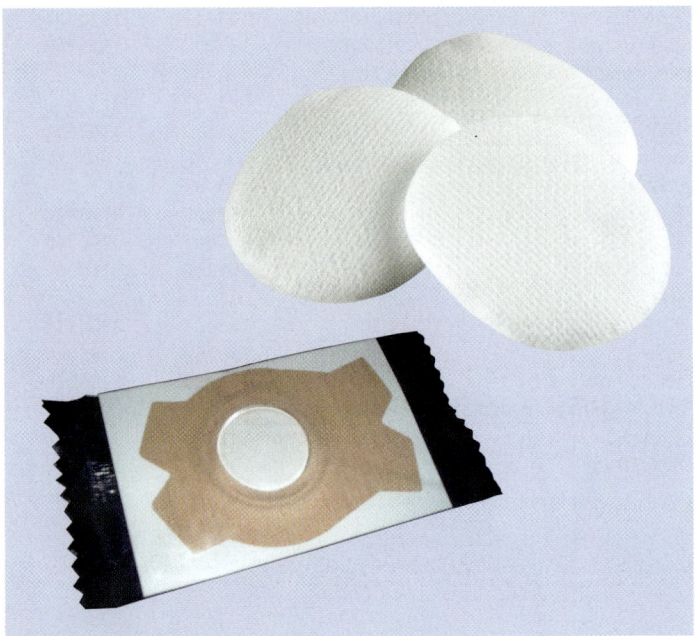

Aufbau/Eigenschaften
- Augenkompressen sind weiche, lichtundurchlässige, ovale Kompressen mit beidseitiger Mull- oder Vliesauflage.
- Innen befindet sich eine Watteschicht als Saugkörper und für eine gute, lang anhaltende Polsterung.
- Auch in selbstklebender Ausführung verfügbar. Hier ist die Kompresse in einen Pflasterzuschnitt direkt eingebettet.

Anwendungsgebiete
Zur Abdeckung nach einer Augenoperation oder bei Augenverletzungen als Lichtschutz, zur Ruhigstellung bzw. zur Wundbehandlung.

Gebräuchliche Handelsgrößen
Steril und unsteril im Handel.
Gängigste Größen: 56 × 70 mm.

Kombinationsmöglichkeiten
Augenkompressen müssen mit Pflaster oder speziellen Augenfixiermaterialien (Augenklappen) appliziert werden (Ausnahme: Selbsthaftende Produkte).

Vorsichtsmaßnahmen/Kontraindikationen
Bei einigen Augenverletzungen müssen für eine gewisse Zeit beide Augen verbunden werden.

Stellenwert in der modernen Wundversorgung
Für die Augen existieren keine speziellen Verbandstoffe aus der modernen Wundversorgung, daher werden die traditionellen Augenkompressen nach wie vor angewendet.

Produktauswahl

Größen	Stück/Packung	Artikelnummer	PZN
Askina® Ocula®/B. Braun			
unsteril			
56 × 72 mm	25 St.	9015124	6167126
56 × 72 mm	5 St.	9015116	6167103
steril			
56 × 72 mm	50 St.	9015027	6167095
56 × 72 mm	5 St.	9015019	6167089
Eycopad®/Paul Hartmann AG			
unsteril			
56 × 70 mm	50 St.	4156503	2733356
56 × 70 mm	5 St.	4156200	2733327

11

Produktauswahl (Fortsetzung)

Größen	Stück/Packung	Artikel-nummer	PZN
70 × 85 mm	50 St.	4176509	2733362
70 × 85 mm	5 St.	4176206	2733333
steril à 2 Kompressen			
56 × 70 mm	25 St.	4155407	2733304
56 × 70 mm	25 St.	4175403	2733310
Look Augenkompressen/Erena			
unsteril			
56 × 72 mm	5 St.	keine Angabe	6309968
steril			
56 × 72 mm	1 St.	keine Angabe	0483004
Nobalumenal/Noba			
unsteril			
54 × 70 cm	20 St.	873550	2288778
75 × 80 cm	20 St.	873650	2269203
steril			
54 × 70 cm	25 St.	873525	7099958
75 × 80 cm	25 St.	873625	7099970
Nobalcular Augenringkompressen/Noba			
unsteril	50 St.	keine Angabe	0273577
steril	50 St.	keine Angabe	7386646
Pro-ophta® Augenkompressen/Lohmann & Rauscher			
unsteril			
5,5 × 7,5 cm	5 St.	13020	0087395
5,5 × 7,5 cm	50 St.	13021	0087403
steril			
5,5 × 7,5 cm	5 St.	13019	2754217
Pro-ophta® Augenkissen/Lohmann & Rauscher			
unsteril			
6,2 × 7,2 cm	50 St.	13041	3531442
steril			
6,2 × 7,2 cm	25 St.	13043	3531459

Produktauswahl (Fortsetzung)

Größen	Stück/Packung	Artikel-nummer	PZN
Pro-ophta® Augenverbände S, D, K/Lohmann & Rauscher			
S einzeln unsteril			
klein	1 St.	34227	7202161
groß	1 St.	34229	7202184
D einzeln unsteril			
	1 St.	34225	7202209
K einzeln unsteril			
	50 St.	34104	7202155
Ypsipad Augenkompressen/Holthaus medical			
unsteril			
56 × 70 mm	50 St.	16604	3262947
steril			
56 × 70 mm	5 St.	16605	3090340

11

11.7 Kompressen mit Silber

Produktbeispiel: Urgotül® Silver/Urgo

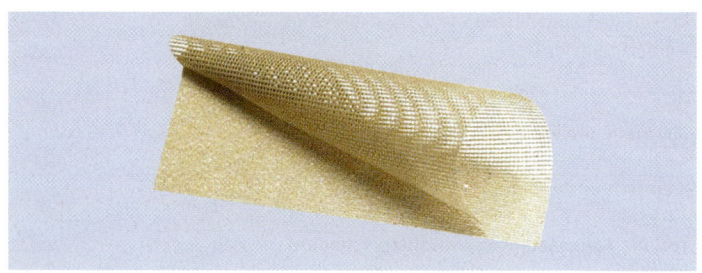

Aufbau/Eigenschaften

Kompressen mit Silber gibt es in verschiedenen Varianten und Kombinationen:

- *Dünne spezielle Polyestervlieskompressen*: Beidseitig mit zwei silberbeschichteten Polyethylengeweben umschlossene Kompressen. Durch Wundsekret werden die Silberionen in die Wunde freigesetzt.
- *Kombination mit Kohle:* Silberfäden sind mit den Kohlepartikeln bzw. Polyamidfäden verdrallt. Durch Kontakt mit Wundexsudat werden die Silberionen freigesetzt und zerstören dann die an die Aktivkohle gebunden Keime.
- *Silberhaltige Salbenkompressen*: Bestehend aus z. B. Polyamid in Gittertüllstruktur, mit Silber ummantelt. Die Bakterien werden an der Salbenoberfläche abgetötet.
- Zur Aktivierung der Silberionen muss immer ein feuchtes Wundmilieu herrschen.
- Silberkompressen haben ein breites bakterizides Wirkspektrum und eine gute Verträglichkeit.

Anwendungsgebiete

- Bevorzugt zur Therapie bei infizierten Wunden mit einer hohen Keimbesiedelung.
- Bei stark kolonisierten Wunden zur Prophylaxe.

Kombinationsmöglichkeiten

Silberkompressen benötigen in der Regel eine Fixierung bzw. einen Sekundärverband.

Sie können wie alle anderen Kompressenarten auch mit einem Flächenpflaster wie z. B. Fixomull® stretch oder mittels einer Mullbinde befestigt werden.

Je nach Exsudatmenge können auch Mull-, Vlies-, oder Saugkompressen zusätzlich unter die Fixierung gegeben werden.

Auch moderne Sekundärverbände wie z. B. Schaumstoffe eignen sich als Fixierung.

Vorsichtsmaßnahmen/Kontraindikationen

- Vor der Anwendung von Silber sollte ein Wundabstrich gemacht werden.
- Bei schlecht heilenden Wunden oder stark infizierten Wunden ist immer zu prüfen, ob zusätzlich ein systemisches Antibiotikum eingesetzt werden sollte.
- Die meisten Silberverbände entfalten ihre Wirkung erst nach mehreren Stunden, häufige Verbandwechsel sind nur bei starker Exsudation sinnvoll.
- Bei verschiedenen Silberzusätzen bzw. trockenen Wunden ist es wichtig die Silberionen mit einer Lösung (z. B. Aqua – Siehe Beipackzettel) zu aktivieren.

- Silberhaltige Wundversorgungen werden in der Regel nur 14 Tage eingesetzt. Eine längere Anwendungsdauer ist kein direkter Fehler. Doch nach Abklingen aller Infektionszeichen macht es Sinn, auf andere, nicht antiseptisch wirkende Versorgungen auszuweichen, um die körpereigene Abwehr wieder zu stärken.

Zu beachten

Bei einigen Wundauflagen mit Silber und ganz allgemein bei mehrwöchiger Anwendung von silberhaltigen Verbänden kann es zu Silbereinlagerungen in der Haut kommen, welche sich mit blaugrauer Hautverfärbung bemerkbar macht. Diese Ablagerungen stellen aber nur ein kosmetisches Problem dar und verschwinden mit der Zeit wieder.

Stellenwert in der modernen Wundversorgung

Silberbeschichtete bzw. silberhaltige Verbandstoffe spielen im Zeitalter der steigenden Wundinfektionen eine immer größer werdende Rolle. Ein stetiger Anstieg moderner Produkte mit Silber ist unübersehbar (Schaumstoffe, Hydrokolloide, Alginate).

Kompressen mit Silber sind bei erkennbaren Infektionszeichen gut einsetzbar um eine Ausbreitung der Keime zu verhindern.

Produktauswahl

Größen	Stück/Packung	Artikel-nummer	PZN
Acticoat®/Smith & Nephew			
5 × 5 cm	5 St.	66000808	1675562
10 × 10 cm	5 St.	66000789	2760703
Actisorb Silver 220/Johnson & Johnson			
5 × 6,5 cm	10 St.	MAS065	1098768
10,5 × 10,5 cm	10 St.	MAS105	1098774
19 × 10,5 cm	10 St.	MAS190	1098780
Atrauman® Ag/Paul Hartmann AG			
5 × 5 cm	3 St.	4995703	2813859
5 × 5 cm	10 St.	4995713	2813842
10 × 10 cm	3 St.	4995723	2813813
10 × 10 cm	10 St.	4995733	2813807
Urgotül ® Silver/Urgo			
10 × 12 cm	10 St.	507588	4667356
Urgotül® S.Ag/Urgo			
10 × 12 cm	10 St.	507706	1595538
Vliwaktiv® Ag/Lohmann & Rauscher			
10 × 10 cm	10 St./150 St.	20701	4862804
10 × 15 cm	11 St./110 St.	20702	4862827

11

11.8 Aluminiumbedampfte Kompressen

Produktbeispiel: Metalline® Kompresse/Lohmann & Rauscher

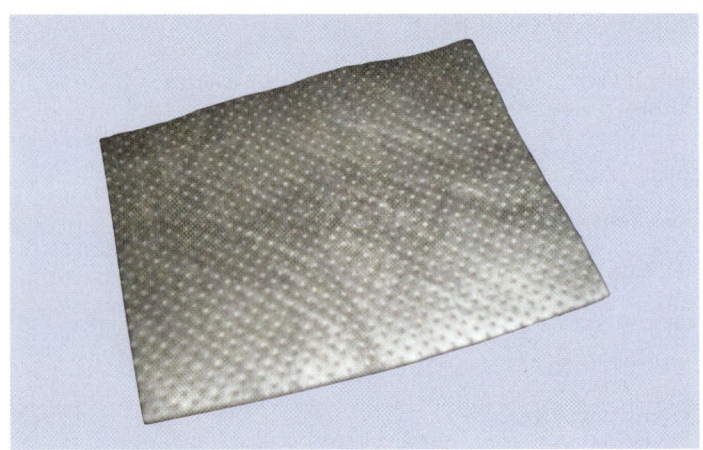

Aufbau/Eigenschaften
- Meist mehrschichtig aufgebaut.
- Die wundseitig aluminiumbedampfte Schicht besteht aus weichem, anschmiegsamen Vliesstoff. Diese verhindert ein Verkleben mit der Wunde (siehe auch Kap. 11.2).
- In der Mitte befindet sich ein Saugkörper aus Vliesstoff.
- Die Rückseite des Vliesstoffes bietet ein hohes Absorptionsvermögen.

Anwendungsgebiete
- In der Ersten Hilfe bei Schürfwunden und bei Verbrennungen.
- Bei allen Wunden mit Verklebungsgefahr.
- Als Schlitzkompresse speziell für Drainagen oder für Trachealkanülen-träger.

Gebräuchliche Handelsgrößen
- Steril oder unsteril erhältlich.
- Gängige Größe: 10 × 10 cm.
- Auch als Schlitzkompressen im Handel.

Kombinationsmöglichkeiten
Aluminiumbedampfte Kompressen können, wie alle anderen Kompressen auch, gut mit Flächenpflaster wie z.B. Fixomull® stretch oder mittels einer Mullbinde befestigt werden.

Sie lassen sich besonders bei exsudierenden Wunden zusätzlich mit Saugkompressen abdecken.

Vorsichtsmaßnahmen/Kontraindikationen
- Keine Kontraindikationen.
- Möglicher Anwendungsfehler: Seitenverkehrte Applikation. Die Kompresse droht dann mit der Wunde zu verkleben, sodass das Entfernen schmerzhaft werden kann.

Stellenwert in der modernen Wundversorgung
Aluminiumbedampfte Kompressen gehören zum traditionellen Werkzeug der Wundversorgung.

Sie können gut als Alternative zu den modernen Verbandstoffen bei akuten oberflächlichen Wunden in der Epithelisierungsphase eingesetzt werden.

Sie spielen als größere Verbandstofftücher (Metalline® Tücher) eine wichtige Rolle in der Versorgung von großflächigen Verbrennungen und großen Wundflächen.

11

Produktauswahl

Größen	Stück/Packung	Artikel-nummer	PZN
Metalline® Kompressen/Lohmann & Rauscher			
8 × 10 cm	10 St.	23083	0635336
8 × 10 cm	50 St.	23081	1495707
10 × 12 cm	10 St.	23084	0635359
10 × 12 cm	50 St.	23082	1495713
10 × 20 cm	50 St.	23087	3036820
Nobaline/Noba			
unsteril			
10 cm × 5 m	1 St.	770510	7386267
steril			
5 × 5 cm	50 St.	770105	7742963
7,5 × 7,5 cm	50 St.	770107	7742986
8 × 10 cm	50 St.	770108	7099059
10 × 10 cm	50 St.	770110	7742992
10 × 12 cm	50 St.	770111	7099065
10 × 20 cm	50 St.	770112	7099071

12 Tamponaden

Als Tamponaden werden Füllmaterialien für natürliche und künstliche Körperöffnungen bezeichnet. Tamponaden sind sehr spezielle Wundversorgungen, die häufig nur von Fachärzten eingesetzt werden.

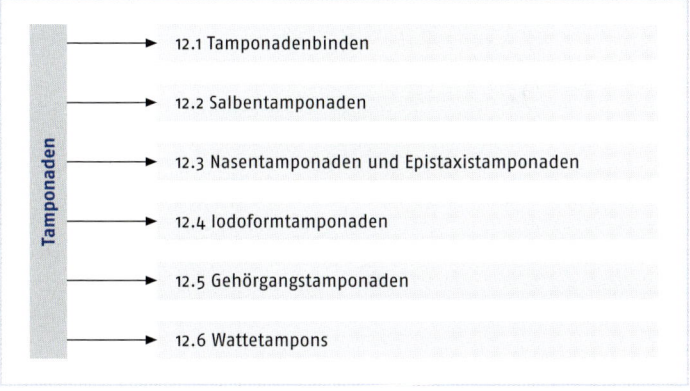

Tamponaden

12.1 Tamponadenbinden

12.2 Salbentamponaden

12.3 Nasentamponaden und Epistaxistamponaden

12.4 Iodoformtamponaden

12.5 Gehörgangstamponaden

12.6 Wattetampons

12.1 Tamponadebinden

Produktbeispiel: Gazin® Tamponadenbinde/Lohmann & Rauscher

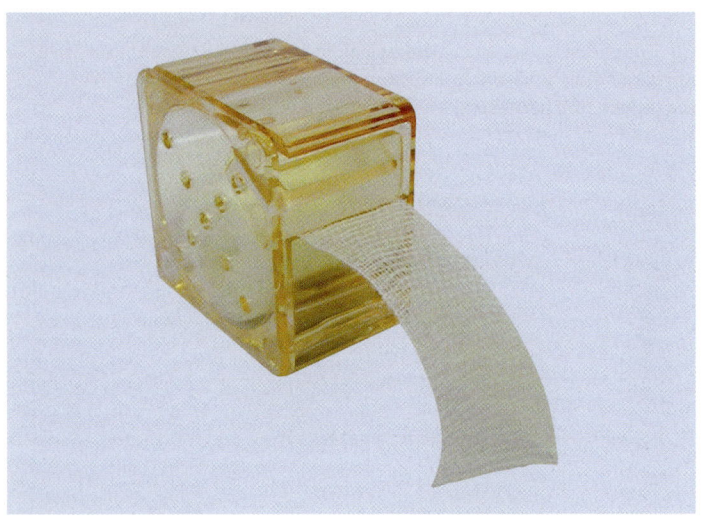

Aufbau/Eigenschaften
Tamponadebinden bestehen überwiegend aus 24-fädiger Baumwollgaze mit gewebtem Rand.

Gebräuchliche Handelsgrößen
- Steril und unsteril erhältlich.
- 5 m lange gerollte Binden, die sich je nach individuellem Bedarf kürzen lassen.
- Gängige Breiten: 1, 2, 4, 5, 6, 8, 10 cm.
- Als sterile Tamponadebinden einzeln in Dosen oder Kartonagen.

Anwendungsgebiete

Zum Tamponieren natürlicher Körperhöhlen, z. B. zur Sekretaufnahme oder Blutstillung. Die Blutstillung erfolgt hier durch die leichte Kompression der kleinen Gefäße.

Kombinationsmöglichkeiten

Tamponaden können zusätzlich mit Saug-, Mull- oder Vlieskompressen abgedeckt werden und mit breitflächigem Fixierpflaster abgeklebt werden.

12

Vorsichtsmaßnahmen/Kontraindikationen

Tamponaden dürfen nicht gestopft werden, da sie sonst zu wenig oder gar kein Sekret aufnehmen. Tamponaden benötigen Raum für den Quellvorgang.

Stellenwert in der modernen Wundversorgung

Herkömmliche Baumwolltamponaden finden in der modernen Wundversorgung wenig Anwendung, da es einige moderne Verbandstoffe in Tamponadeform gibt (z. B. Alginate, Hydrofaser, Schaumstoffe), die einen höheren Wundheilungseffekt bewirken und deshalb bevorzugt eingesetzt werden.

Produktauswahl

Größen	Stück/Packung	Artikelnummer	PZN
Gazin®/Lohmann & Rauscher			
steril, gerollt 1-fach, im Kunststoffspender			
1 cm × 5 m	1 St./216 St.	13470	1003041
2 cm × 5 m	1 St./120 St.	13471	1003058
5 cm × 5 m	1 St./60 St.	13473	1003070
Nobatamp®/Noba			
steril, einzeln verpackt			
1 cm × 5 m	1 Binde	631101	0032833
2 cm × 5 m	1 Binde	631102	0032856
5 cm × 5 m	1 Binde	631103	0032862
1 cm × 40 cm	1 Binde	631401	7385486
2 cm × 40 cm	1 Binde	631402	7385492
steril, einzeln verpackt, im Entnahmespender			
1 cm × 5 m	1 Binde	631001	7098054
2 cm × 5 m	1 Binde	631002	7098060
Tamponadebinden/Paul Hartmann AG			
steril einzeln in Dosen			
1 cm × 5 m	1 Binde	3708009	1002981
2 cm × 5 m	1 Binde	3708018	1002998
unsteril			
1 cm × 5 m	1 Binde	3706109	1902472
2 cm × 5 m	1 Binde	3706118	1902489
5 cm × 5 m	1 Binde	3706145	1902495
Ypsigaze Tamponadebinden/Holthaus medical			
1 cm × 5 m	10 Binden	23001	3095544
2 cm × 5 m	10 Binden	23001	3095550
5 cm × 5 m	10 Binden	23005	3095567

12.2 Salbentamponaden

Produktbeispiel: Clauden® Nasentamponade/Lohmann & Rauscher

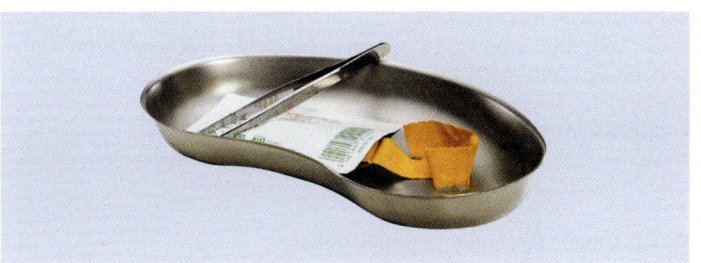

Aufbau/Eigenschaften

- Das Grundgerüst besteht aus mehrfädigen Tamponadebinden, welche mit einer Salbenmasse, z.B. Vaseline oder unterschiedlich zusammengesetzte Salben, imprägniert sind.
- Salbentamponaden sollen ein Austrocknen des Wundhöhlenbereiches verhindern.
- Der Salbenanteil gewährleistet zusätzlich ein schmerzärmeres Entfernen der Tamponade.

Eine spezielle Tamponade ist die *Clauden® Nasentamponade*
Bestehend aus: Clauden-Pulver (Eiweißkonzentrat, mit Clioquinol konserviert), Paraffinum liquidum, Weißer Vaseline, Wollwachs, Talkum und einer Tamponadebinde aus Baumwolle. Clauden ist sehr gut biologisch verträglich, hat eine stark blutstillende Wirkung und verhindert zudem das Verkleben der Tamponade mit dem Wundgrund.

Anwendungsgebiete

- Aufnahme von Wundsekret und Verhinderung der Austrocknung von Wundhöhlen.
- Nasentamponaden z.B. nach Gefäßverödungen, bei Nasenbluten oder nach diversen Naseoperationen.
- Ohrentamponaden z.B. bei abheilenden, eitrigen Mittelohrentzündungen.

- Zum Austamponieren von entstandenen Wundhöhlen in der Mund- und Kieferchirurgie.

Gebräuchliche Handelsgrößen

Steril, in Breiten von 2 und 4 cm, entweder als Streifen von 1 m im Beutel oder als 5 m lange Rolle in einer Dose, im Handel.

Kombinationsmöglichkeiten und Fixierung

Da die Tamponade in eine natürliche Körperhöhle eingebracht wird, ist eine zusätzliche Fixierung in der Regel nicht nötig.

Vorsichtsmaßnahmen/Kontraindikationen

- Salbentamponaden können bei zu langer Liegedauer antrocknen.
- Bei bekannter Unverträglichkeit gegen einen Inhaltsstoff der Salbe (z.B. Paraffin) nicht anwenden.

Stellenwert in der modernen Wundversorgung

Salbentamponaden kommen in der Hals-Nasen-Ohren-Abteilung regelmäßig zur Anwendung. Die schmerzarme Entfernung der Tamponade entspricht dem Grundsatz der modernen Wundversorgung, in der eine möglichst schonende Wundbehandlung favorisiert wird.

Bei der Versorgung von chronischen Wunden wie Dekubitus, Ulcus cruris oder Diabetisches Fußsyndrom werden sie jedoch nicht eingesetzt.

Produktauswahl

Größen	Stück/Packung	Artikel-nummer	PZN
Clauden® Gazebinden/Lohmann & Rauscher			
im Kunststoffspender			
1 cm × 5 m	1 St./216 St.	21510	0219135
2 cm × 5 m	1 St./120 St.	21511	0219141
5 cm × 5 m	1 St./60 St.	21513	0219164
Tampograss®/Paul Hartmann AG			
2 cm × 5 m	1 Dose	2307600	3567724
4 cm × 5 m	1 Dose	2307650	3567730
Vaseline-Tamponadestreifen/Lohmann & Rauscher			
einzeln im Aluminiumbeutel			
2 cm × 1 m	10 St./300 St.	13514	1003118
einzeln in Kunststoffdose			
2 cm × 10 m	1 St./96 St.	13515	1075069

12

12.3 Nasentamponaden und Epistaxistamponaden

Produktbeispiel: Epistaxistamponaden/Spiggle & Theis Medizintechnik

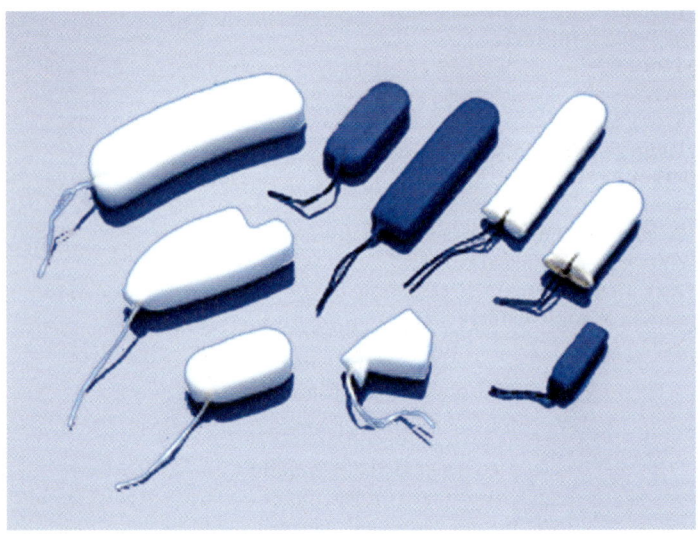

Aufbau/Eigenschaften

- Beide Tamponadeformen bestehen aus einem porösen Gewebe aus Polyvinylalkohol, aus Schaumstoff mit Latexhülle oder latexfeier Hülle.
- Epistaxistamponaden (Epistaxis: Nasenbluten) bestehen aus Polyvinyl-alkohol.
- Evtl. mit Ventilationsröhrchen zum besseren Druckausgleich bei der Atmung und beim Schlucken.
- Mit einem Rückholfaden versehen, um ein problemloses Entfernen zu gewährleisten.

Anwendungsgebiete

Zum postoperativen Einsatz nach Septum- oder Rhinoplastiken.
Epistaxistamponaden: Zum postoperativen und blutstillenden Einsatz im
mittleren (55 mm) und hinteren (100 mm) Nasenbereich.

Gebräuchliche Handelsgrößen

- Steril und einzeln eingeschweißt verfügbar.
- Nasentamponaden: Variieren in Länge, Breite und Dicke. In gerader
  oder anatomischer Form.
- Epistaxistamponaden: In Längen zu 55 und 100 mm.

Kombinationsmöglichkeiten

Nasen- und Epistaxistamponaden aus Polyvinylalkohol können mit Flüssigkeiten getränkt werden (z. B. Lösungen mit Antibiotika).

Vorsichtsmaßnahmen/Kontraindikationen

- Tamponaden aus Polyvinylalkohol müssen während der gesamten
  Liegezeit (max. 3–4 Tage) gut durchfeuchtet sein.
- Vor dem Entfernen grundsätzlich gut durchfeuchten.

Stellenwert in der modernen Wundversorgung

Die beschriebenen Tamponaden finden nur speziell in der HNO und nicht
bei den typischen chronischen Wunden ihre Anwendung.

Produktauswahl

Größen	Stück/Packung	Artikel- nummer	PZN
Clauden® Nasentamponade/Lohmann & Rauscher			
Aluminiumbeutel			
2 cm × 1 m	1 St./240 St.	21000	021920 1
Epistaxistamponaden/Spiggle & Theis Medizintechnik			
groß 100	20 St. pro Box	66200	keine Angabe
mittel 55	20 St. pro Box	66210	keine Angabe
pädiatrisch 35	20 St. pro Box	66220	keine Angabe
Latexfreie Nasentamponaden/Spiggle & Theis Medizintechnik			
auf Anfrage			

Produktauswahl (Fortsetzung)

Größen	Stück/Packung	Artikel-nummer	PZN
Nasentamponade anatomische Form/Spiggle & Theis Medizintechnik			
ohne Ventilationsröhrchen			
75 mm	20 St. pro Box	66150	keine Angabe
75 mm schmal	20 St. pro Box	66160	keine Angabe
mit Ventilationsröhrchen			
75 mm	20 St. pro Box	66140	keine Angabe
Nasentamponade gerade Form/Spiggle & Theis Medizintechnik			
ohne Ventilationsröhrchen			
45 mm	20 St. pro Box	66100	keine Angabe
80 mm	20 St. pro Box	66110	keine Angabe
mit Ventilationsröhrchen			
45 mm	20 St. pro Box	66120	keine Angabe
80 mm	20 St. pro Box	66130	keine Angabe
Nasentamp. a. Schaumstoff m. Latexhülle/Spiggle & Theis Medizintechnik			
70 × 20 × 10 mm	25 Paar pro Box	35043	keine Angabe
50 × 20 × 10 mm	25 Paar pro Box	35044	keine Angabe
60 × 20 × 10 mm	25 Paar pro Box	35045	keine Angabe
80 × 20 × 10 mm	25 Paar pro Box	35046	keine Angabe
80 × 20 × 20 mm	25 Paar pro Box	35048	keine Angabe
80 × 20 × 15 mm	25 Paar pro Box	35049	keine Angabe
50 × 20 × 15 mm	25 Paar pro Box	35050	keine Angabe
60 × 20 × 15 mm	25 Paar pro Box	35051	keine Angabe
70 × 20 × 15 mm	25 Paar pro Box	35052	keine Angabe
50 × 20 × 20 mm	25 Paar pro Box	35053	keine Angabe
60 × 20 × 20 mm	25 Paar pro Box	35054	keine Angabe
70 × 20 × 20 mm	25 Paar pro Box	35055	keine Angabe
50 × 10 × 10 mm	25 Paar pro Box	35057	keine Angabe
60 × 10 × 10 mm	25 Paar pro Box	35058	keine Angabe
70 × 10 × 10 mm	25 Paar pro Box	35059	keine Angabe
80 × 10 × 10 mm	25 Paar pro Box	35069	keine Angabe
Raucocel® Anatom. geformte Nasent./Lohmann & Rauscher			
55 mm, ventiliert, m. Faden	1 St.	11014	8405699
	10 St.	11014	2172900

Produktauswahl (Fortsetzung)

Größen	Stück/Packung	Artikel-nummer	PZN
80 mm, ventiliert, m. Faden	1 St.	10015	8405682
	10 St.	11015	2172917
Raucocel® Epistaxistamponaden/Lohmann & Rauscher			
steril			
100 mm, mit Faden	1 St.	10143	8405653
	10 St.	11143	2172113
55 mm, mit Faden	1 St.	10144	8405647
	20 St.	11144	2172136
Raucocel® Gerade Nasentamponade/Lohmann & Rauscher			
45 mm, ventiliert, m. Faden	1 St.	11004	8405630
	10 St.	11004	2172395
80 mm, ventiliert, m. Faden	1 St.	11011	8405618
	10 St.	11011	2172892
45 mm, mit Faden	1 St.	11002	8405624
	10 St.	11002	2172389
80 mm, mit Faden	1 St.	11010	8405601
	10 St.	11010	2172403
Raucocel® Slim Nasentamponade/Lohmann & Rauscher			
80 mm, mit Faden	1 St.	11941	8405713
	10 St.	11941	2172981
Raucocel® Sinus-Tamponade K, B/Lohmann & Rauscher			
K			
9 mm, mit Faden	2 St.	11937	8405707
	20 St.	11937	2172975
12 mm, mit Faden	2 St.	11935	8405736
	20 St.	11935	2172969
Sinustamponade/Spiggle & Theis Medizintechnik			
35 × 9 × 12 mm	20 St. pro Box	66300	keine Angabe
35 × 6 × 12 mm schmal	20 St. pro Box	66310	keine Angabe

12

12.4 Iodoformtamponaden

Produktbeispiel:
Opraclean® Mullbinde zur Tamponade/Lohmann & Rauscher

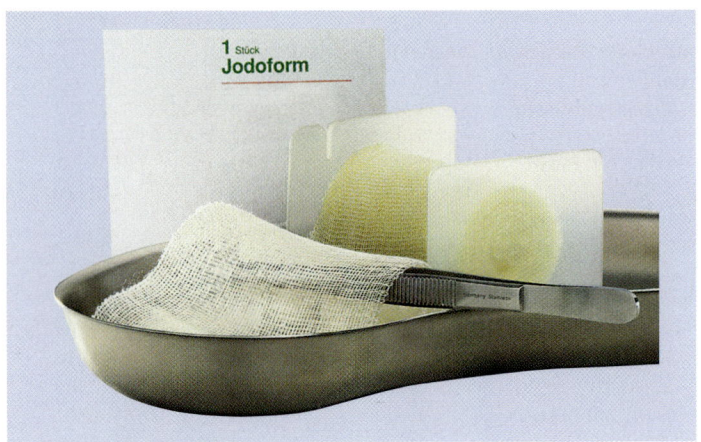

Aufbau/Eigenschaften
Iodoformtamponaden zählen zu den wichtigsten Vertretern der „dotierten" Tamponaden. Das sind Tamponaden, die einen speziellen Wirkstoff enthalten. Iodoformtamponaden bestehen aus Baumwollgaze und sind mit PVP-Iod-Salbe imprägniert.

Anwendungsgebiete
- Ulzerierte Wunden.
- Infizierte Wunden.
- Prophylaktische postoperative Anwendung, z.B. in der Zahnmedizin, HNO.

Gebräuchliche Handelsgrößen
In Abmessungen von 2 cm × 1 m und 2 cm × 10 m gebräuchlich.

Kombinationsmöglichkeiten
Iodoformtamponaden können mit jedem wirkstofffreien, konventionellen oder modernen Sekundärverband abgedeckt und entsprechend fixiert werden.

Vorsichtsmaßnahmen/Kontraindikationen
- Nicht anwenden, wenn eine Überempfindlichkeit gegenüber Iod besteht, sowie vor und nach einer radioaktiven Iodtherapie.
- Bei schweren Schilddrüsenerkrankungen sollte auf eine Anwendung verzichtet werden.
- Bei blutenden und exsudierenden Wunden ist die desinfizierende Wirkung der Iodtamponade sehr schnell aufgebraucht.

Stellenwert in der modernen Wundversorgung
Prophylaktisch nach einer Operation oder bei ulzerierten Wunden kommen gelegentlich kurzzeitig Iodtamponaden zur Anwendung. In der modernen Wundversorgung werden allerdings farblose antiseptische Verbandstoffe bevorzugt eingesetzt.

Produktauswahl

Größen	Stück/Packung	Artikel-nummer	PZN
Opraclean® Mullbinde zur Tamponade/Lohmann & Rauscher			
gerollt			
1 cm × 5 m	1 St./216 St.	13580	4436757
im Klarsichtspender			
2 cm × 5 m	1 St./120 St.	13581	4436906
5 cm × 5 m	1 St./60 St	13582	4436929
Jodotamp® Tamponadestreifen/Noba			
5 m lang			
1 cm	1 Rolle	632401	2145783
2 cm	1 Rolle	632402	2145808
3 cm	1 Rolle	632403	2145814
5 cm	1 Rolle	632405	2145820
8 cm	1 Rolle	632408	2145837

12.5 Gehörgangstamponaden

Produktbeispiel: Gelita®-Tampon/B. Braun

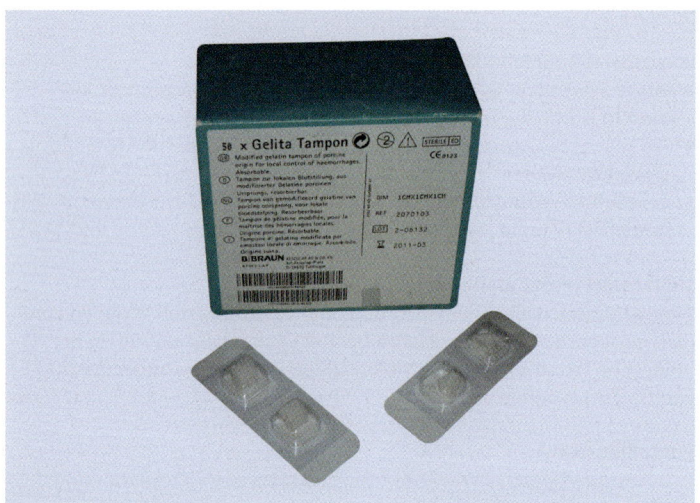

Aufbau/Eigenschaften

- Gehörgangstamponaden bestehen aus einem porösen Gewebe aus Polyvinylalkohol oder aus komplett resorbierbarer Schweinegelatine (Resorptionszeit ca. 4–6 Wochen).
- Auch mit Rückholfaden erhältlich.

Anwendungsgebiete

- Aus Polyvinylalkohol ohne Faden: Bei Entzündungen des äußeren Gehörgangs.
- Aus Polyvinylalkohol mit Faden: Zum Offenhalten des Gehörgangs nach Operationen.
- Gelatinetamponaden: Zur lokalen Blutstillung oder auch zur lokalen Applikation von Antibiotika. Sie können feucht oder auch trocken eingesetzt werden.

Gebräuchliche Handelsgrößen

- Gehörgangstamponaden aus Polyvinylalkohol: Länge 9–12 mm, Durchmesser 15 mm.
- Gelatinetamponaden sind würfelförmig, $10 \times 10 \times 10$ mm groß, einzeln in einer Blisterpackung verpackt.

Kombinationsmöglichkeiten

Gehörgangstamponaden benötigen keine zusätzliche Fixierung.

Vorsichtsmaßnahmen/Kontraindikationen

- Die Tamponade aus Polyvinylalkohol muss während der gesamten Liegezeit (max. 3–4 Tage) gut durchfeuchtet sein.
- Vor dem Entfernen grundsätzlich gut durchfeuchten.
- Tamponaden ohne Faden sind ausschließlich für den äußeren Gehörgang geeignet.

Stellenwert in der modernen Wundversorgung

Gehörgangstamponaden sind speziell für den Gehörgang gedacht und sollten nicht durch moderne Verbandstoffe, die für chronische Wunden eingesetzt werden, ausgetauscht werden.

Produktauswahl

Größen	Stück/Packung	Artikel-nummer	PZN
Gelita®-Tampon/B. Braun			
$1,5 \times 1,5 \times 1$ cm	50 St.	2070154	0412317
$8 \times 5 \times 1$ cm	10 St.	2070600	0412346
$1 \times 1 \times 1$ cm	10 St.	2070014	0412286
$1 \times 1 \times 1$ cm	50 St.	2070103	0412240
Gelatinetamponade/Spiggle & Theis Medizintechnik			
$10 \times 10 \times 10$ mm	50 St. pro Box	65100	keine Angabe
PVA (Polyvinylalkohol)/Spiggle & Theis Medizintechnik gefenstert			
9×15 mm	50 St. pro Box	66400	keine Angabe

Produktauswahl (Fortsetzung)

Größen	Stück/Packung	Artikel-nummer	PZN
ungefenstert			
12 × 24 mm	20 St. pro Box	66410	keine Angabe
Raucocel® Gehörgangtamponaden/Lohmann & Rauscher			
9 × 15 mm, ohne Faden	50 St./600 St.	10171	8405593
9 × 15 mm, mit Faden	10 St./240 St.	10172	8405570
12 × 15 mm, mit Faden	10 St./240 St.	10169	8405587

12.6 **Wattetampons**

Produktbeispiel

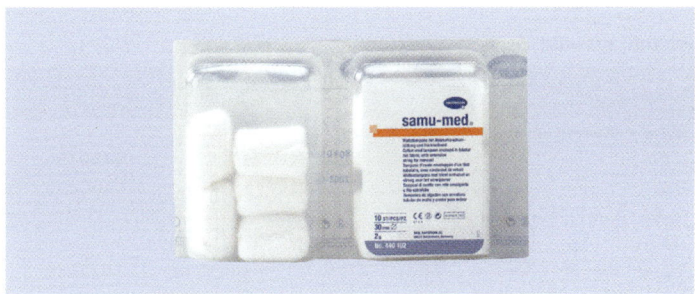

Aufbau/Eigenschaften
- Wattetampons bestehen aus hochwertiger Verbandwatte, die mit einem Verbandschlauch oder Baumwollmull umhüllt ist.
- Die in Verbandmull gehüllten Varianten verfügen über einen Rückholfaden.

Anwendungsgebiete
Wattetampons werden nach gynäkologischen Operationen eingesetzt.

Gebräuchliche Handelsgrößen
- Unsteril oder steril verpackt. Unsteril zu 100, steril zu 10 Stück pro Packung.
- In verschiedenen Größen: Durchmesser 20, 30, 38, 45 mm; mit unterschiedlicher Menge Watte (1, 2, 4, 6 g).

Kombinationsmöglichkeiten und Fixierung
Hier ist keine zusätzliche Fixierung möglich.

Vorsichtsmaßnahmen/Kontraindikationen
Es sind keine Kontraindikationen bekannt.

Stellenwert in der modernen Wundversorgung
Wattetampons finden in der modernen Wundversorgung keine Verwendung.

Produktauswahl

Größen	Stück/Packung	Artikel-nummer	PZN
Gyno – Wattetampon/Lohmann & Rauscher			
4 g	100 St.	10242	0440754
6 g	100 St.	10243	0440756
Samu-med®/Paul Hartmann AG			
steril			
2 g, 30 mm ⌀	10 St.	4441028	1124158
unsteril			
1 g, 20 mm ⌀	100 St.	4402418	1902147
2 g, 30 mm ⌀	100 St.	4402427	1902143
4 g, 38 mm ⌀	100 St.	4402445	1902176
6 g, 45 mm ⌀	100 St.	4402463	1902182

13   Tupfer

Schlinggazetupfer sind ein traditioneller Bestandteil der Wundversorgung. Sie dienen vor allem zur Reinigung von Wunden z. B. vor dem Auflegen eines neuen Verbandes.

Tupfer werden nach Form und Größe unterschieden.

Zellstofftupfer dienen dagegen nur zur Versorgung sehr kleiner Blutungen.

Alkoholtupfer werden in der Wundversorgung nur zur Desinfektion eingesetzt.

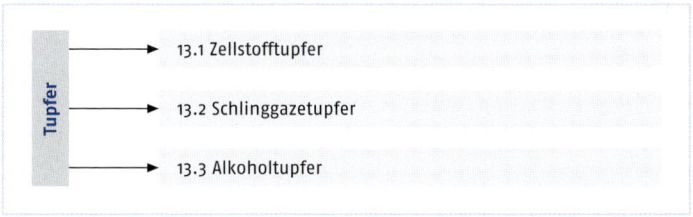

13.1 Zellstofftupfer

Produktbeispiel: Askina® Brauncel®/B. Braun

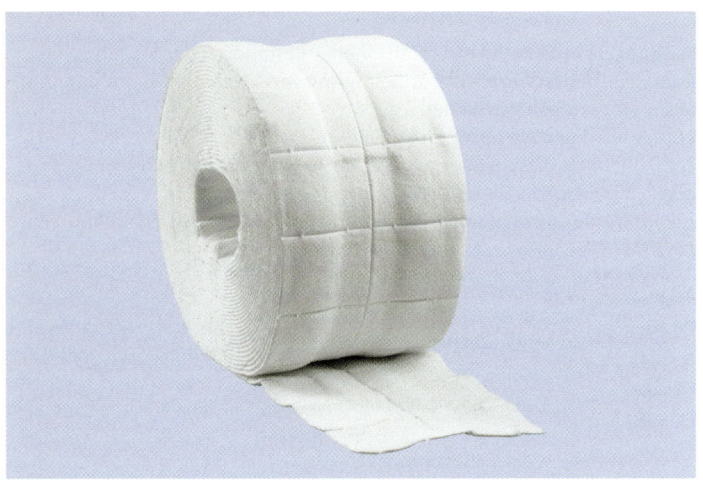

Aufbau/Eigenschaften
Zellstofftupfer bestehen aus hochgebleichtem Zellstoff. Sie werden nach DIN 19310, DAB gefertigt und besitzen ein hohes Absorptionsvermögen.

Anwendungsgebiete
- Zur äußeren Wundversorgung bei kleineren Verletzungen.
- Haupteinsatzgebiet: Hautreinigung vor Injektionen oder Blutentnahmen.

Gebräuchliche Handelsgrößen
- Steril und unsteril im Handel.
- Gängige Größen: 4 × 5 cm, zu 500 Zelletten auf einer Rolle.

Kombinationsmöglichkeiten

Bei kleineren Verletzungen bzw. zur Blutstillung nach einer Blutentnahme kann der Zellstofftupfer mit jedem Fixierpflaster (siehe Kap. 8.1, 8.2) oder Heftpflaster befestigt werden.

Vorsichtsmaßnahmen/Kontraindikationen

Bei längerer Applikation und nachlassender Blutung kann es zum Antrocknen des Zellstofftupfers kommen.

Stellenwert in der modernen Wundversorgung

Zellstofftupfer spielen nur eine untergeordnete Rolle in der modernen Wundversorgung (ggf. zur Reinigung der Wundränder).

13

Produktauswahl

Größen	Stück/Packung	Artikel-nummer	PZN
Askina® Brauncel®/B. Braun			
Spenderbox	1 St.	9051503	6874734
4 × 5 cm	2 Rollen à 500 Tupfer	9051007	6874728
Nobazelltupf®/Noba			
unsteril			
4 × 5 cm	Rolle à 500 Tupfer	208405	7093387
8 × 10 cm	Rolle à 125 Tupfer	208810	7093393
steril			
4 × 5 cm	Rolle à 500 Tupfer	209405	7093401
8 × 10 cm	Rolle à 125 Tupfer	209810	7093418
Zellstofftupfer-Box, leer		208000	7093370
Pur-Zellin®/Paul Hartmann AG			
4,0 cm × 5,0 cm	2 Rollen à 500 Tupfer	14325-25	0848374
Zellstofftupfer-Box, leer		99685-73	1479306
Urgo® Zellstofftupfer/Urgo			
4,0 cm × 5,0 cm	2 Rollen à 500 Tupfer	510718	8629909
Zellstofftupfer-Box, leer		519961	0764660
Ypsizell/Holthaus medical			
4 × 5 cm	1 Rolle	14204	3217295

Produktauswahl (Fortsetzung)

Größen	Stück/Packung	Artikel-nummer	PZN
Zelletten®/Lohmann & Rauscher			
5 × 4 cm	Rolle mit 300 Tupfern im Klarsichtspender	13349	2292805
5 × 4 cm	2 Rollen mit 500 Tupfern im Folienbeutel	13356	7706016
5 × 4 cm	vorsterilisiert Rolle mit 500 Tupfern im Folienbeutel	13353	3244151
Zellstofftupfer/Erena			
5 × 4 cm	Rolle mit 1000 Tupfern	2101001	3289685

13.2 Schlinggazetupfer

Produktbeispiel: Gazin® Tupfer/Lohmann & Rauscher

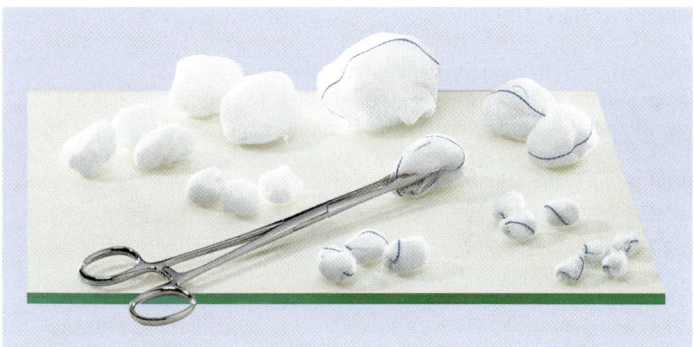

Aufbau/Eigenschaften
- Schlinggazetupfer bestehen aus 100 % Baumwolle.
- Sie sind 20-fädig aufgebaut und werden nach DIN EN 14079 gefertigt.

Anwendungsgebiete
- Zur Wundreinigung.
- Zur Hautdesinfektion.
- Zur Flüssigkeitsaufnahme (Blut, Exsudat).

Gebräuchliche Handelsgrößen
- Steril in kleinen Einheiten zu 2–10 Stück und unsteril zu 500 Stück im Handel.
- Größen: haselnussgroß, walnussgroß, eigroß, pflaumengroß, extragroß, faustgroß.

Kombinationsmöglichkeiten
Schlinggazetupfer werden nicht dauerhaft auf eine Wunde appliziert, sondern nur kurz bei der Wundreinigung eines Verbandwechsels eingesetzt.

Vorsichtsmaßnahmen/Kontraindikationen

Zur Wundreinigung sollten nur sterilisierte Schlinggazetupfer und nur mithilfe einer sterilen Pinzette oder eines sterilen Handschuhs verwendet werden (siehe Kap. 4.2.2).

Stellenwert in der modernen Wundversorgung

Aufgrund der vielfältigen Formen sind diese Tupfer auch in der modernen Wundversorgung für die Wundreinigung sehr gut geeignet.

Produktauswahl

Größen	Stück/Packung	Artikel-nummer	PZN
Askina® Schlinggazetupfer/B. Braun			
steril			
pflaumengroß	2 × 2 St.	9016007	6158593
pflaumengroß	2 × 10 St.	9016015	6158601
unsteril			
pflaumengroß	2 × 500 St.	9016023	6158618
walnussgroß	1 × 1000 St.	9016120	6158624
Cutisoft® Cotton Präpariertupfer/BSN medical			
steril 24-fädig mit Röntgenkontrastfaden			
klein	100 × 10 St.	72234−00	3902128
mittel	90 × 10 St.	72234−01	3902134
groß	70 × 10 St.	72234−02	3902140
unsteril 24-fädig mit Röntgenkontrastfaden			
klein	500 St.	72233−00	3902080
mittel	500 St.	72233−01	3902105
groß	500 St.	72233−02	3902111
Cutisoft® Cotton Tupfer/BSN medical			
steril 20-fädig			
haselnussgroß	84 × 5 St.	72236−13	7241066
walnussgroß	42 × 2 + 3 St.	72236−09	7241072
pflaumengroß	42 × 2 + 3 St.	72236−11	7241037
pflaumengroß	42 × 2 + 2 St.	72236−10	7241043
eigroß	42 × 2 + 3 St.	72236−16	1715787
eigroß	16 × 10 St.	72236−14	7241089

Produktauswahl (Fortsetzung)

Größen	Stück/Packung	Artikel-nummer	PZN
extra groß	16 × 5 St.	72236−17	1715793
extra groß	16 × 10 St.	72236−15	7241095
steril 20-fädig mit Röntgenkontrastfaden			
haselnussgroß	90 × 10 St.	72237−04	3899975
walnussgroß	75 × 10 St.	72237−05	3900052
pflaumengroß	75 × 5 St.	72237−00	3900997
pflaumengroß	30 × 10 St.	72237−06	3901011
pflaumengroß	20 × 20 St.	72237−09	3901028
eigroß	40 × 5 St.	72237−01	3901206
eigroß	24 × 10 St.	72237−07	3901212
eigroß	15 × 20 St.	72237−10	3901749
extra groß	30 × 5 St.	72237−02	3901755
extra groß	12 × 10 St.	72237−08	3901761
extra groß	10 × 20 St.	72237−11	3285144
fraustgroß	15 × 5 St.	72237−03	3901910
unsteril 20-fädig			
erbsengroß	1000 St.	72235−00	3898970
haselnussgroß	1000 St.	72235−01	3898987
walnussgroß	1000 St.	72235−02	3899001
pflaumengroß	1000 St.	72235−03	3899018
eigroß	500 St.	72235−04	3899024
extra groß	500 St.	72235−05	3899030
faustgroß	250 St.	72235−06	3899047
unsteril 20-fädig mit Röntgenkontrastfaden			
haselnussgroß	1000 St.	72238−01	3901927
walnussgroß	1000 St.	72238−02	3901979
pflaumengroß	1000 St.	72238−03	3902039
eigroß	500 St.	72238−04	3902045
groß	500 St.	72238−00	3902051
extra groß	500 St.	72238−05	3902068
fraustgroß	250 St.	72238−06	3902074

13

Produktauswahl (Fortsetzung)

Größen	Stück/Packung	Artikel-nummer	PZN
Gazin® Präpariertupfer/Lohmann & Rauscher			
unsteril, mit Röntgenkontrastfaden			
Gr. 2, klein ca. 6 × 6 cm	1000 St./3000/ 45000 St.	15 155	1461157
Gr. 3, mittel ca. 8 × 8 cm	1000 St./2000/ 30000 St.	15156	1461163
Gr. 4, groß ca. 12 × 12 cm	500 St./1000/ 15000 St.	15157	1368943
Gazin® Tupfer aus Verbandmull/Lohmann & Rauscher			
unsteril ohne Röntgenkontrastfaden, im Folienbeutel			
walnussgroß	1000 St./5000 St.	15175	1368972
pflaumengroß	1000 St./5000 St.	15176	1368995
eigroß	500 St./2500 St.	15177	1369003
groß	500 St./2000 St.	15178	1369026
extragroß	500 St./2000 St.	15179	1369049
faustgroß	250 St./1000 St.	15180	1369061
Dialyse	1000 St./5000 St.	15181	1369078
unsteril mit Röntgenkontrastfaden, im Folienbeutel			
walnussgroß	1000 St./5000 St.	15183	1369084
pflaumengroß	1000 St./5000 St.	15184	136909 0
eigroß	500 St./2500 St.	15185	1369109
groß	500 St./2000 St.	15222	1369115
extragroß	500 St./2000 St.	15186	1369121
faustgroß	250 St./1000 St.	15223	1369138
steril, ohne Röntgenkontrastfaden			
pflaumengroß, à 2+2	100 St. (25 × 4)/ 1000 St. (250 × 4)	14961	1237595
pflaumengroß, à 2+3	125 St. (25 × 5)/ 1250 St. (250 × 5)	14962	1232215
eigroß, à 2+3	100 St. (20 × 5)/ 1000 St. (200 × 5)	14968	1232209
extragroß, à 2+3	100 St. (20 × 5)/ 1000 St. (200 × 5)	14969	1232250

Produktauswahl (Fortsetzung)

Größen	Stück/Packung	Artikel-nummer	PZN
Dialyse, à 2+2	100 St. (25 × 4)/ 1000 St. (250 × 4)	14965	1232221
Dialyse, à 2+3	125 St. (25 × 5)/ 1250 St. (250 × 5)	14966	1232238
steril, mit Röntgenkontrastfaden			
pflaumengroß, à 2+3	125 St. (25 × 5)/ 1250 St. (250 × 5)	14967	1232244
steril, in Papier/Folie, ohne Röntgenkontrastfaden			
pflaumengroß, à 3	90 St. (30 × 3)/ 750 St. (240 × 3)	15501	1461298
pflaumengroß, à 10	300 St. (30 × 10)/ 1500 St. (150 × 10)	15500	1461281
pflaumengroß, à 20	400 St. (20 × 20)/ 2000 St. (100 × 20)	15499	1461275
eigroß, à 10	300 St. (30 × 10)/ 1500 St. (150 × 10)	15498	1461252
Noba® Mulltupfer flach/Noba			
walnussgroß	1000 St.	876015	0033399
pflaumengroß	1000 St.	876020	7100242
eigroß	1000 St.	876025	7100259
groß	1000 St.	876033	7100265
extra groß	1000 St.	876040	7100271
faustgroß	1000 St.	876050	7100288
ballgroß	1000 St.	876052	7100407
Noba® Mulltupfer rund/Noba			
erbsengroß	1000 St.	876004	7100207
haselnussgroß	1000 St.	876006	7100213
kirschgroß	1000 St.	876012	0033382
walnussgroß	250 St.	877015	7743170
pflaumengroß	250 St.	877020	7743187
eigroß	250 St.	877025	7743193
groß	250 St.	877033	7743201
extra groß	250 St.	877040	7743218

13

Produktauswahl (Fortsetzung)

Größen	Stück/Packung	Artikel-nummer	PZN
faustgroß	250 St.	877050	7742224
2,5 cm ∅	250 St.	881015	1550406
3 cm ∅	250 St.	881020	1550487
3,5 cm ∅	250 St.	881025	1550501
4,5 cm ∅	250 St.	881040	1550524
Noba® Mulltupfer Steril-Set/Noba			
verpackt in weicher Tiefziehfolie			
pflaumengroß	2 + 3 Tupfer	732320	0880142
verpackt in formstabiler Tiefziehfolie			
pflaumengroß	2 + 3 Tupfer	733320	2417767
Pagasling®/Paul Hartmann AG			
steril			
Gr. 1 haselnussgroß	150 St.	48135−26	3509253
Gr. 2 walnussgroß	150 St.	48135−35	3509276
Gr. 3 pflaumengroß	4 St.	48127−41	3509201
Gr. 3 pflaumengroß	5 St.	48128−49	3509218
Gr. 3 pflaumengroß	20 St.	48141−42	3509224
Gr. 4 eigroß	10 St.	481440−99	3509230
Gr. 5 extra groß	10 St.	48140−00	3509247
unsteril			
Gr. 1 haselnussgroß	1000 St.	48129−29	3509282
Gr. 2 walnussgroß	1000 St.	48129−38	3509299
Gr. 3 pflaumengroß	2 × 500 St.	48129−47	3509307
Gr. 4 eigroß	4 × 250 St.	48129−92	3509313
Gr. 5 extra groß	4 × 250 St.	40013−14	3509336
Gr. 6 faustgroß	4 × 125 St.	48129−53	3509342
Präpariertupfer/Spiggle & Thies Medizintechnik			
unsteril			
6 × 6 cm	250 St. pro Box	50248	keine Angabe
10 × 10 cm	250 St. pro	50249	keine Angabe
Schlingazetupfer/Erena			
unsteril 20-fädig			
Gr. 1 haselnussgroß	2 × 500 St.		2429730

Produktauswahl (Fortsetzung)

Größen	Stück/Packung	Artikel-nummer	PZN
Gr. 2 walnussgroß	2 × 500 St.		2431997
Gr. 3 pflaumengroß	2 × 500 St.		2429747
Gr. 4 eigroß	2 × 500 St.		2429776
Gr. 5 extra groß	2 × 250 St.		2429753
steril			
Gr. 3 pflaumengroß	4 St.		2429782
Gr. 3 pflaumengroß	5 St.		2429799
Gr. 3 pflaumengroß	2 × 10 St.		2429807
Schlinggazetupfer/Spiggle & Thies Medizintechnik			
armiert, steril			
pflaumengroß	75 St. pro Box	35027	keine Angabe
pflaumengroß, Faden	75 St. pro Box	35097	keine Angabe
armiert, unsteril			
pflaumengroß	25 × 10 St.	50161	keine Angabe
pflaumengroß	50 × 5 St.	50162	keine Angabe
eigroß	250 St. pro Box	50254	keine Angabe
X-groß	250 St. pro Box	50279	keine Angabe
unsteril			
walnussgroß	250 St. pro Box	50373	keine Angabe
Telaprep® Präpariertupfer/Paul Hartmann AG			
Gr. 1 klein	1000 St.	48929–03	2724446
Gr. 2 mittel	1000 St.	48929–12	2724423
Gr. 3 groß	1000 St.	48929–33	2724417
Temedia®/Holthaus medical			
haselnussgroß	Beutel à 500 St.	13821	0559434
walnussgroß	Beutel à 500 St.	13822	8449484
pflaumengroß	Beutel à 500 St.	13823	0080364
eigroß	Beutel à 200 St.	13824	0080370
extra groß	Beutel à 200 St.	13826	0080387
faustgroß	Beutel à 200 St.	13827	keine PZN
Urgotupfer®/Urgo			
unsteril			
pflaumengroß	Beutel à 500 St.	510700	8869625

13

Produktauswahl (Fortsetzung)

Größen	Stück/Packung	Artikel-nummer	PZN
walnussgroß	Beutel à 500 St.	510701	8888568
eigroß	Beutel à 500 St.	510702	8888574
steril			
pflaumengroß	Packung à 200 St.	510703	8888580
pflaumengroß	Packung à 200 St.	510705	0091853
X-ray® Präpariertupfer/Noba			
4 × 4 cm	1000 St.	878404	6883779
6 × 6 cm	1000 St.	878406	6883785
8 × 8 cm	1000 St.	878408	6883851
10 × 10 cm	1000 St.	878410	6883874
12 × 12 cm	1000 St.	878412	6883880

13.3 **Alkoholtupfer**

Produktbeispiel

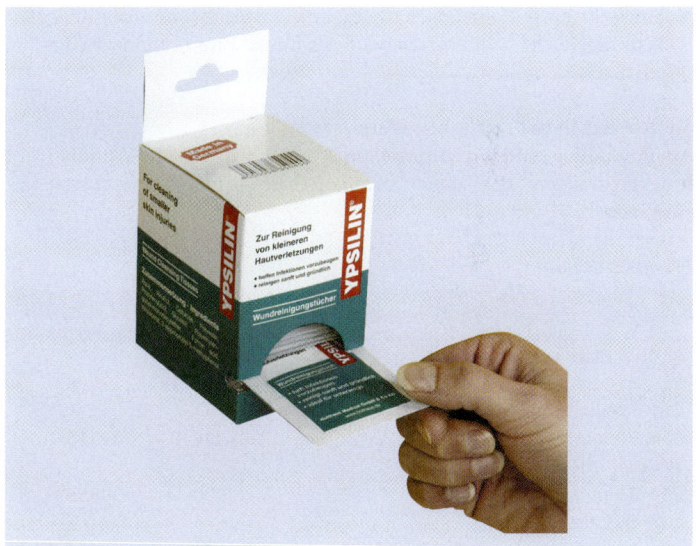

Aufbau/Eigenschaften
Alkoholtupfer bestehen aus weichem Vliesstoff, sind einzeln steril eingeschweißt und mit Alkohol getränkt.

Anwendungsgebiete
Alkoholtupfer werden zur Hautdesinfektion vor einer Blutentnahme oder
Injektion verwendet.

Gebräuchliche Handelsgrößen
- Einzeln steril eingeschweißt in Packungen von 100 bis 300 Stück im
  Handel.
- Gängige Größen: 25 × 65 mm oder 30 × 60 mm.

Vorsichtsmaßnahmen/Kontraindikationen

- Um die desinfizierende Wirkung zu erreichen ist es wichtig, die vom Hersteller vorgeschriebene Einwirkzeit zu berücksichtigen.
- Eine sehr nasse Hautstelle kann manche Injektionslösungen in der Wirkung leicht herabsetzen oder es kann zu Hautbrennen an der Eintrittsstelle kommen.

Stellenwert in der modernen Wundversorgung

Alkoholhaltige Mittel in chronischen Wunden würden den Wundheilungsprozess verzögern, daher finden diese in der Wundversorgung keine Anwendung.

Produktauswahl

Größen	Stück/Packung	Artikelnummer	PZN
Alcohol Pads/B. Braun			
32 × 67 mm	100 St.	9160612	629703
Con – Zellin®/Paul Hartmann AG			
60 × 30 mm	100 St.	9999808	3256546
Ypsisept®/Holthaus medical			
65 × 25 mm	100 St.	39800	3985999
Alcohol-preps®/Noba			
65 × 30 mm	100 St.	916051	2063565

In diesem Teil werden Verbandstoffe besprochen, die in Institutionen oder Arztpraxen primär in Notfallsituationen eingesetzt werden. Gips- und Castverbände dienen zur Ruhigstellung und Fixation und werden je nach Indikation mit unterschiedlichen Stabilitätseigenschaften angeboten.

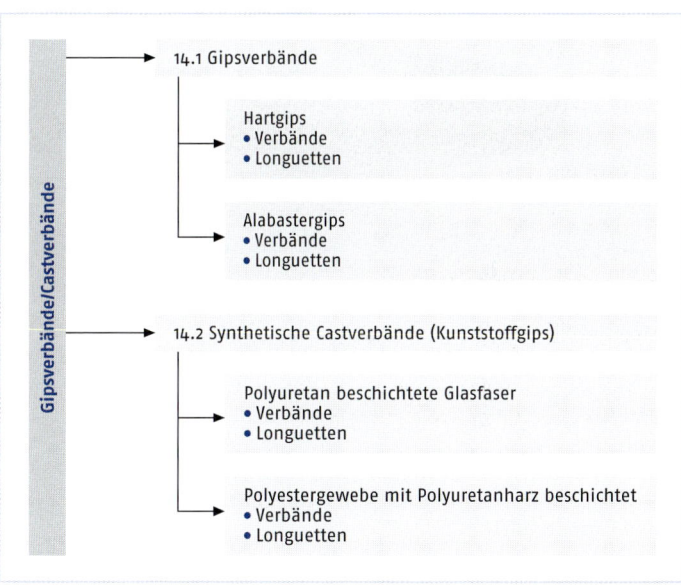

14

Gipsverbände/Castverbände

14.1 Gipsverbände

Hartgips
- Verbände
- Longuetten

Alabastergips
- Verbände
- Longuetten

14.2 Synthetische Castverbände (Kunststoffgips)

Polyuretan beschichtete Glasfaser
- Verbände
- Longuetten

Polyestergewebe mit Polyuretanharz beschichtet
- Verbände
- Longuetten

14.1 Gipsverbände

Produktbeispiel: Biplatrix® Schnellgipsbinden/BSN medical

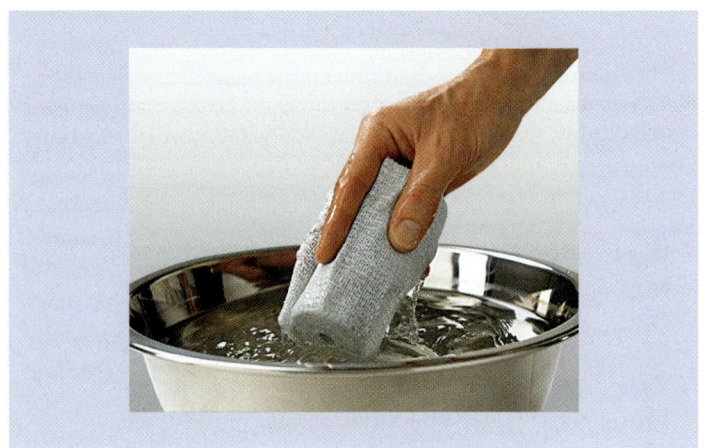

Aufbau/Eigenschaften

- Material: Baumwollträger mit aufgebrachtem Gips.
- Nach Abbindezeit und Festigkeit unterscheidet man *Hartgips* (α- Halbhydrat sehr schnell abbindend, sehr fest) und *Alabastergips* (β- Halbhydrat – längere Abbindezeit, etwas besser modellierbar, geringere Festigkeit).
- Die heutigen Verbandmaterialien aus Gips werden meist aus einer Mischung beider Gipsarten in unterschiedlicher Zusammensetzung und Formen gefertigt.

Anwendungsgebiete

Zur Ruhigstellung und Fixation nach/bei:

- Frakturen,
- Operationen am Bewegungsapparat,
- operativ versorgten Weichteilverletzungen,

- der Korrektur von Deformationen am Skelett (z.B. Skoliose) des Gelenk-apparates und der Bänder,
- bei Verstauchungen und Verrenkungen.

Die traditionellen Gipsbinden werden hauptsächlich für zirkuläre Gips-verbände benutzt.
Longuetten sind geeignet für Schienen und als Verstärkung einzelner stark beanspruchter Verbandteile (z.B. an den Gelenken).
Breitlonguetten werden eingesetzt bei großflächigen Gipsanlagen wie z.B. einem Rumpfgips oder Korsett.

Gebräuchliche Handelsgrößen
- Traditionelle Gipsbinden: Gängige Breiten: 6, 8, 10, 12, 15 und 20 cm; Längen: 2, 3 und 4 m.
- Longuetten sind meist 4 lagig. Gängige Längen: 1 m und 20 m in Brei-ten von 6, 8, 10, 12, 15 und 20 cm.
- Breitlonguetten sind in 5 m-Rollen erhältlich. Gängige Breiten: 40, 60 und 80 cm.
- Gipsmaterialien werden von den Herstellern mit Haltbarkeitsdaten versehen, die zu beachten sind.

Kombinationsmöglichkeiten
- Unter einem Gipsverband wird immer ein Schlauchverband als Haut-schutz angelegt, darüber dann eine Lage Polsterwatte, welche mit einer Papierkreppbinde fixiert wird.
- An anatomischen konischen bzw. hervorstehenden Stellen, z.B. im Fußknöchelbereich, kann man mittels sog. Pelotten (vorgefertigte oder selbst geschnittene Polsterformen) aus Schaumstoff oder Silikon für einen Umfangausgleich und eine Druckminderung sorgen.
- Das ruhig zu stellende Körperteil wird bei einem zirkulären Gipsver-band mit überlappenden Bindentouren fixiert.
- An den zu verstärkenden Stellen können Longuetten eingearbeitet werden.
- Wenn es zu Schwellungen kommt, wird der Gipsverband gespalten und mit elastischen Binden umwickelt.
- Eine Schiene aus Longuetten wird mit Fixierbinden (siehe Kap. 9.3) be-festigt.

14

● Ein Rumpfgips kann auch gut mit einem Schlauchverband fixiert werden.

Vorsichtsmaßnahmen/Kontraindikationen

Komplikationen durch schlecht sitzende Gipsverbände.
Zu enger Gipsverbande oder Gipsverband mit Falten:
● Schmerzen,
● Schwellungen,
● Durchblutungsstörungen,
● Druckgeschwüre,
● Lähmungen durch Nervenschädigungen.

Zu weiter Gips:
● Keine ausreichende Ruhigstellung.
● Gefahr von Scheuerstellen.

Allgemein:
● Zu heißes Tauchwasser kann zu Verbrennungen im Gipsbereich führen.
● Durch Verwendung einer Hautschutzcreme kann es zu Allergien oder Hautmazerationen kommen.
● Die Haut sollte vor Gipsanlage trocken, sauber und möglichst unverletzt sein.

Stellenwert in der modernen Wundversorgung

Bei akuten Infektionen ist eine Ruhigstellung des Wundbereiches mit Gipsschienen sehr häufig indiziert.
Der Vorteil eines Gipsverbandes gegenüber Kunststoff- (Cast-) Verbänden liegt unter anderem beim günstigeren Preis und der Umweltverträglichkeit.
Die ausgezeichnete Modellierfähigkeit, die Hautverträglichkeit und auch die Nachbearbeitungsmöglichkeiten (Fenster einschneiden) sind etwas besser als bei den Kunststoffverbänden.

Anwendungsrichtlinien zur Gipsanlage

Um ein optimales Ergebnis zu erzielen müssen bestimmte Regeln eingehalten werden:

- Es sollte ein Tauchgefäß mit mindestens 30 cm Wassertiefe zur Verfügung stehen, damit die Luft aus dem eingetauchten Gipsverband schnell entweichen kann.
- Die Tauchwassertemperatur ist optimal bei 20–25 °C
- Tauchzeiten für Longuetten: 1–2 Sekunden. Für Binden: ca. 4 Sekunden.
- Gipsbinden werden schräg eingetaucht und keinesfalls gedrückt.
- Longuetten werden ziehharmonikaartig zusammengelegt und nach dem Tauchen etwas ausgedrückt und wieder auseinandergezogen.
- Die Tauchzeit der Gipsverbände liegt etwa bei 3 Minuten. Andernfalls kann der Gips Risse bekommen, bröckeln, nicht ausreichend aushärten oder instabil bleiben. Dies würde die Funktion des Gipses beeinträchtigen.

Komplett belastbar ist ein Gips abhängig von der Dicke des Verbandes, der Restfeuchtigkeit und den Umgebungsbedingungen wie Luftfeuchtigkeit nach frühestens 24 Stunden; häufig jedoch erst nach 48 Stunden, je nach Herstellerangabe.
Eine Anfangsfestigkeit ist schon nach etwa einer halben Stunde erreicht.

Traditionelle Gipsbinden – Produktauswahl

Größen	Stück/Packung	Artikel-nummer	PZN
Biplatrix® Schnellgipsbinden/BSN medical			
2 m, eingesiegelt zu 2 Binden			
6 cm	20 St.	02010–00	7154143
8 cm	20 St.	02011–00	7154166
10 cm	20 St.	02012–00	7154172
12 cm	20 St.	02013–00	7154189
15 cm	20 St.	02014–00	7154195
3 m, eingesiegelt zu 2 Binden			
8 cm	20 St.	02912–00	7154226
10 cm	20 St.	02913–00	7154232
12 cm	20 St.	02914–00	7154249
15 cm	20 St.	02915–00	7154255
20 cm	20 St.	02916–00	7154261

Traditionelle Gipsbinden – Produktauswahl (Fortsetzung)

Größen	Stück/Packung	Artikelnummer	PZN
3 m, eingesiegelt zu 4 Binden			
5 cm	40 St.	02911–00	7154203
Cellona® Gipsbinden/Lohmann & Rauscher			
2 m, einzeln eingesiegelt			
6 cm	10 St./50 St.	20110	0191537
8 cm	10 St./100 St.	20111	0191566
10 cm	10 St./100 St.	20112	0191589
12 cm	10 St./100 St.	20113	0191603
15 cm	10 St./100 St.	20114	0191632
20 cm	10 St./50 St.	20115	0191655
2 m, 5-stückweise eingesiegelt			
6 cm	10 St./100 St.	25000	3150786
8 cm	10 St./100 St.	25001	3150792
10 cm	10 St./100 St.	25002	3150800
12 cm	10 St./100 St.	25003	3150817
15 cm	10 St./100 St.	25004	3150823
20 cm	10 St./50 St.	25005	3150846
3 m, 5-stückweise eingesiegelt			
8 cm	10 St./100 St.	25011	3150852
10 cm	10 St./100 St.	25012	3150869
12 cm	10 St./100 St.	25013	3150875
15 cm	10 St./50 St.	25014	3150881
20 cm	10 St./50 St.	25015	3150898
4 m, 5-stückweise eingesiegelt			
8 cm	10 St./50 St.	25021	3150906
10 cm	10 St./50 St.	25022	3150912
12 cm	10 St./50 St.	25023	3150929
15 cm	10 St./50 St.	25024	3150935
20 cm	10 St./50 St.	25025	3150941
1 m, einzeln in Alufolie			
5 cm	10 St./200 St.	24999	3150763

Traditionelle Gipsbinden – Produktauswahl (Fortsetzung)

Größen	Stück/Packung	Artikel-nummer	PZN
Nobaform®/Noba			
1 m lang			
5 cm	20 St.	523105	7742816
2 m lang			
6 cm	10 St.	526506	7097391
8 cm	10 St.	526508	7097416
10 cm	10 St.	526510	7097422
12 cm	10 St.	526512	7097439
15 cm	10 St.	526515	7097445
20 cm	10 St.	526520	7097451
3 m lang			
6 cm	10 St.	525506	7097267
8 cm	10 St.	525508	7097273
10 cm	10 St.	525510	7097296
12 cm	10 St.	525512	7097304
15 cm	10 St.	525515	7097310
20 cm	10 St.	525520	7097327
4 m lang			
6 cm	5 St.	524506	7385233
8 cm	5 St.	524508	7385256
10 cm	5 St.	524510	7385262
12 cm	5 St.	524512	7385279
15 cm	5 St.	524515	7385285
20 cm	5 St.	524520	7385291
Nobafract®/Noba			
2,7 m lang			
6 cm	10 St.	522706	4126123
8 cm	10 St.	522708	4126146
10 cm	10 St.	522710	4126152
12 cm	10 St.	522712	4126169
15 cm	10 St.	522715	4126175
20 cm	10 St.	522720	4126181

14

Traditionelle Gipsbinden – Produktauswahl (Fortsetzung)

Größen	Stück/Packung	Artikel-nummer	PZN
Plastrona®/Paul Hartmann AG			
2 m, eingesiegelt zu 2 Binden			
6 cm	5 × 2 St.	3323130	1902934
8 cm	5 × 2 St.	3323149	1902940
10 cm	5 × 2 St.	3323158	1902957
12 cm	5 × 2 St.	3323167	1902963
15 cm	5 × 2 St.	3323176	1902986
20 cm	5 × 2 St.	3323185	1902992
3 m, eingesiegelt zu 2 Binden			
8 cm	5 × 2 St.	3323345	2134880
10 cm	5 × 2 St.	3323354	2134897
12 cm	5 × 2 St.	3323363	2134905
15 cm	5 × 2 St.	3323372	2134911
20 cm	5 × 2 St.	3323381	2134928
4 m, eingesiegelt zu 2 Binden			
8 cm	5 × 2 St.	3323443	2134934
10 cm	5 × 2 St.	3323452	2134940
12 cm	5 × 2 St.	3323461	2134957
15 cm	5 × 2 St.	3323470	2134963
20 cm	5 × 2 St.	3323489	2134986
Platrix® Hartgipsbinden/BSN medical			
eingesiegelt zu 2 Binden			
2 m × 6 cm	20 St.	02983–00	7154025
2 m × 8 cm	20 St.	02984–00	7154031
2 m × 10 cm	20 St.	02985–00	7154048
2 m × 12 cm	20 St.	02986–00	7154054
2 m × 15 cm	20 St.	02987–00	7154060
eingesiegelt zu 4 Binden			
3 m × 5 cm	40 St.	02924–00	7154077
eingesiegelt zu 2 Binden			
3 m × 8 cm	20 St.	02925–00	7154083
3 m × 10 cm	20 St.	02926–00	7154108
3 m × 12 cm	20 St.	02927–00	7154114

Traditionelle Gipsbinden – **Produktauswahl** (Fortsetzung)

Größen	Stück/Packung	Artikel-nummer	PZN
3 m × 15 cm	20 St.	02928–00	7154120
3 m × 20 cm	20 St.	02929–00	7154137
Specialist® E Gipsbinden/BSN medical			
5 cm × 2,7 m	12 St.	72260–00	0643100
7,5 cm × 2,7 m	12 St.	72260–01	0643117
10 cm × 2,7 m	12 St.	72260–02	0643123
12,5 cm × 2,7 m	12 St.	72260–03	0643146
15 cm × 2,7 m	12 St.	72260–04	0643152
20 cm × 2,7 m	12 St.	72260–05	0643169

14

Gipslonguetten – **Produktauswahl**

Größen	Stück/Packung	Artikel-nummer	PZN
Biplatrix®/BSN medical			
Longetten, 100 m, 4-fach gelegt			
25 m × 10 cm	1 St.	02919–00	1342530
25 m × 12 cm	1 St.	02918–00	1598732
25 m × 15 cm	1 St.	02920–00	1342547
25 m × 20 cm	1 St.	02921–00	1342553
Cellona® Breitlonguetten/Lohmann & Rauscher			
5 m, Rolle einzeln im Folienbeutel			
40 cm breit	1 St./10 St.	20301	0191661
60 cm breit	1 St./10 St.	20302	0191678
80 cm breit	1 St./10 St.	20303	0191684
Cellona® Longuetten/Lohmann & Rauscher			
1 m, 4-fach gelegt			
10 cm	5 St./60 St.	25510	0191715
12 cm	5 St./60 St.	25511	0191721
15 cm	5 St./60 St.	25512	0191738
20 cm	5 St./60 St.	25513	1307396
20 m, im Folienbeutel und Spenderkarton			
10 cm	1 St.	25500	0191744
12 cm	1 St.	25501	0191750

Gipslonguetten – Produktauswahl (Fortsetzung)

Größen	Stück/Packung	Artikel-nummer	PZN
15 cm	1 St.	25502	0191767
20 cm	1 St.	25503	1449021
Nobaform®/Noba			
20 m, 4-fach			
10 cm	1 St.	526810	7097468
12 cm	1 St.	526812	7097474
15 cm	1 St.	526815	7097480
20 cm	1 St.	526820	7097497
Breitlongetten, 5 m, gerollt			
40 cm	1 St.	526940	7097505
60 cm	1 St.	526960	7097511
Nobafract®/Noba			
20 m, 4-fach			
10 cm	1 St.	528810	0354206
12 cm	1 St.	528812	0354212
15 cm	1 St.	828815	0354229
20 cm	1 St.	528820	0354235
Plastrona® Longetten/Paul Hartmann AG			
20 m, 4-fach			
10 cm	1 St.	3359351	2134992
12 cm	1 St.	3359360	2135000
15 cm	1 St.	3359379	2135017
20 cm	1 St.	3359388	2135023
Breitlongetten, 5 m, in Faltschachteln			
40 cm	1 St.	3353605	0817089
60 cm	1 St.	3353507	0817095
Platrix® Hartgipsbinden/BSN medical			
Longetten, 100 m, 4-fach gelegt			
25 m × 10 cm	1 St.	02973–00	1939127
25 m × 12 cm	1 St.	02974–00	1939133
25 m × 15 cm	1 St.	02975–00	1939156
25 m × 20 cm	1 St.	02976–00	1939162

Gipslonguetten – Produktauswahl (Fortsetzung)

Größen	Stück/Packung	Artikel-nummer	PZN
Specialist® E Gipsbinden/BSN medical			
10 cm × 20 m	1 St.	72259–00	643175
12,5 cm × 20 m	1 St.	72259–01	643181
15 cm × 20 m	1 St.	72259–02	650962
20 cm × 20 m	1 St.	72259–03	650979

14

14.2 Synthetische Castverbände (Kunststoffgips)

Produktbeispiel: Askina® Cast/B. Braun

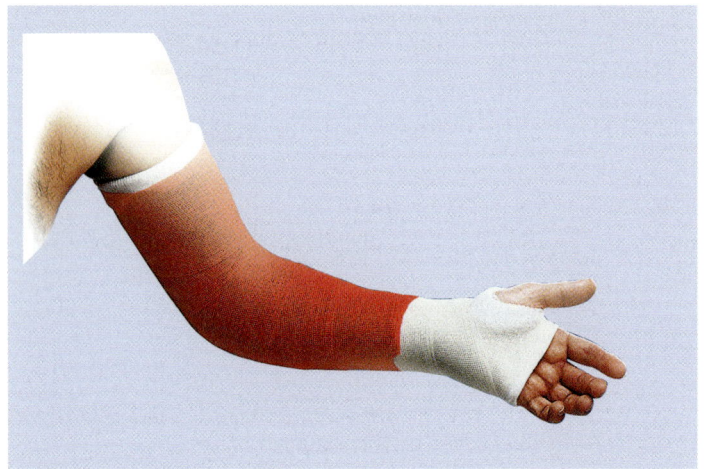

Aufbau/Eigenschaften

- Castverbände: Polyurethanbeschichtete Glasfasergewebe oder Polyestergewebe mit Polyurethanharzbeschichtung.
- Fertig gepolsterte Castlonguetten: 7 Lagen Polyurethanbeschichtetes Glasfasergewebe zwischen einem Polsterfilz auf der Hautseite (100 % Polypropylen) und einer Folien-/Watteabdeckung.
- Geringes Gewicht, wasserfest, schnelle Belastbarkeit, große Stabilität (Vorteile gegenüber Gipsverband).
- Röntgenstrahlendurchlässig.

Gebräuchliche Handelsgrößen

- Gängige Breiten: 5, 7,5, 10 und 12,5 cm; Längen: 1,8 und 3,6 m
- Farbig und einfarbig, auch kinderfreundlich mit Bildern bedruckt im Angebot.

- *Longuetten* aus Castmaterial sind meist 4-fach gelegt. Gängige Längen: 38 und 76 cm in Breiten von 7,5, 10 und 12,5 cm.

Anwendungsgebiete

Wie Gipsverbände zur Ruhigstellung und Fixation nach/bei:

- Frakturen,
- Operationen am Bewegungsapparat,
- operativ versorgten Weichteilverletzungen,
- Korrektur von Deformationen am Skelett (z. B. Skoliose), am Gelenkapparat und an den Bändern,
- Verstauchungen und Verrenkungen.

Die Castbinden werden hauptsächlich für zirkuläre Gipsverbände benutzt.
Longuetten sind geeignet für Schienen und als Verstärkung einzelner stark beanspruchter Verbandteile (z. B. bei Gelenken).

14

Kombinationsmöglichkeiten

- Der ruhig zu stellende Körperteil wird bei einem zirkulären Castverband mit sich überlappenden Bindentouren fixiert.
- An den zu verstärkenden Stellen können auch Longuetten eingearbeitet werden.
- Eine Schiene aus Longuetten wird mit Fixierbinden (siehe Kap. 9.3) befestigt.
- Ein Rumpfgips kann auch gut mit einem Schlauchverband fixiert werden.
- Wie unter einem Gipsverband, wird zuerst ein Schlauchverband als Hautschutz angebracht. Darüber kommt Polsterwatte, welche mit einer Papierkreppbinde fixiert wird.
- Zu empfehlen sind spezielle Polsterwatten aus synthetischen, wasserabweisenden Fasern, durch die das Wasser aus dem Castverband ablaufen kann, während die Restfeuchte mithilfe der Körperwärme verdunstet (ermöglicht Duschen ohne Hautmazeration durch Nässe).
- Zum Abpolstern von Problemstellen z. B. Kniekehle, Hüftknochen, Fußknöchelbereich eignen sich sogenannte Pelotten (vorgefertigte oder selbst geschnittene Polsterformen) aus Schaumstoff oder Silikon, die für eine Druckminderung sorgen.

- Um die harten Ränder der Castverbände zu polstern, gibt es spezielle, durch Polyacrylatkleber klebende, Randpolster aus PU Schaum (Platten oder Streifen zum Zurechtschneiden).

Vorsichtsmaßnahmen/Kontraindikationen
Siehe unter Gipsbinden Kapitel 14.1.

Stellenwert in der modernen Wundversorgung:
Castverbände spielen in der orthopädischen Versorgung eine große Rolle und sind aufgrund ihrer Eigenschaften dort sehr häufig im Einsatz. Bei chronischen Wunden kommen Sie nur in der Diabetologie zur Anwendung.

Anwendungsrichtlinien zur Castanlage
Um ein optimales Ergebnis zu erzielen müssen, wie auch bei den Gipsverbänden, bestimmte Regeln eingehalten werden:
- Tauchgefäß mit mindestens 30 cm Wassertiefe bereitstellen, damit die Luft aus dem eingetauchten Castverband schnell entweichen kann.
- Die Tauchwassertemperatur ist optimal bei 20–25 °C
- Tauchzeiten für Longuetten und Binden: ca. 3 Sekunden.
- Nach dem Tauchen auswringen.
- Offene Zeit getauchter Castverbände: 3–5 Minuten.

Komplett belastbar ist ein Castverband bereits nach 20–30 Minuten. Eine Anfangsfestigkeit ist schon nach etwa 4–6 Minuten erreicht.

Produktauswahl

Größen	Stück/Packung	Artikel-nummer	PZN
3M™ Scotchcast™ Plus			
weiß			
2,5 cm × 1,8 m	10 St.	82001	7453006
5 cm × 3,6 m	10 St.	82002*	7453012
7,6 cm × 3,6 m	10 St.	82003*	7453029
10,1 cm × 3,6 m	10 St.	82004*	7453035
12,7 cm × 3,6 m	10 St.	82005*	7453041
*farbige Stützverbände: hinter der Best.-Nr. Farb-Code angeben: blau: B, hellblau: L, grün: G, schwarz: A, rot: R, lila: U, gelb: Y			
3M™ Scotchcast™ Poly			
Stützverband, weiß (ungedehnt/gedehnt)			
2,5 cm × 1,8 m	10 St.	85001*	0888439
5 cm × 3,6 m	10 St.	85002*	0888698
7,6 cm × 3,6 m	10 St.	85003*	0888787
10,1 cm × 3,6 m	10 St.	85004*	0888818
12,7 cm × 3,6 m	10 St.	85005*	0888824
*farbige Stützverbände: hinter der Best.-Nr. Farb-Code angeben: blau: B, rot: R, lila: U			
3M™ Soft Cast			
Stützverband, weiß			
2,5 cm × 1,8 m	10 St.	82101*	2697117
5,0 cm × 3,6 m	10 St.	82102*	2697123
7,6 cm × 3,6 m	10 St.	82103*	2697146
10,1 cm × 3,6 m	10 St.	82104*	2697198
12,7 cm × 3,6 m	10 St.	82105*	2697241
*farbige Stützverbände: hinter der Best.-Nr. Farb-Code angeben: blau: B, rot: R, lila: U			
Askina® Cast/B. Braun			
grün			
5 cm × 3,6 m	10 St.	9073400	7369932
7,6 cm × 3,6 m	10 St.	9073418	7369949
10,1 cm × 3,6 m	10 St.	9073426	7369955
weiß			
2,5 cm × 1,8 m	10 St.	9073043	7603546

14

Produktauswahl (Fortsetzung)

Größen	Stück/Packung	Artikel-nummer	PZN
5,0 cm × 3,6 m	10 St.	9073019	7369754
7,6 cm × 3,6 m	10 St.	9073027	7369760
10,1 cm × 3,6 m	10 St.	9073000	7369748
12,7 cm × 3,6 m	10 St.	9073035	7369777
blau			
5 cm × 3,6 m	10 St.	9073108	7369783
7,6 cm × 3,6 m	10 St.	9073116	7369808
10,1 cm × 3,6 m	10 St.	9073124	7369814
Askina® Flex Cast/B. Braun			
weiß			
2,5 cm × 1,8 m	10 St.	9072004	7369978
5 cm × 3,6 m	10 St.	9072012	7369984
7,6 cm × 3,6 m	10 St.	9072020	7369990
10,1 cm × 3,6 m	10 St.	9072039	7370007
blau			
5 cm × 3,6 m	10 St.	9072110	7418441
7,6 cm × 3,6 m	10 St.	9072128	7418458
10,1 cm × 3,6 m	10 St.	9072136	7418464
Askina® Longuette/B. Braun			
10 cm × 90 cm	10 St.	9076000	7370036
12,5 cm × 90 cm	10 St.	9076018	7370042
5 cm × 20 cm	10 St.	9076026	7603517
7,5 cm × 70 cm	10 St.	9076034	7603523
Cellacast® Active Binden/Lohmann & Rauscher			
creme			
2,5 cm × 1,8m	10 St./40 St.	23034	0078485
5 cm × 3,6 m	10 St./40 St.	23035	0079289
7,5 cm × 3,6 m	10 St./40 St.	23036	0079303
10 cm × 3,6 m	10 St./40 St.	23037	0079616
12,5 cm × 3,6 m	10 St./40 St.	23038	0079740
blue			
5 cm × 3,6 m	10 St./40 St.	23040	0081122
7,5 cm × 3,6 m	10 St./40 St.	23041	0081406

Produktauswahl (Fortsetzung)

Größen	Stück/Packung	Artikelnummer	PZN
10 cm × 3,6 m	10 St./40 St.	23042	0081435
12,5 cm × 3,6 m	10 St./40 St.	23043	0081518
orange			
5 cm × 3,6 m	10 St./40 St.	23045	0082162
7,5 cm × 3,6 m	10 St./40 St.	23046	0082883
10 cm × 3,6 m	10 St./40 St.	23047	0084209
12,5 cm × 3,6 m	10 St./40 St.	23048	0231107
Cellacast® Longuetten/Lohmann & Rauscher			
3,6 m im Spenderkarton			
5 cm breit	1 Kt./2 Kt.	25039	0112064
7,5 cm breit	1 Kt./2 Kt.	25040	3560805
10 cm breit	1 Kt./2 Kt.	25041	3560811
12,5 cm breit	1 Kt./2 Kt.	25042	3560828
15 cm breit	1 Kt./2 Kt.	25043	3560834
Fertigabschnitte einzeln eingesiegelt			
7,5 cm × 30 cm	1 St./10 St./40 St.	25250	4872406
10 cm × 38 cm	1 St./10 St./40 St.	25251	4872412
10 cm × 76 cm	1 St./5 St./20 St.	25252	4872429
12,5 cm × 76 cm	1 St./5 St./20 St	25253	4872435
Cellacast® Soft/Lohmann & Rauscher			
creme			
2,5 cm × 1,8 m	10 St./40 St.	23721	1225735
5 cm × 3,6 m	10 St./40 St.	23722	1238123
7,5 cm × 3,6 m	10 St./40 St.	23723	1246879
10 cm × 3,6 m	10 St./40 St.	23724	1246849
12,5 cm × 3,6 m	10 St./40 St.	23725	1263411
blue			
5 cm × 3,6 m	10 St./40 St.	23726	1288871
7,5 cm × 3,6 m	10 St./40 St.	23727	1300974
10 cm × 3,6 m	10 St./40 St.	23728	1305291
12,5 cm × 3,6 m	10 St./40 St.	23729	1313238

14

Produktauswahl (Fortsetzung)

Größen	Stück/Packung	Artikel-nummer	PZN
Cellacast Xtra®/Lohmann & Rauscher			
Binden			
creme			
2,5 cm × 1,8 m	10 St./40 St.	25205	4990608
5 cm × 3,6 m	10 St./40 St.	25201	4990614
7,5 cm × 3,6 m	10 St./40 St.	25202	4990620
10 cm × 3,6 m	10 St./40 St.	25203	4990637
12,5 cm × 3,6 m	10 St./40 St.	25204	4990643
blue			
5 cm × 3,6 m	10 St./40 St.	25211	4990666
7,5 cm × 3,6 m	10 St./40 St.	25212	4990672
10 cm × 3,6 m	10 St./40 St.	25213	4990689
12,5 cm × 3,6 m	10 St./40 St.	25214	4990695
orange			
5 cm × 3,6 m	10 St./40 St.	25235	1342748
7,5 cm × 3,6 m	10 St./40 St.	25236	1342760
10 cm × 3,6 m	10 St./40 St.	25237	1342777
12,5 cm × 3,6 m	10 St./40 St.	25238	1342783
yellow			
5 cm × 3,6 m	10 St./40 St.	25239	1389885
7,5 cm × 3,6 m	10 St./40 St.	25240	1389891
10 cm × 3,6 m	10 St./40 St.	25241	1389916
12,5 cm × 3,6 m	10 St./40 St.	25242	1389922
green			
5 cm × 3,6 m	10 St./40 St.	25221	4990703
7,5 cm × 3,6 m	10 St./40 St.	25222	4990726
10 cm × 3,6 m	10 St./40 St.	25223	4990732
12,5 cm × 3,6 m	10 St./40 St.	25224	4990749
Longuetten			
4-fach gelegt, einzeln eingesiegelt			
creme			
7,5 cm × 38 cm	1 St./10 St./40 St.	25261	7243527
10 cm × 38 cm	1 St./10 St./40 St.	25262	7243533

Produktauswahl (Fortsetzung)

Größen	Stück/Packung	Artikel-nummer	PZN
10 cm × 96 cm	1 St./5 St./20 St.	25263	7243556
12,5 cm × 76 cm	1 St./5 St./20 St.	25264	7243562
Delta-Cast® Conformable/BSN medical			
weiß			
2,5 cm × 1,8 m	10 St.	72280–00	3734300
5 cm × 3,6 m	10 St.	72280–01	4590820
7,5 cm × 3,6 m	10 St.	72280–02	4590837
10 cm × 3,6 m	10 St.	72280–03	4590843
12,5 cm × 3,6 m	10 St.	72280–04	4590866
pink			
5 cm × 3,6 m	10 St.	72281–00	4590872
7,5 cm × 3,6 m	10 St.	72281–01	4590889
10 cm × 3,6 m	10 St.	72281–02	4590895
blau			
5 cm × 3,6 m	10 St.	72282–00	4590903
7,5 cm × 3,6 m	10 St.	72282–01	4590926
10 cm × 3,6 m	10 St.	72282–02	4590932
gelb			
5 cm × 3,6 m	10 St.	72283–00	4590949
7,5 cm × 3,6 m	10 St.	72283–01	4590955
10 cm × 3,6 m	10 St.	72283–02	4590961
orange			
5 cm × 3,6 m	10 St.	72284–00	4590978
7,5 cm × 3,6 m	10 St.	72284–01	4590984
10 cm × 3,6 m	10 St.	72284–02	4590990
rot			
5 cm × 3,6 m	10 St.	72285–00	1426899
7,5 cm × 3,6 m	10 St.	72285–01	1426497
10 cm × 3,6 m	10 St.	72285–02	1426729
lila			
5 cm × 3,6 m	10 St.	72286–00	1426942
7,5 cm × 3,6 m	10 St.	72286–01	1426913
10 cm × 3,6 m	10 St.	72286–02	1426965

14

Produktauswahl (Fortsetzung)

Größen	Stück/Packung	Artikel-nummer	PZN
grün			
5 cm × 3,6 m	10 St.	72287–00	1426451
7,5 cm × 3,6 m	10 St.	72287–01	1426439
10 cm × 3,6 m	10 St.	72287–02	1426474
schwarz			
5 cm × 3,6 m	10 St.	72288–00	2845919
7,5 cm × 3,6 m	10 St.	72288–01	2845925
10 cm × 3,6 m	10 St.	72288–02	2845931
Delta–Cast® Elite/BSN medical			
rot			
5 cm × 3,6 m	10 St.	72275–00	7550376
7,5 cm × 3,6 m	10 St.	72275–01	7550399
10 cm × 3,6 m	10 St.	72275–02	7550413
blau			
5 cm × 3,6 m	10 St.	72276–00	7550442
7,5 cm × 3,6 m	10 St.	72276–01	7550465
10 cm × 3,6 m	10 St.	72276–02	7550488
lila			
5 cm × 3,6 m	10 St.	72277–00	7550560
7,5 cm × 3,6 m	10 St.	72277–01	7550583
10 cm × 3,6 m	10 St.	72277–02	7550614
schwarz			
5 cm × 3,6 m	10 St.	72278–00	7550637
7,5 cm × 3,6 m	10 St.	72278–01	7550666
10 cm × 3,6 m	10 St.	72278–02	7550689
weiß			
2,5 cm × 1,8 m	10 St.	72279–04	4780762
5 cm × 3,6 m	10 St.	72279–00	7504695
7,5 cm × 3,6 m	10 St.	72279–01	7504703
10 cm × 3,6 m	10 St.	72279–02	7504726
12,5 cm × 3,6 m	10 St.	72279–03	7504732

Produktauswahl (Fortsetzung)

Größen	Stück/Packung	Artikel-nummer	PZN
Delta-Cast® Soft/BSN medical			
weiß			
2,5 cm × 1,8 m	10 St.	73459–00	855084
5 cm × 3,6 m	10 St.	73459–01	855115
7,5 cm × 3,6 m	10 St.	73459–02	855121
10 cm × 3,6 m	10 St.	73459–03	855138
12,5 cm × 3,6 m	10 St.	73459–04	855227
blau			
5 cm × 3,6 m	10 St.	73459–10	855233
7,5 cm × 3,6 m	10 St.	73459–11	855256
10 cm × 3,6 m	10 St.	73459–12	855262
rot			
5 cm × 3,6 m	10 St.	73459–15	855279
7,5 cm × 3,6 m	10 St.	73459–16	855285
10 cm × 3,6 m	10 St.	73459–17	855291
Delta-Lite® Conformable/BSN medical			
rot			
5 cm × 3,6 m	10 St.	72265–00	4252661
7,5 cm × 3,6 m	10 St.	72265–01	4252684
10 cm × 3,6 m	10 St.	72265–02	4252709
blau			
5 cm × 3,6 m	10 St.	72266–00	4252721
7,5 cm × 3,6 m	10 St.	72266–01	4252744
10 cm × 3,6 m	10 St.	72266–02	4252767
grün			
5 cm × 3,6 m	10 St.	72267–00	4252796
7,5 cm × 3,6 m	10 St.	72267–01	4252810
10 cm × 3,6 m	10 St.	72267–02	4252833
lila			
5 cm × 3,6 m	10 St.	72268–00	7535980
7,5 cm × 3,6 m	10 St.	72268–01	7536005
10 cm × 3,6 m	10 St.	72268–02	7536028

14

Produktauswahl (Fortsetzung)

Größen	Stück/Packung	Artikel-nummer	PZN
weiß			
5 cm × 3,6 m	10 St.	72270−00	3389412
7,5 cm × 3,6 m	10 St.	72270−01	3389441
10 cm × 3,6 m	10 St.	72270−02	3389470
12,5 cm × 3,6 m	10 St.	72270−03	3389501
Delta-Lite® plus/BSN medical			
weiß			
3,6 m × 5 cm	10 St.	73458−01	0257302
3,6 m × 7,5 cm	10 St.	73458−02	0265945
3,6 m × 10 cm	10 St.	73458−03	0277457
3,6 m × 12,5 cm	10 St.	73458−04	0277463
blau			
3,6 m × 5 cm	10 St.	73458−20	0277486
3,6 m × 7,5 cm	10 St.	73458−21	0277492
3,6 m × 10 cm	10 St.	73458−22	0445280
rot			
3,6 m × 5 cm	10 St.	73458−30	0605329
3,6 m × 7,5 cm	10 St.	73458−31	0673555
3,6 m × 10 cm	10 St.	73458−32	0803118
gelb			
3,6 m × 5 cm	10 St.	73458−65	1292223
3,6 m × 7,5 cm	10 St.	73458−66	1292252
3,6 m × 10 cm	10 St.	73458−67	1313184
lila			
3,6 m × 5 cm	10 St.	73458−60	1291063
3,6 m × 7,5 cm	10 St.	73458−61	1291407
3,6 m × 10 cm	10 St.	73458−62	1291703
FlashCast® Elite/BSN medical			
Dinosaurier			
5 cm × 3,6 m	10 St.	72273−02	8600449
Weihnachten			
5 cm × 3,6 m	10 St.	72273−03	3711569
7,5 cm × 3,6 m	10 St.	72273−04	3711730

Produktauswahl (Fortsetzung)

Größen	Stück/Packung	Artikel-nummer	PZN
Teddybären			
5 cm × 3,6 m	10 St.	72273-05	8600426
Pastel Print			
7,5 cm × 3,6 m	10 St.	72273-07	8600395
Fußbälle			
5 cm × 3,6 m	10 St.	72273-08	1495156
7,5 cm × 3,6 m	10 St.	72273-09	1495162
Nobalite®/Noba			
weiß, einzeln eingesiegelt, 1,8 m			
2,5 cm	1 St.	540201	4083810
weiß, einzeln eingesiegelt, 3,6 m			
5 cm	1 St.	540405	7571852
7,5 cm	1 St.	540407	7571869
10 cm	1 St.	540410	7571875
12,5 cm	1 St.	540412	7571881
blau, einzeln eingesiegelt, 3,6 m			
5 cm	1 St.	541405	7571898
7,5 cm	1 St.	541407	7571906
10 cm	1 St.	541410	7571912
12,5 cm	1 St.	541412	7571929
grün, einzeln eingesiegelt, 3,6 m			
5 cm	1 St.	542405	4083827
7,5 cm	1 St.	542407	4083833
10 cm	1 St.	542410	4083856
12,5 cm	1 St.	542412	4083862
Nobasoft®/Noba			
weiß, einzeln eingesiegelt, 3,6 m			
5 cm	1 St.	580405	0032750
7,5 cm	1 St.	580407	0032767
10 cm	1 St.	580410	0032772
12,5 cm	1 St.	580412	0032796

14

Produktauswahl (Fortsetzung)

Größen	Stück/Packung	Artikel-nummer	PZN
Nobacast®/Noba			
weiß, einzeln eingesiegelt, 1,8 m			
2,5 cm	1 St.	530201	4083750
weiß, einzeln eingesiegelt, 3,6 m			
5 cm	1 St.	530405	7385316
7,5 cm	1 St.	530407	7385322
10 cm	1 St.	530410	7385339
12,5 cm	1 St.	530412	7385345
blau, einzeln eingesiegelt, 3,6 m			
5 cm	1 St.	531405	7385351
7,5 cm	1 St.	531407	7385368
10 cm	1 St.	531410	7385374
12,5 cm	1 St.	531412	7385380
grün, einzeln eingesiegelt, 3,6 m			
5 cm	1 St.	532405	4083767
7,5 cm	1 St.	532407	4083773
10 cm	1 St.	532410	4073796
12,5 cm	1 St.	532412	4083804
Longuette 8 lagig, einzeln verpackt			
Unterarm 35 × 10 cm	1 Longuette	530635	7742822
Oberarm 75 × 12,5 cm	1 Longuette	530675	7742839
Rhena® therm/Paul Hartmann AG			
gerollt, einzeln bandoliert, 1,8 m			
2,5 cm	12 St.	3390001	2557126
gerollt, einzeln bandoliert, 3,6 m			
5 cm	12 St.	3390011	2557178
7,5 cm	12 St.	3390021	2557215
10 cm	12 St.	3390031	2557238
12,5 cm	12 St.	3390041	2557244
Rhena® cast/Paul Hartmann AG			
weiß, einzeln eingesiegelt, 3,6 m			
3,8 cm	10 St.	3390301	1263173
5 cm	10 St.	3390311	1263262

Produktauswahl (Fortsetzung)

Größen	Stück/Packung	Artikel-nummer	PZN
7,5 cm	10 St.	3390321	1263799
10 cm	10 St.	3390331	1263836
12,5 cm	10 St.	3390341	1263865
blau, einzeln eingesiegelt, 3,6 m			
5 cm	10 St.	3390351	1263871
7,5 cm	10 St.	3390361	1264095
10 cm	10 St.	3390371	1264149
12,5 cm	10 St.	3390381	1264250
rot, einzeln eingesiegelt, 3,6 m			
5 cm	10 St.	3390391	1264540
7,5 cm	10 St.	3390401	1264557
10 cm	10 St.	3390411	1264563
12,5 cm	10 St.	3390421	1264646

14

Mit dem ersten Hydrokolloidverband Varihesive® startete die neue Ära der modernen, feuchten Wundversorgung. Das war 1986. Über 20 Jahre später ist es schwierig zu entscheiden, welche Wundversorgungen als „modern" und welche Wundauflagen als „konventionell" zu bezeichnen sind.

Im Folgenden werden die Wundauflagen kurz vorgestellt, die man zwar primär zur modernen, feuchten Wundversorgung zählen kann, die jedoch sehr häufig in Verbindung mit konventionellen Wundauflagen wie Mull- oder Saugkompressen eingesetzt werden.

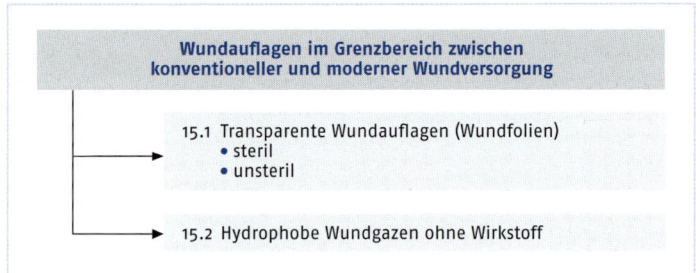

Wundauflagen im Grenzbereich zwischen konventioneller und moderner Wundversorgung

15.1 Transparente Wundauflagen (Wundfolien)
- steril
- unsteril

15.2 Hydrophobe Wundgazen ohne Wirkstoff

15.1 Transparente Wundauflagen (Wundfolien)

Produktbeispiel: Suprasorb® F/Lohmann & Rauscher

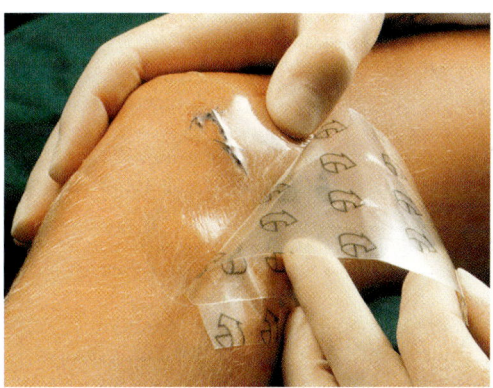

Allgemeiner Aufbau/Eigenschaften

- Bestehend aus einer wasserdichten, semipermeablen Polyurethanfolie.
- Die Folien unterscheiden sich in ihrer Dichtigkeit. Diese wird meist durch den MVTR-Wert (Moisture Vapor Transmission Rate) in g/m definiert: Der Wert gibt an, wie stark das getestete Material Wasserdampf durchlässt. Semipermeable Folien: MVTR-Wert über 500 g/m, okklusive Folie: MVTR-Wert unter 500 g/m.
- Klebemasse: hautfreundlicher und leicht abzulösender Polyacrylatkleber.
- Wasserabweisend, atmungsaktiv anschmiegsam.
- Bieten guten Schutz gegen Feuchtigkeit und Keime.
- Erhalten im Wundbereich ein physiologisches, feuchtes und warmes Milieu, das die Wundheilung fördert.
- Trocknen schwach exsudierende Wunden nicht aus.
- Ermöglichen durch ihre transparente Materialien eine schnelle Wundkontrolle.
- Lindern leicht durch die Wunde verursachte Schmerzen.

- Praktisch: Bei fast allen Herstellern ist auf der Schutzfolie ein Raster angebracht, auf welches sich die Wundgröße zu Dokumentationszwecken übertragen lässt.

Anwendungsgebiete
- Bei trockenen, oberflächlichen Wunden bzw. Bagatellwunden.
- Bei epithelisierenden Wunden mit intakter Wundumgebung (keine Mazeration der Wundränder!).
- Bei primär heilenden Wunden (v. a. bei genähten Wunden).
- Zur Abdeckung von Alginaten, Gelen oder anderen Wundfüllern der modernen Wundversorgung.
- Für Spalthautentnahmestellen.
- In der Vakuumtherapie.
- Zur Fixierung von Kathetern.
- Als Schutz vor drohender Blasenbildung (z. B. beim Wandern).
- Zum Schutz vor drohenden Scherkräften, die zu Dekubitus führen könnten.
- Zum Schutz der Wundversorgung beim Duschen.
- Auch als transparenter Sekundärverband bzw. zur transparenten Fixierung von Mull- oder Saugkompressen.

Gebräuchliche Handelsgrößen
- Sowohl einzeln fertig vorgeschnitten und steril, als auch unsteril gerollt im Handel.
- Gebräuchliche Größen: 5×7 cm, 10×8 cm, 10×12 cm, 10×15 cm, 15×20 cm, 12×25 cm oder 20×30 cm.
- Rollen werden meist unsteril angeboten, 5–15 cm breit sowie 1 oder 10 m lang.

Vorsichtsmaßnahmen/Kontraindikationen
- Wundfolien sollten nie bei Anzeichen einer beginnenden oder bei einer bestehenden Infektion angewendet werden!
- Da Wundfolien nicht viel Exsudat aufnehmen können, sind sie bei mäßig bis stark nässenden Wunden kontraindiziert.
- Wenn ein Hydrokolloid, Schaumstoff zusätzlich fixiert werden soll, ist darauf zu achten, dass nur die Ränder des modernen Verbandstoffes überklebt werden und nicht der gesamte Verband. Die modernen Ver-

bandstoffgruppen verfügen oftmals über eine integrierte Polyesterfolie, sodass bei „doppelter" Wundabdeckung die Wunde zu stark abgedichtet wird. Dies kann zu einer erhöhten Wundtemperatur und ggf. zur Keimvermehrung führen.

- Obsolet ist es unter einen Folienverband einen Kugeltupfer mit einer antiseptischen Salbe zu geben. Hier wird die ursprüngliche Indikation der Folie nicht berücksichtigt.

Hinweise zur Applikation

- Einzeln verpackte, sterile Folienpads sind für die Applikation direkt auf die Wunde selbst gedacht.
- Als Sekundärverband (z. B. über einer sterilen Saugkompresse) ohne Wundkontakt genügt ein Stück von der unsterilen, preisgünstigeren Rolle.
- Die Rollenversion kann auch zum Schutz vor Dekubitus oder Blasen eingesetzt werden, wenn noch keine Wunde entstanden ist.
- Wunde und die Wundumgebung müssen vor dem Auftragen der Folie trocken und fettfrei sein.
- Evtl. Haare in der Wundumgebung vor der Applikation entfernen.
- Die Folie wird ohne Spannung locker, aber faltenfrei über die Wunde appliziert.
- Die Folie kann bis zu 2 cm über die Wunde hinausgehen.

Vorsichtsmaßnahmen/Kontraindikationen

Wundfolien dürfen nicht eingesetzt werden bei

- infizierten Wunden,
- verunreinigten Wunden,
- nässenden Wunden,
- Wunden mit vorgeschädigter Wundumgebung.

Wundfolien sollten nicht über Salben appliziert werden, da Salben die Haftungsfähigkeit der Folie verringert.

Für die Praxis der modernen Wundversorgung ist die Dampfdurchlässigkeit der verwendeten Wundfolie sehr wichtig. Die moderne, feuchte Wundversorgung soll ein feuchtes Klima erzielen. Wenn die Wunde zu stark austrocknet oder in Wundexsudat ertrinkt wird die Wundheilung behindert.

15

Stellenwert in der modernen Wundversorgung

Wundfolien sind bewährte Sekundär- und Primärverbände, leicht anzuwenden und vor allem transparent. Daher zählen sie zu den besonders beliebten Artikeln der Wundversorgung.

Sie arbeiten jedoch nicht interaktiv, das heißt, sie besitzen keine aktive Wirkung in der Wunde selbst. Daher ist grundsätzlich zu prüfen, ob bei primär heilenden Wunden ein dünner, semitransparenter Hydrokolloidverband (wie z.B. Comfeel plus transparent) nicht vorgezogen werden sollte. Dünne Hydrokolloide bieten außerdem einen dezenten Schutz vor Narbenbildung und fördern die Heilung.

Im Gegensatz zu Schaumstoffen bilden Wundfolien eine eher homogene Gruppe in der Wundversorgung, sodass meistens ein Austausch der jeweils von den Herstellern angebotenen Produkte möglich ist.

In vielen Fällen entscheidet die geeignete Größe (hier unterscheiden sich die Hersteller in ihrer Angebotspalette erheblich!), der Preis sowie die Praktikabilität beim Applizieren der Wundfolie (einzeln verpackte Folienpads sind dabei immer einfacher zu applizieren als die Rollenversion) über das anzuwendende Produkt.

Produktauswahl

Größen	Stück/Packung	Artikel-nummer	PZN
Askina Derm/B. Braun			
4,4 cm × 4,4 cm	5 St.	9023100	0156222
4,4 cm × 4,4 cm	100 St.	9023003	7430086
6 cm × 7 cm	5 St.	9023139	0156239
6 cm × 7 cm	100 St.	9023013	7430092
10 cm × 12 cm	5 St.	9023127	0156245
10 cm × 12 cm	50 St.	9023020	7430100
15 cm × 20 cm	10 St.	9023046	7430123
Bioclusive Set/Johnson & Johnson			
4,4 cm × 7 cm	5 St.	9023100	0156222
7,6 cm × 10,2 cm	100 St.	9023003	7430086
10,2 cm × 25,4 cm	5 St.	9023139	0156239

Produktauswahl (Fortsetzung)

Größen	Stück/Packung	Artikel-nummer	PZN
Hydrofilm/Paul Hartmann AG			
6 cm × 7 cm	10 St.	6857500	4601274
10 cm × 12,5 cm	10 St.	6857570	4601297
10 cm × 15 cm	50 St.	6857590	4601328
12 cm × 25 cm	10 St.	6857630	4602776
12 cm × 25 cm	30 St.	6857640	4602782
15 cm × 20 cm	10 St.	6857610	4602457
Mepore® Film/Mölnlycke Health Care			
6 cm × 7 cm	10 St.	270670	2381319
10 cm × 12 cm	10 St.	271570	2381331
10 cm × 25 cm	10 St.	27570	2389462
15 cm × 20 cm	10 St.	273000	2391140
Nobaderm/Noba			
4 cm × 5 cm	10 St.	160406	0428057
6 cm × 7 cm	10 St.	160606	0428100
10 cm × 12 cm	10 St.	161010	0428152
15 cm × 20 cm	5 St.	161520	7384647
OpSite/Smith & Nephew			
OpSite Flexigrid (steril, einzeln verpackt)			
6 cm × 7 cm	5 St.	66030333	0081725
6 cm × 7 cm	100 St.	4628	3833539
10 cm × 8 cm	100 St.	6604633	3575729
10 cm × 12 cm	10 St.	4629	3722283
10 cm × 12 cm	50 St.	4630	3722308
12 cm × 25 cm	20 St.	4632	3722320
15 cm × 20 cm	10 St.	4631	3722314
OpSite Flexifix (unsteril, auf der Rolle)			
5 cm × 10 m	1 St.	66000040	7478012
10 cm × 10 m	1 St.	66000041	7478029
15 cm × 10 m	1 St.	660000375	8653144

15

Produktauswahl (Fortsetzung)

Größen	Stück/Packung	Artikel-nummer	PZN
Optiskin Film/Urgo			
5,3 cm × 8 cm	50 St.	513224	6078701
8 cm × 7,3 cm	50 St.	513225	6467489
Polyskin II/Tyco Healthcare bzw. Kendall			
3,8 cm × 3,8 cm	100 St.	6651	2297808
5 cm × 7 cm	100 St.	6640	2297814
10 cm × 12 cm	50 St.	6641	2297872
10 cm × 20 cm	20 St.	6647	2297903
15 cm × 20 cm	10 St.	6642	2298038
20 cm × 25 cm	10 St.	6648	2298044
Suprasorb® F/Lohmann & Rauscher			
steril, einzeln verpackt			
5 cm × 7 cm	10 St.	20460	0432998
5 cm × 7 cm	100 St.	20461	0433006
10 cm × 12 cm	10 St.	20462	0433012
10 cm × 12 cm	50 St.	20463	0433029
10 cm × 25 cm	10 St.	20464	0433035
15 cm × 20 cm	10 St.	20465	0433041
20 cm × 30 cm	10 St.	20466	0433058
unsteril, gerollt			
10 cm × 10 m	10 St.	20468	2650185
20 cm × 10 m	1 St.	20469	2650191
Tegaderm/3M Medica			
Tegaderm Film			
4,4 cm × 4,4 cm	100 St.	1622W	7333584
6 cm × 7 cm	100 St.	1624W	7479023
10 cm × 12 cm	50 St.	1626W	7333609
Tegaderm HP			
4,4 cm × 4,4 cm	5 St.	1622P	3991326
6 cm × 7 cm	5 St.	1624P	7453058
10 cm × 12 cm	5 St.	1626P	7453064
10 cm × 25 cm	20 St.	1627	2719468

Produktauswahl (Fortsetzung)

Größen	Stück/Packung	Artikel-nummer	PZN
15 cm × 20 cm	10 St.	1628	2400013
20 cm × 30 cm	10 St.	1629	2719474
Tegaderm HP (stark haftend, besonders durchlässig für Wasserdampf)			
6 cm × 7 cm	100 St.	9534HP	3106489
10 cm × 12 cm	50 St.	9536HP	3107247
5,4 cm× 6,4 cm (oval)	50 St.	9545HP	3101121
10 cm × 11,5 cm (oval)	50 St.	9546HP	3103545
14 cm × 16,5 cm (oval)	10 St.	9548HP	3103947
11,5 cm × 12 cm (nierenförmig)	12 St.	9543HP	8805766
Tegaderm Roll (unsteril, abschneidbar)			
5 cm × 10 m	1 St.	16002	3816506
10 cm × 10 m	1 St.	16004	3816512
15 cm × 10 m	1 St.	16006	3816529

15

15.2 Hydrophobe Wundgazen ohne Wirkstoffe

Produktbeispiel: Lomatuell H/Lohmann & Rauscher

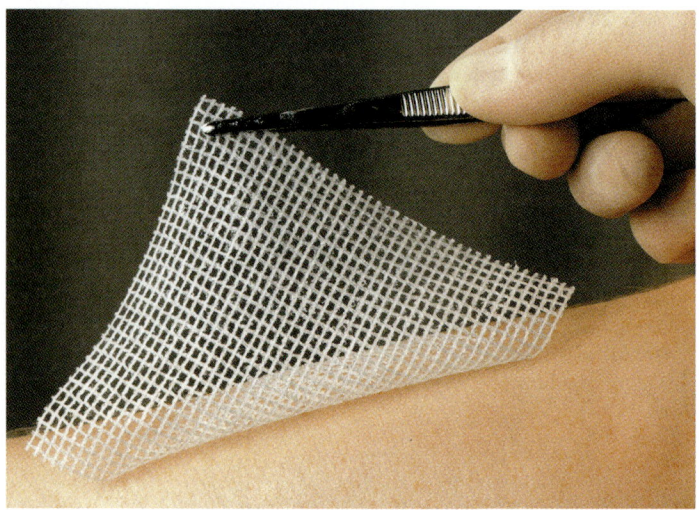

Sofra-Tüll – noch in der bis 2003 geführten alten Form mit Lokalantibiotikum – war die Wundauflage, die am häufigsten von Ärzten verschrieben wurde. Ob in der alten Form mit oder in der heutigen Form ohne zugegebenes lokales Antibiotikum, Sofra-Tüll zählt zu der Gruppe der hydrophoben Wundgazen, die zwar traditionell zur konventionellen Wundversorgung gehören, aber aufgrund vieler zusätzlich hinzugefügter Stoffe, wie z.B. Silber, in die moderne Wundversorgung hineinragen.

Allgemeiner Aufbau/Eigenschaften

● Wundgaze bestehend aus einem fein- bis grobmaschigen Netz aus Natur- oder Kunstfaser.
● Meist weitmaschiger Gittertüll aus Baumwolle, Viskose und hydrophobem Polyester-Vliesstoff, mit hydrophoben Fettsalben (meist Vaseline oder dickflüssige Paraffine, z.B. bei Grassolind) oder mit Öl-in-Wasser-Emulsionen (bei Adaptic, Atrauman) imprägniert.

- Die Maschen ermöglichen den Exsudatabfluss.
- Die Imprägnierungen verhindern, dass die Gaze mit der Wunde verklebt.
- Auch als interaktive, „moderne" Wundauflagen mit Wirkstoffen wie Iod (Betaisodona), Chlorhexidin (Bactigras), Cortison (Corticotuelle) oder Silber (Urgotül S. Ag) im Handel.

Anwendungsgebiete

- Als Barriere zwischen Wunde und Textilkompresse, sodass die Kompresse nicht mit der Wunde verklebt (z. B. zur Verhinderung des Verklebens einer Mull- oder Saugkompresse mit der Wunde).
- Für einen atraumatischen, schmerzfreien Verbandwechsel (das junge Epithelgewebe wird nicht weggerissen, die Wunde nicht irritiert).
- Zur Feuchthaltung der Wundoberfläche (hier Wundgazen mit Öl-in-Wasser-Emulsionen bevorzugen wie Jelonet, Adaptic, Atrauman).

Speziell für flächige Wunden geeignet, wie z. B. Brandwunden, flächige, oberflächliche Wunden, bei Wunden durch Strahlenschäden, bei Verbänden nach Hauttransplantationen.

15

Hinweise zur Applikation

- Wundgaze evtl. nach Bedarf zuschneiden.
- Unter aseptischen Bedingungen auf die Wunde auflegen.
- Wundränder mit der Gaze dabei um ca. 1 cm überlappen.

Vorsichtsmaßnahmen/Kontraindikationen

- Für wirkstofffreie Wundgazen sind keine Kontraindikationen bekannt.
- Vorsicht ist geboten bei septischen bzw. infizierten Wunden: Die enthaltene Vaseline könnte die Wunde okkludieren, was bei infizierten Wunden immer als Behandlungsfehler gilt.
- In Einzelfällen kann es zu Unverträglichkeiten auf einzelne Fette kommen, so z. B. auf Lanolin (Wollwachs), das in Sofra-Tüll® sine enthalten ist.
- Insbesondere für tiefe Wunden sind die speziell für flächige Wunden konzipierten Gazen ungeeignet.

Stellenwert in der modernen Wundversorgung

Auch wenn es keine klassischen Kontraindikationen gibt, so ist doch festzustellen, dass wirkstofffreie Wundgazen häufig durch Artikel der
modernen Wundversorgung ersetzt werden können. Eine Brandwunde
zum Beispiel, die mit einer wirkstofffreien Wundgaze und einer darüber-
liegenden Textilkompresse behandelt wird, erhält lediglich einen „passi-
ven" Wundverband. Dünne, wundheilungsfördernde Hydrokolloide,
bakterizid wirkende Silbergaze oder spezielle Gaze aus Silikon leisten
hier je nach Erscheinungsbild der Wunde bessere Dienste.

Produktauswahl

Größen	Stück/Packung	Artikel-nummer	PZN
Jelonet/Smith & Nephew			
5 cm × 5 cm	50 St.	7403	3039534
10 cm × 10 cm	10 St.	7404	2782432
10 cm × 10 cm	100 St.	7409	2782449
10 cm × 40 cm	10 St.	7459	2782426
Rolle			
10 cm × 700 cm	1 St.	7477	2782389
15 cm × 200 cm	12 St.	7415	3039540
Lomatuell H/Lohmann & Rauscher			
5 cm × 5 cm	10 St.	23314	8534913
10 cm × 10 cm	10 St.	23315	3275602
10 cm × 10 cm	50 St.	23318	3275631
10 cm × 20 cm	10 St.	23316	3275619
10 cm × 30 cm	10 St.	23317	3275625
Nobacutis/Noba			
5 cm × 5 cm	50 St.	780105	2269226
7,5 cm × 7,5 cm	50 St.	780107	2179598
10 cm × 10 cm	50 St.	780131	2179606
10 cm × 20 cm	50 St.	780132	2179612
20 cm × 20 cm	50 St.	780122	0322784
Oleo-Tüll/Aventis			
10 cm × 10 cm	10 St.	127251	1888973
10 cm × 10 cm	50 St.	127252	1888996

Produktauswahl (Fortsetzung)

Größen	Stück/Packung	Artikelnummer	PZN
10 cm × 30 cm	12 St.	127449	7713921
Sofra-Tüll sine/Aventis			
10 cm × 10 cm	10 St.	149906	3134652
10 cm × 10 cm	50 St.	149907	3134669
10 cm × 30 cm	12 St.	149968	3134735
Vaseline Gaze/Covidien			
in Tube			
1,27 cm × 183 cm	12 St.	8884411600	2326214
Peelpackung mit Folie			
2,54 cm × 91 cm	12 St.	8884412600	2326355
Peelpackung			
7,5 cm × 23 cm	50 St.	8884413605	2326361
7,5 cm × 91 cm	12 St.	8884415600	2326384
Cision Folie			
2,5 cm × 20 cm	50 St.	8884417601	2326510
Cision Folie Doppelpackung			
2,5 cm × 20 cm	50 St.	8884427601	2327260
Tubenumverpackung			
1,27 cm × 183 cm	12 St.	8884421600	2326846
Peelpackung doppelt			
2,5 cm × 91 cm	12 St.	8884422600	2326875
7,62 cm × 23 cm	12 St.	8884423600	2326987
7,62 cm × 46 cm	12 St.	8884424600	2327219
15 cm × 91 cm	12 St.	8884426600	2327225

15

Anlagen

Anlagen

Anlage I
Hinweise zu Verordnung, Genehmigung und Abgabe von Wundversorgungen und zugehörigen Hilfsmitteln

Gesetzliche Grundlagen zu Qualität und Wirtschaftlichkeit

Das Genehmigungsverhalten der gesetzlichen Krankenkassen orientiert sich an § 2 Abs. 1 SGB V und § 12 SGB V:

Danach haben die Versicherten einen gesetzlichen Anspruch auf Wundversorgungen, die dem *Stand aktueller wissenschaftlicher Erkenntnisse* entsprechen.

Daraus resultiert prinzipiell auch ein Schadensersatzanspruch, wenn dem Versicherten durch obsolete oder nicht dem aktuellen Stand wissenschaftlicher Erkenntnisse entsprechende Wundversorgungen nachweisbare Schäden entstehen. Ärzte, die obsolete Wundversorgungen verschreiben oder Krankenkassen, die nur „billige", meist konventionelle Wundauflagen genehmigen, geraten somit in Gefahr von Schadensersatzforderungen.

Als Richtlinie für die „aktuellen wissenschaftlichen Erkenntnisse" gelten vor allem nationale Expertenstandards wie der Expertenstandard „Pflege von Menschen mit chronischen Wunden" des Deutschen Netzwerks für Qualitätsentwicklung in der Pflege (DNQP) sowie die Leit- und Richtlinien der Initiative Chronische Wunden (ICW) und der Deutschen Gesellschaft für Wundbehandlung (DGFW). Der Grundtenor aller genannten Veröffentlichungen ist eine eindeutige Stellungnahme für die moderne, feuchte Wundversorgung.

Das Qualitätsgebot ergibt sich für die behandelnden Ärzte auch aus dem Ersatzkassenvertrag (Bundesmantelvertrag, BMV):

Nach § 12 Abs. 1 SGB V können nur Leistungen verordnet, bewilligt bzw. beansprucht werden, die ausreichend, zweckmäßig und wirtschaftlich sind. Sie dürfen das Maß des Notwendigen nicht überschreiten. Leistungen, die nicht notwendig oder unwirtschaftlich sind, können Versicherte nicht beanspruchen, dürfen die Leistungserbringer nicht bewirken und die Krankenkassen nicht bewilligen (Wirtschaftlichkeitsgebot).

Als unwirtschaftlich sind hiernach insbesondere Verbandstoffe anzusehen, die für das Therapieziel oder zur Minderung von Risiken nicht erforderlich sind oder deren therapeutischer Nutzen nicht nachgewiesen ist.

Modalitäten der Verordnung und Abgabe von Wundverbänden in der Gesetzlichen Krankenversicherung (GKV)

Hydroaktive und konventionelle Wundversorgungsprodukte werden als ärztliche Einzelverordnung auf den Namen des Patienten zu Lasten der zuständigen Krankenkasse rezeptiert.

Der Vertragsarzt wählt dabei die jeweilige Wundversorgung unter Berücksichtigung des Wirtschaftlichkeitsgebotes nach § 12 Abs. 1 SGB V und des Qualitätsgebotes nach § 2 Abs. 1 SGB V aus.

Die Abgabe des Wundversorgungsproduktes erfolgt durch hierzu legitimierte Vertragspartner der Krankenkassen – also Apotheken und medizinische Fachhandlungen.

Der Versicherte hat seit 2004 nach § 61 Satz 1 SGB V eine gesetzlich geregelte Zuzahlung in Höhe von 10 % des Abgabepreises, mindestens jedoch 5 € und höchstens 10 € pro Verordnungszeile, allerdings nicht mehr als die Kosten des Mittels, zu leisten.

Die Zuzahlung ist an den jeweiligen Leistungserbringer zu zahlen (§ 31 Abs. 3 SGB V).

Besonderheiten

- Produkte der hydroaktiven und der konventionellen Wundversorgung sind Medizinprodukte und leistungsrechtlich als Verbandmittel klassifiziert.
- Verbandmittel fallen ausschließlich unter die Erstattungsregelung des § 31 Abs. 1 Satz 1 SGB V. Danach haben die Versicherten ausdrücklich Anspruch auf Verbandmittel und Wundversorgungen. Dies gilt auch für arzneistoffhaltige Verbandmittel. § 31 Abs. 1 Satz 2 SGB V (Ausnahmeliste für arzneimittelähnliche Medizinprodukte) findet keine Anwendung.
- Die seit dem 23.02.2002 in Kraft getretene „aut-idem"-Regelung bei der Verordnung von Arzneimitteln (§ 73 Abs. 5 SGB V) gilt nicht für Verbandmittel.

- Ein Austausch rezeptierter Verbandmittel durch den Leistungserbringer oder die GKV ist nicht zulässig.
- Verbandmittel sind mit Produktname und/oder Herstellername zu rezeptieren.
- Wundversorgungen, die im Rahmen der häuslichen Krankenpflege angewendet werden, werden ebenfalls über ein patientenbezogenes Rezept gemäß § 31 Abs. 1 SGB V verordnet. So sieht die Richtlinie über die Verordnung von ‚häuslicher Krankenpflege' nach § 92 Abs. 1 S. 2 Nr. 6 SGB V für den Leistungsbereich Dekubitusbehandlung den Einsatz von hydroaktiver Wundversorgung explizit vor.

Abrechnungsmodalitäten

Die ärztliche Abrechnung mit den Krankenkassen erfolgt nach den Richtlinien des „Einheitlichen Bewertungsmaßstabes" (EBM), in denen verschiedene Leistungskomplexe mit festen Eurobeträgen zur Vergütung aufgeführt werden. Für die Wundversorgung sind insbesondere die Leistungskomplexe der „kleinen Chirurgie" entscheidend.

Es wird nicht zwischen konventioneller und moderner Wundversorgung unterschieden.

Patienten mit chronischen Wunden können in den meisten Fällen der Gruppe der chronisch kranken Patienten zugeordnet werden. Voraussetzung ist, dass der behandelnde Arzt die Abrechnungsbedingungen der Ziffer 03212 korrekt anwendet:

Der Gemeinsame Bundesausschuss hat darauf verzichtet, eine Liste von schwerwiegenden chronischen Erkrankungen zu erstellen und die Voraussetzungen stattdessen in der sogenannten Chroniker-Richtlinie festgelegt.

Besondere Regelungen im EBM 2008 bei chronisch Kranken

- Im EBM 2008 ist in Ziffer 03212 für hausärztlich tätige Ärzte ein Morbiditätszuschlag für chronisch kranke Patienten vorgesehen. Der Morbiditätszuschlag, Ziffer für die Behandlung chronisch kranker Patienten in Höhe von 495 Punkten, kann vom Hausarzt einmal im Quartal berechnet werden. Zusammen mit der Versichertenpauschale (03110 bis 03112) ergibt die Behandlung eines chronisch Kranken – je nach Alter – 1395 bis 1515 Punkte (Stand 2009).

- Hausarztpraxen mit einem diabetologischen Schwerpunkt können in Überweisungsfällen die Nummern 03212 neben den Versichertenpauschalen nach den Nummern 03120 bis 03122 abrechnen.
- Die Abrechnung der Versichertenpauschalen setzt mindestens einen persönlichen Arzt-Patienten-Kontakt voraus. Zusätzlich fordert der Chroniker-Zuschlag einen weiteren Arzt-Patienten-Kontakt, der persönlich, aber auch im Rahmen eines Telefongesprächs erfolgen kann. Diese Vorgaben sind im obligaten Leistungsinhalt der EBM-Ziffer 03212 festgelegt.
- Die Krankheit des gesetzlich Versicherten muss „schwerwiegend chronisch" sein.

Wundversorgungsprodukte im Sprechstundenbedarf

Als Sprechstundenbedarf in der gesetzlichen Krankenversicherung gelten solche Mittel, die ihrer Art nach an mehr als einem Berechtigten im Rahmen der vertragsärztlichen Behandlung angewendet werden oder bei Notfällen für mehr als einen Berechtigten zur Verfügung stehen müssen. Konventionelle Wundversorgungen wie Tupfer, Gaze oder Pflaster sind klassische Artikel des Sprechstundenbedarfs. Hydroaktive Wundversorgungen bilden Ausnahmen, die in einigen Sprechstundenbedarfsvereinbarungen explizit aufgeführt werden.

Die Verordnung des Sprechstundenbedarfs ist budgetrelevant. Um einem eventuellen Regress vorzubeugen, sollte der Arzt daher seine regional gültigen Sprechstundenbedarfsvereinbarungen kennen bzw. gegebenenfalls seine Kassenärztliche Vereinigung kontaktieren.

Wundversorgungen und Praxisbudget

Nach § 84 SGB V vereinbaren die Landesverbände der Krankenkassen mit der Kassenärztlichen Vereinigung ein Richtgrößenvolumen als Obergrenze für die insgesamt von den Vertragsärzten veranlassten Ausgaben für Arznei-, Verband- und Heilmittel.

Konventionelle und hydroaktive Wundversorgungen sind budgetrelevant. Die vom Arzt verordneten Wundversorgungen belasten also sein Budget.

Dies gilt jedoch nicht für Hilfsmittel. Hilfsmittel sind nicht budgetrelevant; im Gegenteil, sie entlasten in vielen Fällen das Budget des Arztes, weil sie eine lohnende Investition in die schnelle Genesung insbesondere von Patienten mit chronischen Wunden darstellen.

Antidekubitusmatratzen, orthopädisches Schuhwerk und Kompressionsverbände sind in den meisten Fällen die unverzichtbare Voraussetzung für das erfolgreiche Wirken von konventioneller oder hydroaktiver Wundversorgung, da sie die eigentliche Ursache der jeweiligen chronischen Wunde aktiv bekämpfen.

Wundversorgung und Pflegehilfsmittel

Nach § 40 SGB XI können Versicherte, die zuvor in die Pflegestufen 1, 2 oder 3 eingestuft wurden, zum Verbrauch bestimmte Pflegehilfsmittel in Höhe *bis zu 31 €* pro Monat beanspruchen. Der Gesetzgeber hat es versäumt, eindeutig zu klären, welche Pflegehilfsmittel von den zuständigen gesetzlichen Pflegekassen genehmigt werden müssen. Das führte seit dem Beginn des Pflegeversicherungsgesetzes dazu, dass das Genehmigungsverhalten der gesetzlichen Krankenkassen nicht eindeutig ist. Ohne Probleme werden übernommen

- Einmalhandschuhe,
- Fingerlinge,
- Krankenunterlagen.

Dabei ist zu beachten, dass die Krankenunterlagen nicht in Verbindung mit der Erkrankung Inkontinenz zu betrachten sind – hier bleiben die gesetzlichen Krankenkassen leistungspflichtig, da es sich um eine Erkrankung und nicht um ein Pflegeproblem handelt – sondern zum Schutz des Bettes bei Ganzkörperwäsche oder Verbandwechsel dienen.

Je nach zuständiger Pflegekasse werden übernommen

- Holzspatel,
- Wattestäbchen,
- Sterillium,
- Pflegeschaum,
- Hautschutzartikel,
- Wunddesinfektionsmittel,
- Einmalwaschhandschuhe,
- Körperpflegemittel,
- Schürzen,
- Mundschutz.

In den meisten Fällen sammeln die Versicherten die Quittungen und reichen sie am Ende eines Quartals bei der zuständigen Pflegekasse ein. Auch dieses Verfahren ist nicht einheitlich. Die Pflegehilfsmittel können über die Vertragspartner der Pflegekassen bezogen werden – so vor allem über Apotheken und Sanitätshäuser.

Wundversorgungen und Hilfsmittel

Hilfsmittel wie Antidekubitusmatratzen, orthopädisches Schuhwerk oder Kompressionsverbände sind fast immer die Voraussetzung für die Heilung von chronischen Wunden. Diese Hilfsmittel müssen vom Arzt verordnet und von der zuständigen Krankenkasse genehmigt werden. Auslieferung und Anpassung erfolgt über die Vertragspartner der jeweiligen Krankenkasse.

Wundversorgungen und Häusliche Krankenpflege

Gemäß § 37 SGB V kann ein Arzt häusliche Krankenpflege verschreiben. Ziel dabei ist entweder die

- Verkürzung eines Krankenhausaufenthaltes oder die
- Sicherstellung einer ärztlichen Verordnung

(z. B. durch die Durchführung eines komplizierten Verbandwechsels zuhause).

Im ersten Fall gilt die Verschreibung bis zu vier Wochen, im zweiten Fall bis zu sechs Wochen.

Es ist immer eine Genehmigung durch die zuständige Krankenkasse nötig. Bis zur Genehmigung gilt jedoch die Verordnung des Arztes; wird die Genehmigung von der Krankenkasse abgelehnt, hat die Krankenkasse keine Möglichkeit auf Regress bzw. Schadensersatz gegenüber dem Versicherten oder dem Arzt.

Bei ihrer Entscheidung wird die Krankenkasse vor allem prüfen, inwieweit Angehörige den Verbandwechsel fachgerecht übernehmen können.

Anlage II
Wundarten sowie Stadien und Einflussfaktoren der Wundheilung

Eine Wunde ist ein pathologischer Zustand, bei dem Gewebe voneinander getrennt oder zerstört wird. Diese Zerstörung wird meist von Substanzverlust begleitet (Ausnahme z. B. Hämatome). Allen Wunden gemeinsam ist die Funktionseinschränkung der betroffenen Hautzone.

Ganz allgemein unterscheidet man zwischen offenen Wunden (z. B. Schnittwunden) und geschlossenen Wunden (z. B. Abszesse).

Die wichtigste, der Fachliteratur folgende Unterteilung besteht jedoch in *traumatische, chronische und iatrogene Wunden.*

Traumatische Wunden

Traumatische Wunden entstehen durch äußere Gewalteinwirkung. Dabei kann es sich sowohl um Bagatellwunden, wie z. B. eine oberflächliche Schnittwunde, handeln als auch um lebensbedrohliche Wunden wie z. B. Schusswunden.

Wie ‚traumatisch' eine Wunde ist, hängt vor allem von der Wundtiefe, der Wundfläche, der Infektionsgefahr und der Frage, ob innere Gefäße oder Organe betroffen sind, ab.

Im Gegensatz zu chronischen Wunden heilen vor allem kleinere traumatische Wunden schneller und besser, da nur in seltenen Fällen typische Wundheilungsstörungen auftauchen.

Typische traumatische Wunden sind alle in Kapitel 1 beschriebenen Wunden.

Chronische Wunden

Chronische Wunden bilden den größten Teil aller vorkommenden Wunden – einmal abgesehen von Tausenden von Bagatellverletzungen.

Eine chronische Wunde wird definiert als eine Wunde, die in einem Zeitraum von 4 – 12 Wochen keine Heilungstendenz aufweist.

Dabei ist der genaue Zeitraum weniger entscheidend als die Beobachtung, dass die Wunde stagniert und nicht heilt.

Bagatellwunden oder traumatische Wunden können in einen chronischen Wundzustand übergehen.

Beispiele für chronische Wunden sind

- Ulkus cruris,
- Dekubitus,
- Diabetisches Fußsyndrom,
- Fisteln,
- schlecht heilende Amputationswunden,
- Operationswunden, die in eine chronische Phase übergehen.

Iatrogene Wunden

Unter iatrogene Wunden versteht man alle Wunden, die vom Arzt im Verlauf einer Operation entstehen. Iatrogene Wunden sind somit typische Operationswunden, die unter kontrollierten, professionellen Bedingungen in einer nahezu sterilen Umgebung entstehen.

Größere iatrogene Wunden, wie z.B. Amputationswunden von Patienten im reduzierten Allgemeinzustand, verursachen große Probleme in der Wundversorgung; ansonsten haben iatrogene Wunden meist eine gute Prognose.

Formen und Stadien der Wundheilung

Die Wundheilung folgt bestimmten Prinzipien, die den Heilungsablauf bestimmen oder beeinflussen.

Regeneration und Reparation

Regeneration kennzeichnet den aus kosmetischer Sicht bestmöglichen Heilungsablauf:

Der ursprüngliche Zustand vor dem Zeitpunkt der Wunde wird vollständig wiederhergestellt. Das Gewebe regeneriert sich von selbst und vollständig, so dass keine Narben entstehen.

Die Heilung durch Regeneration ist jedoch nur möglich, wenn nur die oberen Hautschichten von der Schädigung betroffen sind. Bestes Beispiel für dieses Heilungsprinzip ist die Schürfwunde.

Die meisten Wunden heilen auf dem Wege der Reparation. Dabei wird das Wundvolumen mit unspezifischem Bindegewebe aufgefüllt. Da dieses Gewebe eine andere Konsistenz und andere Farbe hat, als das umliegende Gewebe, sind diese Narben von außen sichtbar.

Eher selten sind unvollständige Reparationen, die zu einer mangelnden Konsistenz des neu gebildeten Gewebes führen und eine Bindegewebsschwäche hervorrufen.

In anderen Fällen werden Wundheilungsstörungen in Form von hypertropher Narbenbildung beobachtet.

Primäre und sekundäre Wundheilung

Eine *primäre Wundheilung* ist gekennzeichnet durch ein formstabiles Adaptieren beider Wundränder. Bestes Beispiel für die primäre Wundheilung ist die Schnittwunde, bei der der Adaptionsprozess durch Klammerpflaster zusätzlich unterstützt werden können.

Voraussetzungen für die primäre Wundheilung sind

- saubere Wundränder,
- gut durchblutete Wundränder,
- geringes Wundvolumen bzw. kleiner Wundspalt.

Primär heilende Wunden heilen im Gegensatz zu sekundär heilenden Wunden ausgesprochen schnell.

Normalerweise darf eine Wunde noch nach vier Stunden genäht werden, so dass eine primäre Wundheilung möglich ist. Besteht der Verdacht, dass Keime in die Wunde gelangt sind, so werden in Kliniken Alginate in die Wunde eingeführt und die Wunde zunächst offen behandelt. Stellen sich keine Infektionszeichen ein, wird die Wunde genäht. Dieses Verfahren nennt man die „verzögerte primäre Wundheilung".

Sekundär heilende Wunden sind

- alle chronischen Wunden,
- alle traumatischen Wunden mit einem großen Wundvolumen bzw. großen Wundspalt,
- alle infizierten Wunden.

Die Heilung erfolgt durch sukzessives Auffüllen des Volumens (Reparation) und gleichzeitiger Kontraktion der Wundränder.

Durch beide Prozesse wird das Wundvolumen kontinuierlich verkleinert. Der Heilungsprozess kann wie bei vielen chronischen Wunden Monate dauern.

Oberflächliche Wunden, die nur wenige Schichten der Epidermis betreffen, heilen unter einem *Schorf*, der sich sofort nach der Blutgerinnung bildet und die Wunde nach außen abschließt. Der Schorf sollte nicht entfernt werden.

Oberflächliche Wunden, die unter dem Schorf heilen, zählen heute zu den wenigen Wunden, die „trocken" versorgt werden können.

Wundheilungsphasen

Die Wundheilung lässt sich in verschiedene Heilungsphasen unterteilen. In der Literatur findet man mitunter sechs oder sogar neun Heilungsphasen. Für Praktiker reicht jedoch das Drei-Phasen-Modell aus. In jedem Fall ist es notwendig, genau zu wissen, in welcher Heilungsphase sich die Wunde befindet, denn danach richtet sich die Auswahl des geeigneten Wundverbandes.

In jeder Heilungsphase, vor allem aber in der Exsudationsphase, ist zu beobachten, ob die Wundränder Entzündungszeichen aufweisen. Anzeichen in schwacher Form wie

- leichte Schwellung,
- leichte Rötung,
- geringfügige Erwärmung oder
- geringe Schmerzen

sind im Verlauf einer Wundheilung völlig normal.

Von einer infizierten Wunde kann man erst dann sprechen, wenn die Wunde übel riecht, Eiterbildung vorhanden ist und die Körpertemperatur erhöht ist.

Erste Phase der Wundheilung – Exsudationsphase

Die Exsudationsphase dient der Reinigung der Wunde, daher wird sie auch Reinigungsphase genannt. Reinigung ist das Ziel – Exsudation ist das Mittel zu diesem Ziel.

In der Exsudationsphase wird die Immunabwehr gegen eingedrungene Keime mobilisiert, so dass die Wunde gründlich gesäubert wird – eine Voraussetzung für die Wundheilung.

Wird die Haut verletzt, erweitern sich zunächst die kleinen Arteriolen, so dass besonders viel Flüssigkeit die Wunde verlässt. Eingedrungene Keime werden so mechanisch herausgespült.

Im weiteren Verlauf verengen sich jedoch die Gefäße, es entsteht eine erste Aggregation der Thrombozyten, die durch nach innen geklappte Arterienenden verstärkt wird.

Der sich bildende Thrombus verschließt die Wunde und schirmt sie nach außen ab.

Im weiteren Verlauf erweitern sich die Gefäße wieder und die Wunde wird besonders stark durchblutet. Plasma dringt aus den durch die Erweiterung durchlässiger gewordenen Gefäßen in das umliegende Gewebe, ein Ödem entsteht.

Begleitend werden Wachstumsfaktoren und Zytokine freigesetzt und Leukozyten zur Wunde gebracht. Zunächst wandern neutrophile Granulozyten in die Wunde und in die Wundumgebung, im weiteren Verlauf auch Makrophagen, die eingedrungene Fremdkörper und Keime vernichten. Eine völlig physiologische Entzündungsreaktion setzt ein.

Eine Wunde, die sich in der Reinigungsphase befindet, kann zwei grundverschiedene Erscheinungsbilder aufweisen:

Fall 1:
Die Wunde ist trocken, aber mit schwarzen oder gelben Belägen belegt. Dies ist der ungünstigste Fall: Die Beläge sind fast immer Nekrosen oder Fibrinbeläge.

Beide Arten von Belägen zeigen, dass die Wunde nicht sauber sondern ‚verunreinigt‘ ist.

Maßnahmen
Ziel ist jetzt, die Beläge zu entfernen und die physiologische Exsudation in Gang zu bringen. Dies kann bei kleineren Wunden z. B. durch Hydrogele und bei größeren Wunden durch chirurgische Eingriffe geschehen. Die trockene Wunde wird also in eine exsudierende, feuchte Wunde überführt, die die Reinigung erst ermöglicht.

Anmerkung: Genau dieses Bild zeigen viele chronische Wunden, die schon seit Monaten existieren. Bei diesen Wunden hat die Heilung also noch gar nicht begonnen!

Fall 2:
Die Wunde exsudiert.
In diesem günstigeren Fall wird bei traumatischen Wunden vor allem Blut die Wunde verlassen, während chronische Wunden ‚nässen‘ – nicht Blut, sondern Wundexsudat wird abgesondert.

Maßnahmen

Hier kommen saugende Wundfüller und saugende Wundauflagen zum Einsatz, die der Exsudationsstärke angepasst werden.

In der Reinigungsphase sind die Wundränder meist stark geschwollen und nach innen geklappt – ein Zeichen für eine stark ausgeprägte Entzündung. Die Wundränder müssen trocken gehalten und vor Mazeration geschützt werden.

Zweite Phase der Wundheilung – Proliferations- oder Granulationsphase

In der Proliferationsphase wird neues Gewebe aufgebaut, dass das Wundvolumen kontinuierlich füllt:

Die Anzahl der in der Exsudationsphase eingewanderten Phagozyten nimmt ab, stattdessen wandern Fibroblasten ein; es kommt zur Kollagensynthese bzw. Neubildung von Bindegewebe (Reparation) sowie zur Bildung von neuen Blutgefäßen bzw. des Kapillarnetzes, inklusive Bildung von Druck-, Schmerz-, Temperaturrezeptoren.

Eine gute Granulation zeigt sich durch

- „ferrarirotes", leicht körniges und empfindliches Gewebe,
- nachlassende Exsudation,
- kontrahierte, wenig geschwollene Wundränder und
- immer geringer werdendes Wundvolumen aus.

Maßnahmen

Da eine Wunde vor allem in der Granulationsphase schmerzt, sollte an Schmerzmittel vor dem Verbandwechsel gedacht werden.

Hinzu kommt, dass viele Patienten Ängste entwickeln, weil die Wunde plötzlich blutet.

Dem Patienten ist zu erklären, dass sowohl die verstärkten Schmerzen als auch die neu einsetzenden Blutungen ein gutes Zeichen für die Heilung sind.

Ziel der Wundversorgungen in der Granulationsphase ist vor allem, die Heilung durch ein feuchtes Wundmilieu zu unterstützen und die Verweildauer der Wundversorgungen auf der Wunde zu verlängern, sodass die Wunde nicht durch zu häufige Verbandwechsel irritiert wird. Wichtig ist auch, Keime von der Wunde fernzuhalten..

Dritte Phase der Wundheilung – Epithelisierungsphase

In der Epithelisierungsphase wird die Wunde komplett verschlossen. Anders als die Granulation, die ja durch das Prinzip „von unten nach oben" gekennzeichnet ist, vollzieht sich die Epithelisierung von den Wundrändern aus.

Eine epithelisierende Wunde kann von außen gut erkannt werden: Das Gewebe erscheint rosa, da das rote Granulationsgewebe jetzt von den Epithelzellen überdeckt wird. Die Wunde hat sich deutlich verkleinert und zeigt eine geringe Exsudation.

Endergebnis der Epithelisierung ist der komplette Wundverschluss in Form einer aus derbem, stabilem Bindegewebe bestehenden Narbe, die zunächst aufgrund der noch starken Durchblutung rötlich erscheint. Die spätere charakteristische weiße Farbe der Narbe resultiert aus den fehlenden Melanozyten, die nicht im Narbengewebe eingelagert sind.

Maßnahmen

Eine ungestörte Epithelisierung kann nur im feuchten Milieu erfolgen, daher sind transparente Wundfolien, dünne Schaumstoffe oder dünne Hydrokolloide gängige und sinnvolle Versorgungsarten. In keinem Fall darf die Wundauflage mit der Epithelschicht verkleben.

Einflussfaktoren der Wundheilung

Realistische Prognosen über die Dauer eines Wundheilungsprozesses sind vor dem Hintergrund eines großen Geflechts von Einflussfaktoren äußerst schwierig.

Im Folgenden werden die wichtigsten externen und internen Einflussfaktoren vorgestellt und ihr Einfluss auf die Geschwindigkeit der Wundheilung abgeklärt.

Interne Faktoren

Als interne Faktoren werden alle Einflussfaktoren bezeichnet, die von der Wunde selbst ausgehen bzw. sich als Ergebnis einer gründlichen Wundinspektion ergeben.

Wundtiefe

Je tiefer die Wunde, desto länger dauert der Auffüllprozess mit Granulationsgewebe bzw. die Wundheilung. Oberflächliche Schürf- oder Kratzwunden heilen schneller als tief gehende Biss- oder Stichwunden. Auch chronische Wunden heilen unter sonst gleichen Bedingungen schneller, wenn sie weniger tief sind.

Wundgröße
Je größer die Wunde, desto länger dauert die Abheilung. Dieser allgemein gültige Grundsatz offenbart sich besonders deutlich an der Verbrennungswunde, deren Schweregrad zwar nach der Wundtiefe gemessen wird, die aber zusätzlich über die 9'er-Regel' illustriert, wie sich die Heilungsprognose mit zunehmender Größe der Wunde verschlechtert.

Farbe der Wunde
Die Farbe des Wundgrundes gibt Auskunft über die Qualität der Durchblutung im Wundbett und über den Grad der Verunreinigung:

- Rot: „Ferrarirot"mit körniger Konsistenz zeigt eine gute Durchblutung an. Diese Farbe ist typisch für eine gut ablaufende Granulation. Ein rotes Wundbett erlaubt daher eine günstige Prognose für einen schnellen Heilungsverlauf
- Rosa: Ein rosafarbenes Wundbett ist typisch für eine funktionierende Epithelisierung. Die Wunde ist dabei sich zu schließen. Das gut durchblutete neue Granulationsgewebe schimmert durch die darüber angesiedelten frischen Epithelzellen durch. Ein rosafarbenes Wundbett zeigt den Abschluss einer Wundheilung an.
- Schwarz: Nekrotische Beläge sind meistens schwarz. Die Wunde ist noch nicht sauber und die Beläge verzögern oder verhindern sogar die Wundheilung.
- Gelb: Fibrinbeläge sind meistens gelb und fest mit dem Wundgrund verhaftet. Sie verhindern oder verzögern ähnlich wie Nekrosen die Wundheilung. Ein gelbes Wundbett kann jedoch vor allem bei traumatischen Wunden auf eitrige Beläge hinweisen. Diese Beläge sind nur sehr schwach mit dem Wundgrund verklebt und können mühelos mit einer Mullkompresse entfernt werden. In beiden Fällen heilt die Wunde erst dann schneller, wenn die Beläge entfernt sind.
- Weiß: In seltenen Fällen sind nekrotische Beläge weiß oder grau. Auch diese Beläge behindern die Wundheilung.
- Blau: Ein blauer Wundgrund weist ebenso auf eine schlechte Durchblutung hin wie die weitaus häufigere blaugefärbte, „zyanotische" Wundumgebung. Die Wundheilung wird durch diese Ischämie nachteilig beeinflusst.

● Gemischt: Mischfarben, vor allem eine Kombination von gelben Fibrin-
belägen und schwarzen Nekrosen, stehen für eine noch nicht gerei-
nigte Wunde, deren Heilungstendenz erst nach gründlicher Reinigung
und funktionerender Exsudation steigt.

Zustand der Wundränder
Sind die Wundränder nur leicht gerötet und in Richtung Wundbett kra-
terartig kontrahiert, ist dies für die Wundheilung eine gute Prognose.
Sind die Wundränder jedoch mazeriert (durch Wundexsudat aufge-
weicht), stark geschwollen oder nach außen gerollt, weist dies auf insta-
bile, stark entzündete Wundränder hin, die dringend behandelt werden
müssen, da sie ansonsten die Wundheilung verzögern.

Wundgeruch
Jede Wunde, vor allem chronische Wunden, haben einen typischen, oft
im gesamten Zimmer des Patienten wahrnehmbaren Wundgeruch. Ein
sich abrupt verschlechternder, übel wahrnehmbarer Wundgeruch weist
jedoch auf eine Infektion hin, die die Wundheilungsdauer verlängert.

Eingedrungene Noxen und Fremdkörper
Befinden sich in einer Wunde noch Fremdkörper (Glassplitter, Schmutzpartikel), so verzögert dies die Wundheilung. Fremdkörper sollten immer
entfernt werden. Falls sie nicht fluktuieren bzw. beweglich sind, müssen
sie in der chirurgischen Ambulanz entfernt werden. Fremdkörper sind
sonst eine Quelle von Infektionen.
Rückstände von exogenen Noxen, wie z.B. Säure oder Laugen, behindern
ebenfalls die Wundheilung.

Alter der Wunde
Wenn z.B. Schnittwunden nicht älter als vier Stunden sind, können sie
noch mühelos genäht oder geklammert werden und heilen dann primär
statt sekundär – und damit schneller.

Externe Faktoren
Externe Faktoren sind Einflussgrößen, die nicht von der Wunde selbst,
sondern vom gesamten Organismus des Patienten sowie von seiner
Umwelt ausgehen.

Grunderkrankungen

Chronische Wunden können nicht heilen, wenn nichts gegen die zugrundeliegenden Erkrankungen unternommen wird.

- Dekubitalgeschwüre heilen nicht, wenn der Patient nicht häufig genug umgelagert und mit einer Antidekubitusmatratze versorgt wird.
- Diabetische Fußsyndrome sind kaum heilbar, wenn orthopädisches Schuhwerk fehlt und nichts unternommen wird, um den HbA$_1$-C-Wert zu senken.
- Venös bedingte Unterschenkelgeschwüre heilen nicht, wenn die Kompressionstherapie ausbleibt.
- Arterielle und venöse Durchblutungsstörungen bewirken immer eine verzögerte Wundheilung.
- Wunden von Patienten im reduzierten Allgemeinzustand heilen langsamer.

Ernährung

Vorwiegend alte Menschen nehmen zu wenig Flüssigkeit, zu wenig Eiweiß und vor allem zu wenig Kalorien zu sich. Kachexie ist eine der wichtigsten Wundheilungsstörungen überhaupt. Dabei ist zu beachten, dass Kachexie zwar erst unter einem Body-Mass-Index von 18 eintritt, für ältere Menschen jedoch bereits ein BMI-Wert < 23 als kritisch gilt. Generell ist der BMI als einziges Kriterium für die Ernährungsqualität eines Wundpatienten schon deshalb unzureichend, weil er nichts darüber aussagt, in wieweit Wassereinlagerungen das Gewicht erklären. Hinzu kommt, dass der BMI nicht zwischen Muskel- und Fettanteil unterscheidet.

Vor allem alte Menschen sollten eiweiß- und kalorienreich ernährt werden. Dies ist häufig nur durch zusätzliche Trinknahrung erreichbar. Diese Trinknahrung sollte außerdem genügend Vitamine erhalten, da ältere Patienten zu den Patientengruppen zählen, die besonders häufig an Vitaminmangel leiden. Da aber fast alle Vitamine an den Wundheilungsprozessen beteiligt sind, ist eine ausreichende Versorgung mit Vitaminen dringend erforderlich.

Chronische Wunden gelten außerdem als konsumierende Erkrankungen. Schon allein deshalb ist eine ausreichende Zufuhr von Kalorien dringend erforderlich.

In der Exsudationsphase können Wunden bis zu 1 Liter Flüssigkeit pro Tag abgeben – auch diese Flüssigkeit muss zusätzlich angeboten werden. Dennoch ist bei der Verabreichung von Zusatzernährung immer ein Arzt zu konsultieren. Patienten mit Lungenödem haben Einschränkungen bei der Flüssigkeitsmenge; Diabetiker mit Nephropathie dürfen nicht unbegrenzt Eiweiß zu sich nehmen.

Merke:
Eine ausreichende Versorgung mit Kalorien, Flüssigkeit, Eiweiß und Vitaminen beschleunigt die Wundheilung.

Wundmanipulationen
Ca. 20 % aller Patienten mit chronischen Wunden tragen bewusst dazu bei, dass ihre Wunden nicht abheilen. Hintergrund ist der sekundäre Krankheitsgewinn, den vorwiegend ältere oder einsame Patienten von ihren chronischen Wunden haben: Ist die Wunde da, kommt der Pflegedienst und schenkt Aufmerksamkeit. Ist die Wunde geheilt, bleibt die Aufmerksamkeit aus. Wundmanipulationen werden häufig in der Epithelisierungsphase festgestellt, sehr häufig werden Senf oder Exkremente in die Wunde eingebracht.

Alter des Patienten
Je älter der Patient, desto länger die Wundheilung – ein ganz allgemeiner Grundsatz.

Lage der Wunde
Gesichtswunden heilen eher schnell, Fersenwunden selbst bei Nichtdiabetikern im Vergleich zu anderen Wunden eher langsam.

Pflegeumgebung
Eine Fachklinik für Venenleiden bietet größere Chancen auf schnelle Abheilung als die eigenen vier Wände zu Hause – generell heilen Wunden in einer professionellen Umgebung besser und schneller als durch die Laienpflege.

Medikamente
Einige Medikamente können dazu beitragen, dass Wunden langsamer heilen:
- Zytostatika behindern physiologische Stoffwechselprozesse.
- Diuretika führen zu Elektrolytverschiebungen.

- Sedierende Medikamente können die Eigenmobilität des Patienten senken und damit Dekubitalgeschwüre eher fördern als abheilen helfen

Anlage III
Herstellerverzeichnis

B. Braun Petzold GmbH
Schwarzenberg Weg 73–79
34212 Melsungen
Tel.: 05661/713399
Fax: 05661/713777
www.bbraun.de

Beese
Karl Beese GmbH & Co.KG
Großer Kamp 12–14
22885 Barsbüttel
Tel.: 040/670655-0
Fax: 040/670655-99
Karl.beese@t-online.de
www.beese.de

Beiersdorf AG
Unnastraße 48
20245 Hamburg
Tel.: 040/4909-0
Fax: 040/4909-3434
Hansaplast-Service: 01805/266288
hansaplast@beiersdorf.com
www.hansaplast.com

BSNmedical GmbH & Co. KG
Quickborner Straße 24
20253 Hamburg
Tel.: 040/4909-909
Fax: 040/4909-6666
www.bsnmedical.de

Coloplast GmbH
Postfach 700340
22003 Hamburg
Tel.: 040/66980777
Fax: 040/66980772
www.coloplast.de

ConvaTec Vertriebs–GmbH
Sapporobogen 6–8
80809 München
Tel.: 089/121420
Fax: 089/1242119
Kundenservice: 0800/7866200
www.convatec.com

Covidien Deutschland GmbH
ehemals
Tyco Healthcare Deutschland GmbH
Gewerbepark 1
93333 Neustadt/Donau
Tel.: 09445/9590
Fax: 09445/959-155
www.tycohealth.de

Dr. Ausbüttel & Co.KG
Herdeckerstraße 9–15
58453 Witten
Tel.: 02302/956660
Fax: 02302/9566690
info@draco.de
www.draco.de

Erena Verbandstoffe
Postfach 1319
91253 Pegnitz
Tel.: 09241/8082-0
Fax: 09241/8082-10
info@erena.de
www.erena.de

Ethicon GmbH
Johnson & Johnson Advanced
Wound Care
Oststraße 1
22844 Norderstedt
Tel.: 040/522070
Info-Hotline: 0800/1001307
Fax: 040/52207402
Mservic2@medde.jnj.dom
www.jnj.medical.de

Gothaplast Verbandpflasterfabrik GmbH
Hans-C. Wirz-Straße 2
99867 Gotha
Tel.: 03621/3065-0
Fax: 03621/3065-30
gothaplast@aol.com
www.gothaplast.de

Paul Hartmann AG
Postfach 1420
89504 Heidenheim
Tel.: 07321/360
Fax: 07321/363637
www.hartmann-online.com

Lohmann & Rauscher GmbH & Co. KG
Postfach 2343
56513 Neuwied
Tel.: 02634/990
Fax: 02634/996467
Info@de.LRmed.com
www.lohmann-rauscher.com

3M Medica
Hammfelddamm 11
41453 Neuss
Tel.: 02131/144000
Service-Tel.: 0800/1003830
www.3MMedica.de

Mölnlycke Health Care GmbH
Max-Planck-Straße 15
40699 Erkrath-Unterfeldhaus
Tel.: 0211/920880
Fax: 0211/92088170
www.moelnlycke.net
www.tendra.com

Mundipharma GmbH
Mundipharmastraße 6
65549 Limburg (Lahn)
Tel.: 06431/7010
Fax: 06431/74272
mundipharma@mundipharma.de
www.mundipharma.de
www.repithel.de

NOBA Verbandmittel Danz
GmbH & Co. KG
Hoeltkenstraße 1
58300 Wetter
Tel.: 02335/76090
Fax: 02335/760950
info@noba-verbandmittel.de
www.noba-verbandmittel.de

Schülke & Mayr
22840 Norderstedt
Tel.: 040/52100666
Fax: 040/52100253
mail@schuelke-mayr.com
www.schuelke-mayr.com

Spiggle & Theis
Medizintechnik GmbH
Industriepark Diepenbroich
Diepenbroich 15
D-51491 Overath
Tel.: 02206/981-0
Fax: 02206/9081-13
www.spiggle-theis.com

Urgo Laboratoires Fournier Pharma
GmbH
Justus-von-Liebig-Straße 16
66280 Sulzbach
Tel.: 06897/5790
Fax: 06897/579212
Service-Hotline: 0800/87464624
www.urgo.de

Anlage IV
Internetadressen

Akademie für Zertifiziertes Wundmanagement® Kammerlander wfi
www.wfi.ch

Bundesverband der Medicalindustrie
www.bvmed.de

Deutsche Gesellschaft für Wundheilung und Wundbehandlung e.V.
www.dgfw.de

Initiative Chronische Wunden e.V.
www.icwwunden.de

Sachregister

Die hervorgehobenen Seitenzahlen markieren die Hauptfundstellen.

Die Autoren

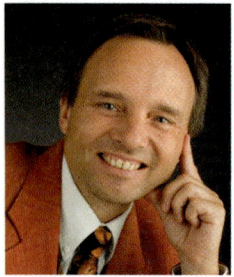

Hartmuth Brandt
Der Autor ist Diplom-Ökonom, Coach und examinierter Krankenpfleger. Seit 1996 selbständig mit der Firma Mobilissimo. Mobilissimo bietet herstellerunabhängige Fachseminare, Verkaufstrainings und Coachings im Gesundheitswesen an.
Im medizinischen Bereich liegt ein Schwerpunkt des Autors auf dem Gebiet der Wundversorgung. Hartmuth Brandt ist Zertifizierter Wundmanager (ZWM, Kammerlander Consulting CH).

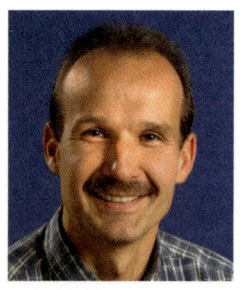

René Kerkmann
Der examinierte Krankenpfleger und Lehrer für Pflegeberufe arbeitet seit 1994 am CBG (Christliches Bildungsinstitut für Gesundheitsberufe) in Kassel. Sein Hauptgebiet ist die Wundversorgung. René Kerkmann besuchte 2003 die berufsbegleitende Weiterbildung zum Zertifizierten Wundmanager bei Kammerlander Consulting CH und besitzt seit 2006 die Weiterqualifizierung zum ZWM®cert (Wundtherapeut nach DGFW-Richtlinien).